健康生活那些事儿

吴能表　主编

科 学 出 版 社

北　京

内 容 简 介

本书针对大众健康话题，用通俗易懂的语言，从个体生命的诞生（我从哪里来）、人体基本结构（人体奥秘）、生活方式与健康（健康生活，别太“任性”）、生活与美容（美丽其实很简单）、传染病预防（突发疫情，你 HOLD 住吗？）、寄生虫病预防（乱吃有风险，入口需谨慎）、肿瘤预防（癌症，其实可以预防）、心理与健康（幸福，从心开始）、环境与健康（拥有就会放肆，失去才会克制）、死亡现象（幸福地离开）这10个话题，为读者提供人类健康的科普知识。使人们可以培养健康的生活方式和生活态度，提高生命质量，享受美好人生。

本书适合作为大众读物、中学生和高等院校非医学专业学生的健康教育读物。

图书在版编目（CIP）数据

健康生活那些事儿/吴能表主编. —北京：科学出版社，2015

ISBN 978-7-03-043221-6

Ⅰ. ①健… Ⅱ. ①吴… Ⅲ.①生活方式–关系–健康 Ⅳ. ①R163

中国版本图书馆 CIP 数据核字（2015）第 020998 号

责任编辑：席 慧 / 责任校对：郑金红
责任印制：赵 博 / 封面设计：迷底书装

科 学 出 版 社 出版
北京东黄城根北街 16 号
邮政编码：100717
http：//www.sciencep.com
三河市骏杰印刷有限公司印刷
科学出版社发行 各地新华书店经销
*
2015 年 3 月第 一 版 开本：720 × 1000 1/16
2016 年 1 月第二次印刷 印张：13 3/4
字数：277000

定价：35.00 元

编委会名单

主　编　吴能表

编　委（按姓氏汉语拼音排序）

曹瑞霞　黑刚刚　李姣姣　李琳琳

吴能表　杨卫星　张红敏

前 言

于席间，于路上，常听友人谈到一些生活健康话题，说明人们对健康问题的关注度不断提高，余甚感欣慰。然其中往往夹杂若干谬误，虽多次予以纠正，但效果甚微，甚至出现“正不压邪”的状况，于是便有意编写一本生活与健康方面的书籍，去纠正这些错误观念，并为读者提供一些健康生活的基本常识，从而提高其健康素养水平。

记得一位女学生读完四年大学，一次右腹痛，居然说是胃痛，问其原因，居然告诉我“男左女右”；又见无数食客生吃瓜果居然不洗直接入口，问其不担心寄生虫吗？对曰：如此干净，你看见寄生虫了吗？甚至认为吃的“不干不净不会生病”；尚有众多朋友节假日，昼夜不分，修建“长城”，“血战到底”，美其名曰充实生活。凡此种种，生活中随处可见，尤其是女性，既希望青春永驻，生活又“肆无忌惮”，结果花了不少冤枉钱，效果并不理想，甚至适得其反。因此，普及健康常识，改变不良的生活方式，是当下人们提高生活品质的必由之路。

编写本书的目的在于为读者了解自己的身体、关注自己的生活方式、提升生活品质提供基本的帮助。从个体生命的诞生、人体基本结构、生活方式与健康、生活与美容、传染病预防、寄生虫病预防、肿瘤预防，到心理与健康、环境与健康及死亡现象分析，书中就有关人生健康的 10 个话题进行了具体介绍，以期让读者较为全面地关注自身健康。

虽编委会竭尽全力，但由于水平所限，时间仓促，书中难免出现一些不当之处，望读者不吝赐教，余当洗耳恭听，并适时修订更正。

最后，对各位编委的鼎力支持，对科学出版社席慧女士及各位工作人员的艰辛付出，以及西南大学教务处的热情帮助深表谢意！

编者

2014 年 11 月 7 日晨于西南大学

目　录

◆ 前言

◆ **第 1 章　我从哪里来**······1

1.1　精子与卵细胞······2
1.2　受精卵的形成······3
1.3　胎儿的发育全过程······4
1.4　现代人工辅助生殖技术的分类简介······14
1.5　现代人工生殖技术带来的社会问题······18
1.6　辅助生殖技术的法律监控······20
思考题······20
参考文献······21

◆ **第 2 章　人体奥秘**······22

2.1　人体概述······22
2.2　人体的奇特功能······26
思考题······43
参考文献······43

◆ **第 3 章　健康生活，别太“任性”**······45

3.1　饮食与健康······46
3.2　运动与健康······50
3.3　心理行为与健康······53
3.4　作息规律与健康······55
3.5　吸烟喝酒与健康······58
3.6　工作学习习惯与健康······59
3.7　日常习惯与健康······63
思考题······67
参考文献······67

◆ 第 4 章　美丽其实很简单 ……68
4.1　饮食与美容 ……68
4.2　睡眠与美容 ……72
4.3　心理习惯与美容 ……73
4.4　运动与美容 ……75
4.5　四季皮肤保养 ……76
4.6　日常生活与美容 ……77
思考题 ……80
参考文献 ……80

◆ 第 5 章　突发疫情，你 HOLD 住吗？……81
5.1　什么是传染病 ……81
5.2　种类及特征 ……88
5.3　预防和就诊指南 ……90
5.4　常见传染病简介 ……95
思考题 ……112
参考文献 ……113

◆ 第 6 章　乱吃有风险，入口需谨慎 ……114
6.1　什么是寄生虫病 ……115
6.2　寄生虫病及常见寄生虫 ……115
6.3　寄生虫的分类 ……116
6.4　寄生虫病的危害 ……119
6.5　流行环节 ……120
6.6　发病特点 ……122
6.7　诊断与治疗 ……129
6.8　寄生虫病存在与社会发展 ……130
6.9　寄生虫病的预防 ……130
思考题 ……132
参考文献 ……132

◆ 第 7 章　癌症，其实可以预防 ……133
7.1　认识癌症 ……133
7.2　常见癌症种类分析 ……137

7.3 癌症治疗及心理呵护……143
7.4 健康生活，远离癌症……147
思考题……152
参考文献……152

第 8 章 幸福，从心开始……153

8.1 心理与心理现象……153
8.2 什么是心理健康……153
8.3 了解你自己，心理上强大起来……155
8.4 守护心中的那份满足……157
8.5 学会管理你的情绪……158
8.6 抑郁就在你我身边……161
8.7 你可以睡得更好……163
8.8 让人际关系更融洽……164
8.9 执子之手，与子偕老……166
思考题……169
参考文献……169

第 9 章 拥有就会放肆，失去才会克制……173

9.1 环境与污染……173
9.2 环境污染与健康……176
9.3 物理污染与健康……179
9.4 化学污染与健康……185
9.5 生物污染与健康……189
9.6 食品安全与健康……191
9.7 环境与心理健康……197
思考题……198
参考文献……198

第 10 章 幸福地离开……200

10.1 直面死亡……200
10.2 安乐死……206
思考题……211
参考文献……212

第1章

我从哪里来

——人类生育之谜

前段时间，央视推出“我从哪里来”的调查，得到各种神回复：“垃圾箱里捡来的”、“被洪水冲来的”、“胳肢窝掉出来的”、“问你妈去”。被调查对象年龄涵盖1940～1990年出生的人。记者采访的近200人中，竟有85%的人被父母告知是捡来的。

一位90后外来务工人员的回答令网友捧腹不止，“床底下翻出来的”。还有一位大学生称父母告诉她她是从垃圾堆里捡来的。对此，她很伤心，父母便安慰她说小孩子都是从垃圾堆里捡来的。她就纳闷：“垃圾堆里怎么会有那么多小孩？”

——来自新闻晚报（钱钰 肖波）

2012年11月23日

让我们来看看，我到底来自哪里，生命是如何诞生的呢？首先什么是生命？从生物学的角度阐释：动植物都是以细胞为基本单位构成的，具备新陈代谢、繁殖、遗传等特征。新陈代谢，通俗地讲就是从周围环境中获取营养物质再转化为生命活动所需的能量，并把分解的终产物排出体外。科学家为了便于研究，提出了一些将生命与非生命区分开来的标准。例如，细胞是生命的基本单位；新陈代谢、生长和运动是生命的本能；生命通过繁殖来延续，DNA是生物遗传的基本物质；生物具有个体发育的经历和系统进化的历史；生命对外界刺激可产生应激反应并对环境具有适应性。生命就是集合这些主要特征、开放有序的物质存在形式。

生命又是如何诞生的？怀孕、生产，这是女性生活中必然要经历的普通事件，可这些看似普通的事却有着极不普通的意义。正因为如此，人类才能不断繁衍、进化、生生不息。在漫长的岁月中，人类一直怀着朝圣般的虔诚，试图揭开生命诞生的奥秘。生命到底如何出现，又是如何发育的？胎儿在母亲肚子里的 10 个月到底是怎么度过的，会不会有什么危险出现，为什么宝宝会集合父母两人的特点，父母在宝宝的孕育及成长过程中能起到什么样的作用，他们怎样做才利于宝宝的成长？

科学技术的发展为人们详细描绘出了生命诞生的历程，人们才惊讶地发现，原来生命的诞生不仅仅是“一场风花雪月的事”，而是一场绝对残酷的战争。生命是一个奇迹，每一个生命都是战胜了几亿竞争者、战胜了环境、战胜了自我才换得的。拥有生命，就应当担起为生存之美挣扎的命运，拥有坚定战胜困苦的意志。生命值得我们为之奋斗，生命的步伐可以艰难却不能空白，可以歪斜却不能后退。让我们了解生命、体味生命、珍重生命。

我从哪里来呢？这个问题曾经困扰了很多小朋友，也有无数无厘头的答案冒出来。那么生命是如何诞生的呢？父母亲通过性交，父亲将精液注入母亲的生殖道中，在输卵管中遇到母亲排出的卵子，游得最快的生命力最强的那个精子幸运地与卵子相结合，就形成了受精卵，受精卵就留在母亲的子宫中不断分裂发育。此时，母亲的肚子随着时间也就越变越大，十月怀胎一朝分娩，等够了月数，小宝宝便迫不及待地想要出来了，这个时候他就给母亲发送信号“我要出来透气了！”随后，母亲就会出现腹部阵痛，羊水破裂（所谓羊水，是指怀孕时子宫羊膜腔内的液体，也就是小宝宝的游泳池。在整个怀孕过程中，它是维持胎儿生命所不可缺少的重要成分），经过艰辛的生产，小宝宝通过母亲的产道最终来到了这个世界。

1.1 精子与卵细胞

1.1.1 精子

精子是男性的生殖器官睾丸中由原始精原细胞分裂产生的。人体的每一个细胞都携带有 23 对染色体，其中 22 对为常染色体，与性别无关；另 1 对为性染色体，决定人的性别。进入分化途径的精原细胞经过减数分裂，首先变成两个次级精母细胞，然后再形成 4 个精子。每个精子携带 23 条染色体，其中有 22 条为常染色体，另一条为性染色体。它只有与携带唯一性染色体 X 的卵子融合后，才能形成一个完整的生命。一个正常男子睾丸每天要产生精子 2 亿～4 亿个。人的精子就像蝌蚪，有头有尾巴，并能游动，从睾丸里产生的精子，还要在附睾里停留一段时间（图 1.1）。附睾可以储存精子，但更重要的是精子在附睾中会变得更成熟，这种成熟的精子游动能力很强，并且有了受精的能力。

1.1.2　卵子

卵巢是女性产生生殖细胞和分泌性激素的主要性器官，呈扁椭圆形，其功能是产生卵子，合成分泌甾体激素。卵子的形成过程与精子类似，也要通过减数分裂来使自己的染色体数目变成体细胞的一半，但却要用十几年或者几十年才能逐一成熟（图 1.2）。此外，不同于精子的地方还有，精子是成批产生的，每天都有 2 亿～4 亿个精子生成，而卵子一般来说每次只产生一个，而且一般是一个月成熟一个。女性一生中只可能产生 300～400 个卵子，女性过了更年期彻底绝经后就不会再有卵子产生了，而男性即使到了七八十岁都会有精子产生，只不过量已经大大减少了。

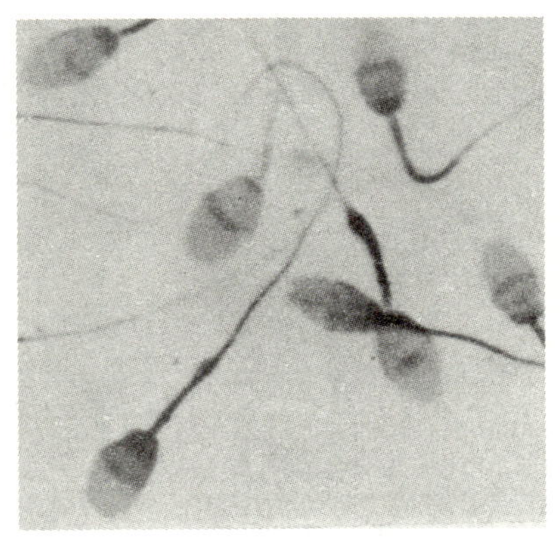

图 1.1　精子

（引自 http://www.fh21.com.cn/）

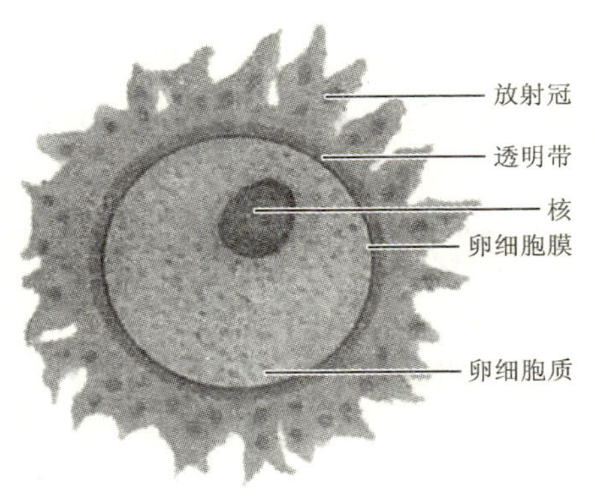

图 1.2　卵细胞

（引自 http://jk.sosorank.com）

1.2　受精卵的形成

受精是一项复杂而严格有序的生理过程，一般由精子和卵子经过精卵识别、顶体反应、精卵膜融合、精卵核融合这四个过程，最后形成受精卵。

精子在女性的生殖道中，一般可以存活 3～4 天，但其受精能力仅能维持 24 小时，而排出的卵子也必须在 12～24 小时内与精子结合，卵子最多能存活一天，因而保证受精的一个条件是精卵相遇必须合乎这两个时间。

一般男性每次排出的精子多达 3 亿～5 亿，但能游到受精部位的一般只有 200 个

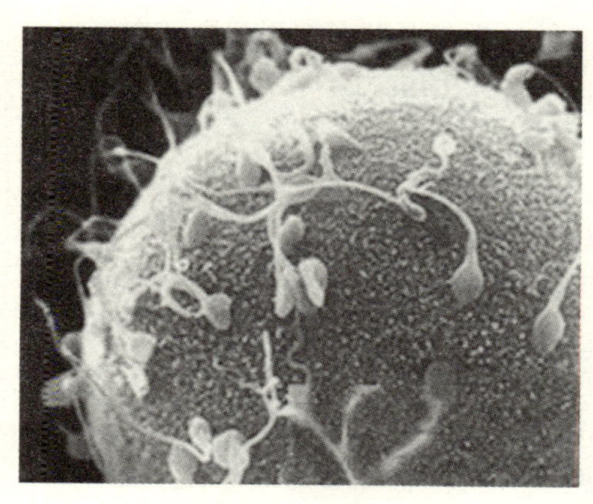

图 1.3　精子与卵细胞结合

（引自 http://fashion.ifeng.com）

左右。受精一般在输卵管内进行。如果精子到达时刚好也有一个卵子到了这里，那么就有可能发生受精。首先，有多个精子同时对一个卵子发起围攻，卵子外面有一层透明带和放射冠把它包裹起来，就像一个外壳，这些精子要穿过这层外壳，才能进入到卵子里面（图 1.3）。经过许多精子的努力，最后能完成受精的只有一个精子，精子头里面有来自父亲的染色体，这些染色体带着父亲的遗传信息，而母亲的遗传信息储存在卵细胞的染色体中，一旦精子穿入卵子，形成的受精卵就带有父母双方的遗传信息，其中一半来自父亲，一半来自母亲。若精子带有 Y 染色体，发育的胎儿性染色体为 XY，性别为男孩；若精子带有 X 染色体，则发育的胎儿性染色体为 XX，性别为女孩。自此，一个新的生命就开始了。

1.3　胎儿的发育全过程

第 1 周：受精卵的着床

0 小时：精子和卵子在输卵管壶腹部相遇，融合形成受精卵。

24 小时：第一次有丝分裂，受精卵细胞一分为二。

36 小时：第二次有丝分裂，受精卵由二细胞变为四细胞。

72 小时：受精卵继续进行有丝分裂，形成桑椹胚。

第 3～4 天：胚胎到达子宫宫腔，一边继续分裂，一遍寻找合适的着床位点。

第 7～8 天：在激素的作用下，子宫内膜增厚并变软，胚胎埋进内膜中，这就是着床（图 1.4）。

第 2 周：形成内外两个胚层

受精卵分裂到现在已经形成了中空的泡状，称为胚泡。胚泡内靠近空腔的一部分，细胞逐渐增殖发育形成了一层立方体细胞，这层细胞就是内胚层。内胚层上方的一层细胞是柱状细胞，这一层称为外胚层。内胚层和外胚层细胞紧密地贴合在一起，形成一个圆形的盘状结构，称为胚盘，胎儿的发育就全靠它了。随着外胚层的增殖，滋养层与外胚层之间出现了一个小小的空隙，这个空隙不断变大，成为羊膜腔，羊膜腔的底是外胚层，壁是滋养层，这个腔里充满的液体就是羊水，

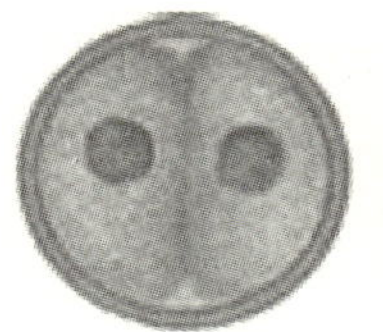
第一次分裂

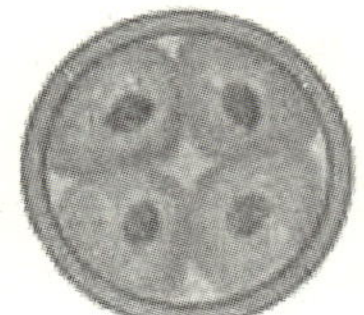
第二次分裂

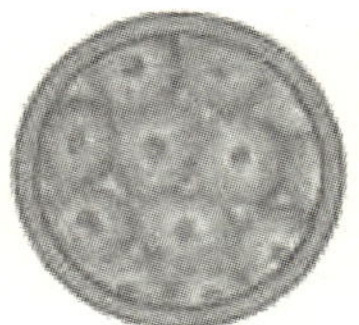
第三次分裂

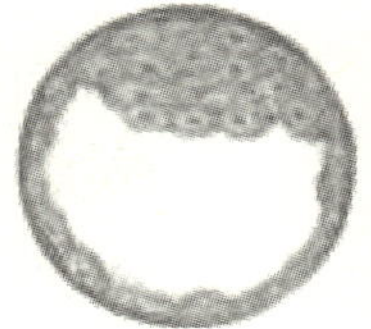
第四次分裂

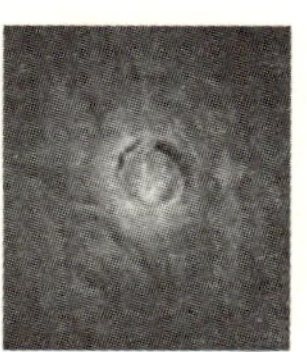
受精第8天
（受精卵着床）

图 1.4　桑椹胚的形成与受精卵的着床

（引自 http://baby.ce.cn，受精卵着床引自 http://m.sohu.com）

再经过一段时间，胎儿就可以漂浮在羊水中生活了。

在羊膜腔形成的同时，内胚层细胞也在不断分裂增殖，慢慢围成了一个囊状结构，称为卵黄囊。原先的滋养层细胞也没有闲着，它们不断向内延伸，填充在滋养层和羊膜腔、卵黄囊之间，这一部分就是胚外中胚层。最终这一部分细胞之间也出现了小小的空隙，并渐渐融合成为一个大的腔，称为胚外体腔。胚盘尾端与滋养层之间的胚外中胚层，称为体蒂，将来发育成为负责营养传输的脐带。

第 3 周：三个胚层完全建立起来，开始分化

在这一周要完成三个胚层的构建。人体所有的组织和器官都由外胚层、中胚层、内胚层这三个胚层分化发育而来。外胚层将来会分化成为表皮和其附属结构如毛发、指甲，还会分化为神经系统和各种感觉器官。中胚层分化成肌肉、骨骼、血管、血液、肾脏等。内胚层会分化为消化道、呼吸道和排泄管道的上皮，还会分化为肝脏、胰脏、扁桃体等。

外胚层细胞继续增殖，形成一条增厚的细胞索，这就是原条。原条的形成决定了胎儿头部的方向，原条出现的一端为尾部，而相对一端就是头部。原条的细胞继续向深部迁移，在内外胚层之间，向头、尾及左右两侧增殖扩展形成一层细胞，也就是中胚层细胞。这个时候三个胚层就完全建立起来了，胚盘增大，整个胚胎的样子就像一个倒置的梨。

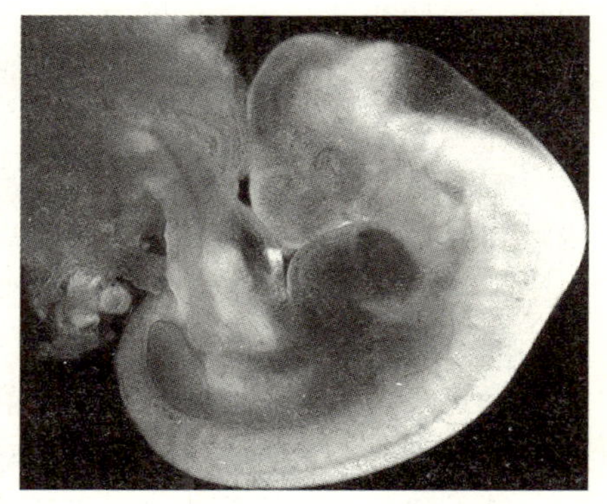
图 1.5　第 4 周的胚胎

（引自 http://blog.sina.com.cn）

第 4 周：开始面部的塑造，形成原始心血管系统、消化道

这一周刚开始，在头部的地方就出现了一个小小的凹槽，这就是以后的口腔。口腔两旁稍微隆起，出现了 6 对鳃弓，鳃器存在的时间很短，最后鳃弓将参与面部和颈部的形成，鳃弓之间的部分会分化为肌肉组织、软骨和骨骼（图 1.5）。

神经系统也在迅速发育。神经管的头端膨大成泡状，这就是脑泡，也就是以后最重要的脑部，神经管其余的部分分化为脊髓。三叉神经节、面神经节、舌咽神经节、迷走神经节随之出现。脑泡侧面还有向外膨出的视泡，以后会发育成眼睛。面神经节和舌咽神经节之间也出现了隆起的听泡，就是未来的耳朵。

另外，胚胎的里面出现了很多细胞团，这些细胞团周边的细胞逐渐变薄变扁，并围成管状，这就是原始的血管，原始的血管中间那些没有变扁的细胞就变成了原始的血细胞。原始的血管不断向外延伸，并与周围的原始血管相互融合连通，慢慢形成了一个庞大的管道网络。随着管道的融合，血液汇聚，血量增大，管道也变粗，也有一部分血管却因为血流减少而萎缩甚至消失，原始的心血管系统逐渐形成。

消化道逐渐形成。消化道在最开始时只是一根直直的管道，但由于它的生长长度远远超过了身体的生长速度，因此就形成了 U 形的弯曲，这条管道的一头膨大成漏斗状，这就是原始的咽喉。消化道两旁的各种腺体也纷纷现身。甲状腺的原基已经出现，原始的肝脏也开始发育。

第 5 周：继续面部的塑造，出现了胳膊和腿

原始的口腔的凹陷越来越深，最后和原始的消化管道相通。额突上方出现了鼻板，它中间有卵圆形的鼻窝，鼻窝的两侧隆起鼻突，此时鼻子也差不多成形了。接下来长出了小小的耳郭，眼睛的视网膜也出现了色素。嘴巴的下方出现一些小小的褶皱，它们会发育成脖子和下颌。

此时胚胎两侧慢慢出现了上下两对像勺子一样的突起，这就是原始的胳膊和腿。圆柱状的脐带已经形成了，这是食物的传送通道，里面有脐动脉、脐静脉等结构，这条带子连接着胎儿和胎盘，它的长度可以达 50 多厘米，呈螺旋状扭曲。

脑部继续发育，脊椎的部分开始慢慢地显现出形状。喉气管憩室的近端分化成喉和气管，末端膨大并分为两支，也就是原始的支气管和肺。食管、胃、十二指肠、肝脏、胰脏、胆囊等都出现雏形，心脏外形也已经基本建立起来，开始划分心球、心室、心房和静脉窦。

准妈妈注意事项：此时小宝宝的心脏才刚刚形成，非常脆弱，易受到损害，所以准妈妈要注意防辐射，减少接触化学药品。

第 6 周：心血管系统进一步完善，心脏开始为全身供血

到了第 6 周，心脏进一步发育，这时候已经划分好了心室，并进行有规律的跳动，开始为身体供应血液。

消化系统进一步发育，除了消化道继续增长，管道的尾端还出现了一个小小的囊状突起，这就是盲肠的原型。

原始的生殖细胞开始向生殖腺嵴迁移，为后面生殖系统的发育做好准备。迁移的过程要持续一周。到目前为止，男孩女孩的生殖系统在外形上还没有任何区别，只是在细胞水平上可能有轻微的差异。

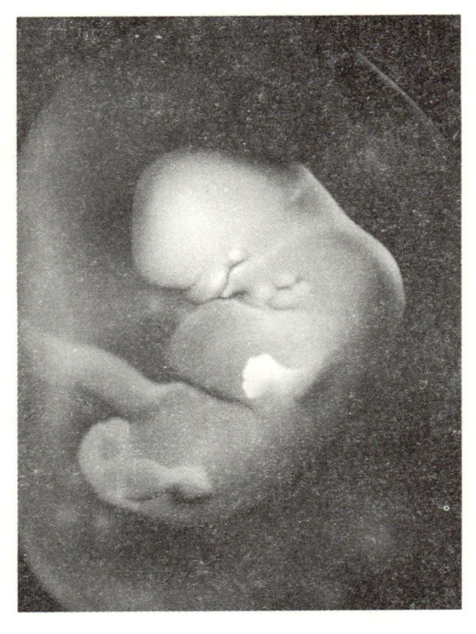

图 1.6　第 6 周的胚胎

（引自 http://www.sohu.comxinaibaobao.com）

这一周手指和脚趾开始出现，肌肉纤维也逐渐形成，和上一周相比，胎儿的模样更像人了（图 1.6）。

准妈妈注意事项：在此阶段，准妈妈开始出现了妊娠反应，常感到头晕、浑身乏力、什么都不想做、整天昏昏欲睡、食欲不振，有的还会出现恶心呕吐等现象。因体质不同，少数人的妊娠反应比较严重，持续时间也较长。要想减轻妊娠反应，首先要保持愉快的心情，开开心心地把怀孕当成人生的必经阶段。另外要注意空气的流动，保持空气的新鲜。还有就是要让食物营养丰富、清淡可口、容易消化，准妈妈还可以适当地补充一些维生素 C 和维生素 B_6，它们可以缓解妊娠反应。

第 7 周：牙齿和腭部开始发育，身体能够活动

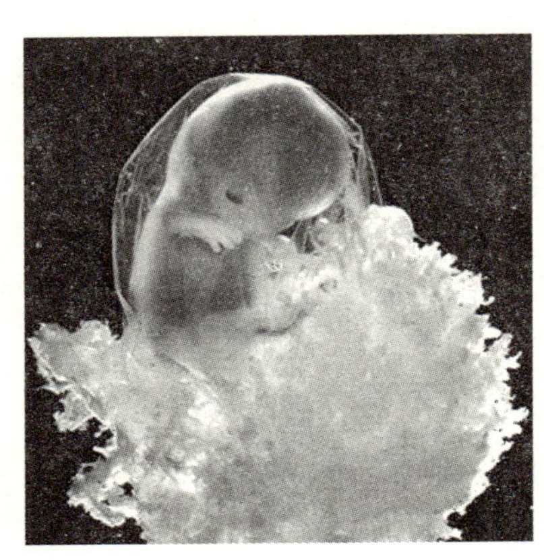

图 1.7　第 8 周的胚胎

（引自 http://fumuhui.com）

原本挤在一起的五官开始渐渐舒展。牙齿和腭部也开始发育，此时的胎儿皮肤非常薄，就好像透明的一样，皮肤下面的血管清晰可见（图 1.7）。

手指和脚趾也开始明显，并且在手指和脚趾上出现了分节。这时的手指和脚趾之间还有少量像蹼一样的东西，但是过一段时间它们就会慢慢消失。

心脏像正常人一样拥有了左心房和右心室，每分钟跳动 150 下。神经系统的轮廓大致形成，身体中的骨骼细胞也开始发育。生长速度加快，这一周已长至 20 毫米，差不多是上一周的 2 倍。

准妈妈注意事项：准妈妈这一周情绪波动比较大，烦躁不安，这都是因为激素的影响。不良的情绪会导致准妈妈血液中的某些有害物质增多，胎儿的生长是靠母亲的血液来维持的，如果有害物质太多，会损伤胎儿的神经系统和各个组织器官，所以，准妈妈要注意保持良好的心情。

第 8 周：独有的面容特征形成，正式成为胎儿

从这一周开始，胚胎正式成为胎儿了，表明受精卵已经发育成为一个人了。此时胎儿身体长 25～30 毫米，已经形成了自己独有的面容。眼睛、耳朵、鼻子等都已经定位，手脚分明，上肢和下肢都长得比较长了，而且手指和脚趾之间的蹼已经消失了，甚至连指头上生长指甲的部分都能够看得出来。肩、肘、髋及膝等关节也已经能看出来。

肝脏正在明显地发育，骨骼正在形成，骨髓还没有出现，所以现在是由肝脏代替骨髓的作用，产生大量的红细胞。等骨髓形成以后，这项工作就会转交到骨髓上。

准妈妈注意事项：准妈妈在这一周妊娠反应依然严重，在雌激素和孕激素的作用下，准妈妈的腰围变粗，乳房也逐渐长大。因子宫变大，逐渐刺激和压迫膀胱，准妈妈会感到腹部不时的疼痛，小便的次数也越来越频繁。

第 9 周：生殖系统发育，脑部开始迅速增长

身体进一步长大，手脚发育完全，手指脚趾都清晰可见，手臂也增长了一些，手肘弯曲。

这一周最重要的是生殖系统的发育。虽说性别是由基因决定，但生殖系统的发育却是由激素决定的。如果此时出现什么问题，会导致胎儿生殖系统发育畸形。

男性的生殖系统发育比女性的要早。女性生殖系统会在 2～3 周以后才开始发育。不管是男孩还是女孩，生殖系统的发育都和雄性激素密切相关，如果缺少雄性激素，就会向女性方向发展，雄性激素过量，就会向男性方向发展。

这一周胎儿脑部发育十分迅速，脑的重量不断增加，这会持续到 6 个月大。这段时间被称为“脑迅速增长期”。说起脑的发育，就不得不提到甲状腺，这个腺体虽然不大，但是功能却不小，脑部的发育要靠它分泌的甲状激素来促进，胎儿若是缺乏甲状腺素，会个子矮小，智力低下。

准妈妈注意事项：此时，准妈妈要注意补充碘，因为我们国家的食用盐中都添加了碘，所以只要购买的是加碘盐，保持饮食正常，就能维持胎儿甲状腺的正常。

第 10 周：头发、指甲、骨骼开始形成

胎儿已经长出眉毛，头上也有了稀稀拉拉绒毛状的头发，指甲也开始出现。腹腔增大，肠也继续增长。身体的其他器官逐渐开始接手自己的工作，各司其职。

身体内的骨骼开始形成，脊柱的轮廓分明，而且开始从脊柱上发育最初的肋骨。骨骼的发育需要钙盐的沉积，若是钙不足，就会影响胎儿的乳牙、恒牙的钙化和骨骼的发育，在出生后也会早早的出现佝偻症。

准妈妈注意事项：在此阶段，胎儿的发育需要大量的钙，所以胎儿会从妈妈的血液中吸收钙质，满足自身的需要，因此准妈妈为了胎儿和自己要好好补充钙质，多吃含钙丰富的食物，多晒晒太阳。

第 11～12 周：骨骼逐渐变硬，关节出现，血液循环系统完全建立起来

部分骨骼已经变硬，关节也开始出现，脸部的骨架基本形成（图 1.8）。

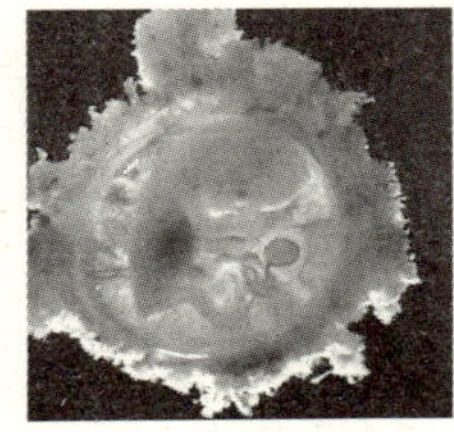
第11周

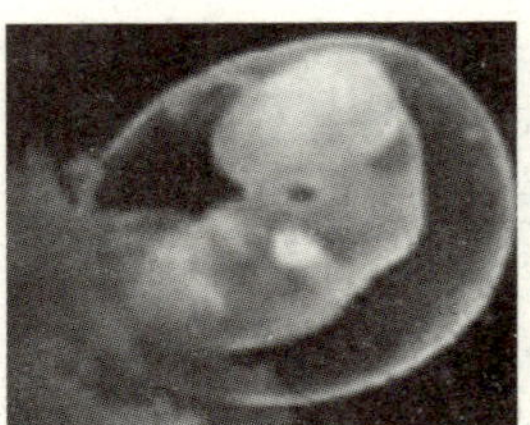
第13周

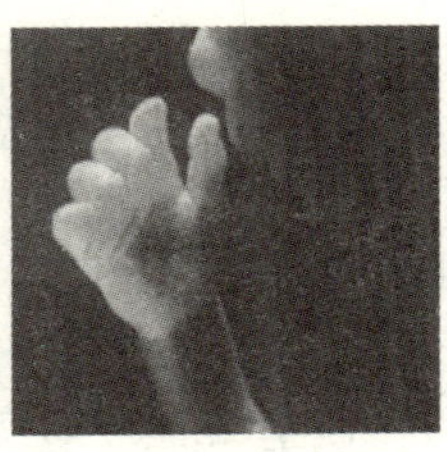
第17周

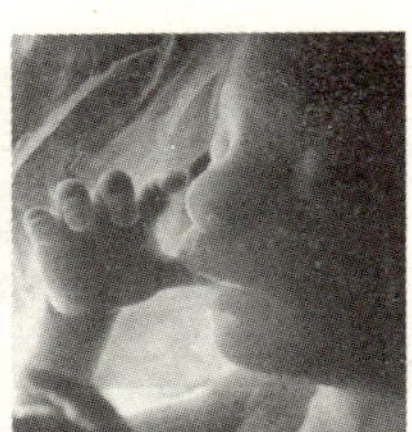
第20周

图 1.8 不同阶段的发育胚胎（11～20 周）

血液系统已经完全建立起来。子宫腺体的分泌被血液循环所代替，现在胎儿的循环系统通过脐带和胎盘与母亲的血液循环系统联系在一起。脐带中有两条主要的血管，分别是脐静脉和脐动脉。脐静脉血中含有丰富的氧气和营养。血液从胎盘流入脐静脉，然后到达肝脏，大部分直接注入了下腔静脉，另有一小部分经过肝血窦进入下腔静脉。下腔静脉将这些血液与下肢及腹腔中器官处过来的血液汇合在一起，一起进入右心房，然后通过左心房和左心室，最后被运输到头部、颈部和上肢。

准妈妈注意事项：由于体内激素刺激，准妈妈脸上出现了妊娠斑，身上也不少，面部最为明显。不过不用着急，等宝宝出生以后，体内激素水平恢复正常，到时候这些斑就会自然消失了。

第 13～16 周：视网膜能感受到光线，形成两个肺叶

腿变长了，超过了胳膊的长度。关节也已经形成，现在手肘和手腕都能够弯曲，手指脚趾也能伸展和弯曲。生殖器官已经形成。

神经系统发育增快，神经元迅速增多，胎儿无意识的握拳或者皱眉等运动很好地促进了大脑的发育。

虽然胎儿的眼睛依然闭着，但视网膜已经能够感受到光线了，能感觉到白天和黑夜的变化。

这时胎盘已经形成了，羊水的体积不断增大，胎儿就在这个环境中生长，不仅不会受到外部的撞击，还能维持恒定的温度。羊水的功能有很多，在胎儿出生前，羊水可以传导子宫腔内的压力，促使宫颈口扩张，羊水会一直陪伴胎儿在子宫中成长，是其生存和发育必不可少的生活环境。

胎盘附着在子宫壁上，通过脐带与胎儿相连，呈圆盘状，直径大概是 10～20 厘米。中间略厚，周围略薄。靠近胎儿的那一面较滑，中间有脐带，脐血管呈放射状分布在上面。除了担当胎儿和母亲之间的物质交流的中转站，胎盘还能分泌很多种激素，如雌激素和孕激素，胎盘还能分泌绒毛膜促乳腺生长激素，可以促进母体乳腺生长发育。

现在肺部已经有了两个肺叶，但还没有完全发育成熟。嘴巴能张开合上，这样就能吞进羊水，然后再把羊水通过排泄泌尿系统排出体外（图 1.8）。

准妈妈注意事项：准妈妈妊娠反应结束，食欲大增，腹部变化明显，这几周准妈妈要开始去医院做定期检查，看宝宝是否患有先天性疾病和遗传性疾病。

第 17～20 周：皮脂腺开始工作，能听见外界的声音

身体已经有 20 多厘米长，重量也在快速的增加。皮肤表面覆盖了一层柔软的细绒毛，这就是胎毛，这层绒毛会在胎儿出生后褪掉。除了身上的毛发，头发也变长了，皮脂腺也终于开始工作，分泌出一种白色的蜡状物质，这就是皮肤的天然防线，这层白色的蜡状物质，就是让胎儿在羊水中皮肤不受损伤的保护膜。除了这个最重要的功能外，光滑的皮脂还会在胎儿离开母亲身体时发挥作用，让胎儿的出行更加方便（图 1.8）。

感觉器官已经开始按区域迅速发育，神经元已经分化成了不同的感官，味觉、嗅觉、听觉、视觉和触觉从现在开始在大脑的专门区域里发育，神经元之间的相互联系也开始增多。胎儿开始可以听见父母的对话。

此时，胎儿在子宫内活动频繁，食量日益增加，对微量元素的需求也增大了，尤其是铁。若孕妇缺铁，会导致缺铁性贫血，这个后果会很严重，使血细胞携带氧气的能力会大大降低。胎儿在子宫中得不到足够的氧气，就算不胎死腹中，也会影响大脑的发育。同时还可以补充维生素 C，帮助铁质的吸收。

准妈妈注意事项：准妈妈要及时补充铁质，多吃富含铁的食物，如动物肝脏、鱼、瘦肉、鸡蛋等，这有助于提高血细胞带氧能力，防止贫血现象出现。

第 21～24 周：皮肤增厚，开始吮吸

这段时间，胎儿的嘴唇、眉毛和眼睫毛都已经很清晰了，头发也不再是稀稀拉拉的几根，越来越浓密，身材比例也比以前更加匀称。皮肤变厚，已经看不见皮肤下的血管，身体皮肤呈红色，有较多褶皱（图 1.9）。

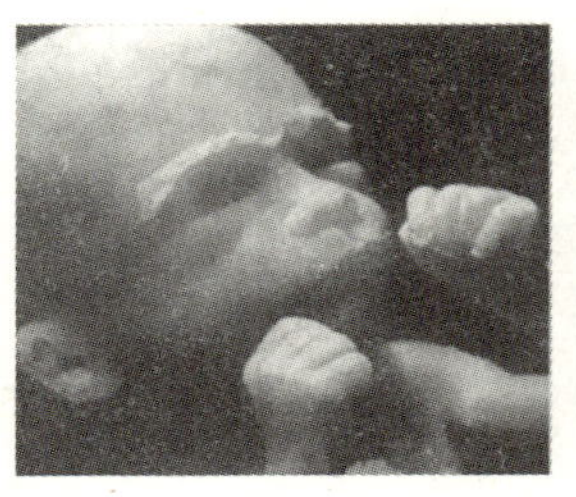
第21周

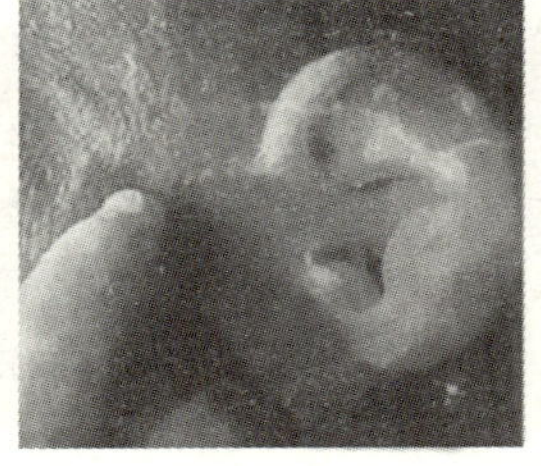
第25周

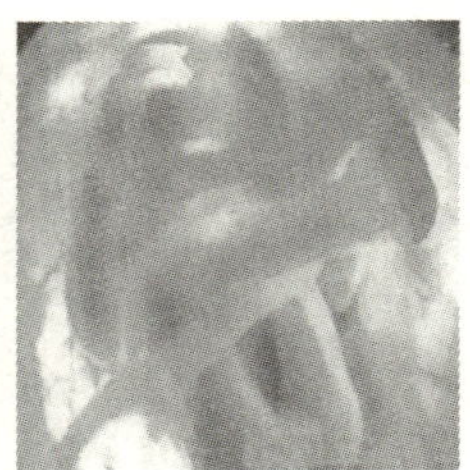
第34周

图 1.9　不同阶段的发育胚胎（21～34 周）

（引自 http://www.baby.vdolady.com）

听力比以前更好，不仅可以听见父母的对话，还可以听见母亲的心跳声和肠胃蠕动的声音，对声音十分敏感。

胎儿不时将手指放在口中吮吸，为出生做准备，出生以后，胎儿需要通过吮吸母乳来获得营养，所以现在就是在练习吮吸反应。

这段时间，胎儿继续吸收大量的铁质，对钙的需求也增多，牙齿开始发育，呼吸系统还不完善。

准妈妈注意事项：在此阶段，适当的运动可以是使准妈妈很快地适应怀孕时期的变化，还能使身体做好分娩的准备，在分娩期减轻疼痛，并能加快产后的恢复。另外，由于受到大量激素的影响，准妈妈的肠胃平滑肌张力减小，食物残渣容易堆积在肠道中，不易排出，故易造成便秘，因此孕妇要多喝水，多吃纤维丰富的食物。

第 25～28 周：大脑活动活跃，能控制身体的活动及做梦，能隐约看见外界事物

这个月是胎儿发育的高峰期，大脑细胞迅速增殖分化，神经细胞的数目增多，神经细胞上的突起和分支也增加了，大脑的体积变大，而且大脑皮质的表面开始出现纵横的沟回。大脑活动非常活跃，除了能够控制自己的身体，随心所欲的在子宫中转动，还开始做梦。

皮下脂肪的出现让胎儿不再是皱巴巴的模样，眼睛也终于睁开了，视神经也开始发挥作用，能隐约看见外面晃动的景物，除此之外，还能感觉到父母的抚摸（图 1.9）。

身体的各个系统都开始完善，但肺部还需要一定时间的发育才能成熟，所以现在胎儿还是不断练习着呼吸运动。

准妈妈注意事项：此时准妈妈要预防胎儿早产，一定要多休息，减少长时间站立和走路。随着胎儿的长大，准妈妈会越来越辛苦，腰酸背痛的症状也会加重，此时可以用热水袋热敷或者按摩一下。另外要注意站立时的姿势，要抬头、挺胸，挺直后背，这样的话就不会造成坐骨神经压力过大，也能减缓臀部和大腿的疼痛。

第 29～32 周：身体长度增加减缓，体重增长加快

随着皮下脂肪的增厚，胎儿又变胖了很多，可以减少分娩时的震荡。身体的变大使羊水的比例减小，再也不能像前几个月一样随意在子宫中翻跟头跳舞，手脚的活动也受到限制。

身体长度的增加缓慢下来，但体重却飞速增加。身体发育基本上已经完成，肺部也成熟了许多，基本上具有了呼吸的能力，消化系统也已经完全准备就绪，能够分泌消化液，骨骼日趋成熟，肌肉也更加发达。

此时，胎儿头部不断增重，很快就会因为头较重而头朝下腿朝上，逐渐下降到子宫颈。

现在胎儿对各种营养物质和微量元素的需求达到了最高峰，生长所需要的钙、磷、铁等基本上都是最后三个月积累的。

准妈妈注意事项：在这个阶段，准妈妈的行动越来越不方便，脚部的水肿也越来越严重，心脏的负担也加重，要多休息，避免体力劳动，少吃盐。另外就是孕妇的睡姿问题，子宫增大以后，若还是像以前一样仰卧着睡，巨大的子宫就会压迫到腹部的腹主动脉，会造成子宫动脉压力的下降，同时下腔动脉和下腔静脉的压力增大，促使血液不能流回心脏，准妈妈会感到头晕胸闷，还会出现低血压。所以，此时准妈妈最好采用左侧卧的姿势睡觉。

第 33～36 周：各种器官基本发育成熟，开始准备工作

皮下脂肪的积累使胎儿的皮肤变得光滑，身体也变得圆滚滚的，子宫的空间基本被填满，手指上还长出了指甲。身体中的大部分骨骼都已经很结实了，唯独头骨还很柔软，利于胎儿的出生（图 1.9）。

至于身体内部的各种器官，基本上各就各位开始工作。肾脏、肝脏能处理一些代谢废物了，生殖器官发育也接近成熟，若是男孩，睾丸已经从腹腔降入了阴囊，若是女孩，大阴唇也已经明显隆起了。

此时胎儿的心脏跳动在正常情况下，应该是坚定有力并且有规律的，每分钟 120～160 次。胎儿的活动次数又叫胎动，由于头部开始下降，胎儿活动次数有所下降，若减小的很多，那就不太正常，可能是快要窒息了。

准妈妈注意事项：由于此时胎儿的头部开始下降，对上面部分的内脏压迫减小，但是对膀胱的压迫增大，所以孕妇会经常想去洗手间。另外，胎儿头部的下降还会造成孕妇腹部有坠痛感，肚子发紧变硬，盆骨附近的肌肉和韧带感到酸痛，此时做孕妇体操可以缓解疼痛。其实，现在准妈妈最重要的就是要休息好，不要做过多的家务，走路、上楼梯、洗澡等动作都要尽量轻缓。

第37周至出生：胎毛脱落，身体下降，准备分娩

原本覆盖在胎儿身体上的一层细细的胎毛，现在都脱落下来，皮肤变得越来越光滑。由于这些脱落的毛发及某些分泌物的产生，羊水开始变得有点混浊，不再是原来的清澈透明，而微微带些白色（图1.10）。

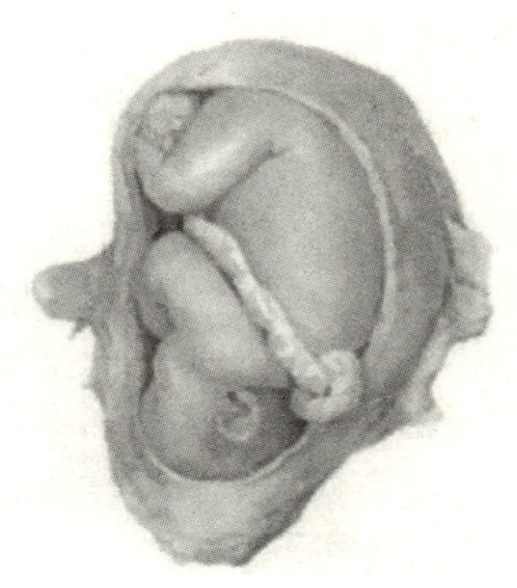

图1.10　第37周的胎儿

胎儿活动减少，这是最后阶段，它在慢慢调整身体各器官的功能，除了肺部要在出生后的几小时内完善功能外，其余所有的器官都已经准备就绪。

最后就是生产了，若发现胎儿周围的羊水太少，那么可能会在分娩的过程中缺氧，最好采用剖腹产，如果羊水过多，那么可能需要服用一些药物助产。剖腹分娩只是在万不得已的情况下采取的非自然手段，并不适合健康的妈妈，自然分娩是千万年人类进化过程中经过了自然界检验的分娩方式，不仅对妈妈的身体损伤最小，也是对胎儿最有利的分娩方式，所以不要盲目选择剖腹产。

准妈妈体内雌激素合成增加，雌激素对抗使子宫保持安静的黄体酮，使子宫产生规律的收缩，启动分娩。之后，出现有效宫缩，即有节律性、对称性的宫缩，将胎儿向子宫口推去，同时，子宫口也在这股力的推动下逐渐张开。在此过程中，胎儿不断旋转，不断下降，以最佳的角度穿越骨盆。当子宫口张开到10厘米左右，也就是胎儿头部中轴线长度时，胎儿才可以娩出，这个过程需要12～16小时左右。此时，在宫缩的强大的压力下，胎膜破裂，羊水流出，胎儿的头开始露出，接下来，在子宫收缩力和腹肌、膈肌收缩力有规律地推动下，胎儿继续旋转，找准角度继续下降，同时，肛提肌将胎儿向前方推进。这两股力量迫使胎儿在下降的过程中头部逐渐向上抬起，将整个头部探出去。之后，胎儿的眼睛、鼻子、嘴巴和整个下颌次第露了出来，双肩继续旋转，对准角度，在接生大夫的帮助下，胎儿终于呱呱坠地了，这个过程初次生育的妈妈需要1～2小时，已经有过生育史的妈妈一般在1小时内。接下来的5～15分钟，胎盘娩出，整个产事宣告结束。

接下来就是小宝宝吃饭了，有些爱美的妈妈不愿意母乳喂养，觉得会改变体型而改用奶粉，那么奶粉是否能够完全取代母乳呢？我们来看看母乳喂养的好处：①母乳蛋白质中，乳蛋白和酪蛋白的比例最适合新生儿和早产儿的需要，保证氨基酸完全代谢，不至于积累过多的苯丙氨酸和酪氨酸；②母乳中，半胱氨酸和氨基牛磺酸的成分都较高，有利于新生儿脑生长，促进智力发育；③母乳中不饱和脂肪酸含量较高，且易吸收，钙磷比例适宜，糖类以乳糖为主，有利于钙质吸收，总渗透压不高，不易引起坏死性小肠结肠炎；④母乳能增强新生儿抗病能力，初乳和过渡乳中含有丰富的分泌型 IgA，能增强新生儿呼吸道抵抗力，母乳中溶菌素含量高，巨噬细胞多，可以直接灭菌，乳糖有助于乳酸杆菌、双歧杆菌生长，乳铁蛋白含量也多，能够有效地抑制大肠杆菌的生长和活性，保护肠黏膜，使黏膜免受细菌侵犯，增强胃肠道的抵抗力；⑤哺乳能增强母婴感情，使新生儿得到更多的母爱，增加安全感，有利于成年后建立良好的人际关系；⑥研究表明，母乳喂养的新生儿，成年以后患心血管疾病、糖尿病的概率要比非母乳喂养者少得多；⑦母乳喂养可加快妈妈产后康复，减少子宫出血、子宫及卵巢恶性肿瘤的发生概率；⑧母乳喂养在方法上简洁、方便、及时，奶水温度适宜，减少了细菌感染的可能。所以在身体允许的情况下，为了宝宝的健康，妈妈还是应该选择母乳喂养要好些。

另外，在怀孕过程中，我们经常听到一个词——宫外孕，这是什么情况呢？正常情况下，受精卵会由输卵管迁移到子宫腔，然后安家落户，慢慢发育成胎儿。但是，由于种种原因，受精卵在迁移的过程中出了岔子，没有到达子宫，而是在别的地方停留下来，这就成了宫外孕，医学术语又叫异位妊娠。宫外孕是妇科一种危险的急腹症，一旦出现这种情况，必须对之高度警惕，到医院及时进行手术，停止妊娠。

1.4 现代人工辅助生殖技术的分类简介

虽然医学科学不断发展，但是对于许多不孕不育患者，尤其是严重的男性因素导致的不育，还没有确切的治疗方法。辅助生殖技术的出现，极大地改善了目前男性不育症治疗上的困境，使许多男性不育症患者有了子女。

现代人工生殖技术主要分为无性和有性生殖两种，其中无性生殖就是通常说的克隆技术。有性生殖包括人工授精和体外受精，全世界的不孕患者人数为 8000 万～1.1 亿，不孕症发病率的递增趋势可能与晚婚晚育、人工流产、性传播疾病、工作压力大等相关，所以这种辅助生殖技术无疑是不孕患者的福音。

1.4.1 无性生殖——克隆

克隆是指不经过雌雄两性生殖细胞的结合，只用一个单一细胞内的反应来生育后代的方式。20 世纪初，韦伯（H. J. Webber）创造了“克隆”这一词。克隆，简单讲是一种人工诱导的无性繁殖方式。由于伦理障碍，目前这一技术只能用于动物，无法在人类生殖上实施。

1. 发展大事记

1975 年：科学家成功使用成年青蛙的体细胞细胞核代替胚胎细胞细胞核注入

抽去细胞核的卵子中，孵化出了蝌蚪。

1986 年：首次使用胚胎细胞细胞核克隆出绵羊。

1997 年：“多莉”诞生，它是第一只使用成年动物体细胞克隆的绵羊。

1998 年：科学家使用取自同一只成年老鼠身上的细胞克隆出数代共 50 多只老鼠。同年，源自同一头成年奶牛的 8 头克隆小牛诞生。

2000 年：使用成年动物体细胞克隆猪和山羊成功。

2001 年：使用成年动物体细胞克隆猫和兔子成功。

2. 应用

1）生产转基因动物　通过克隆技术可获得转基因动物。转基因动物研究是动物生物工程领域中最诱人和最有发展前景的课题之一。它可用于生产人们所需的蛋白质、激素、细胞因子等。并用于构建疾病动物模型，以研究疾病的发病机制、治疗方案和防治措施。还可应用体细胞克隆技术和干细胞技术研究疾病基因组、功能基因组，以及基因的功能。

2009 年，美国食品和药物管理局批准了首个转基因动物表达的药 ATryn，人类终于有了第一个转基因动物生产的药物上市并用于临床。该药品是从经过基因修饰奶山羊分泌出的羊奶中提取纯化，用于治疗一种被称为遗传性抗凝血酶缺乏症的疾病。

2）生产人胚胎干细胞用于细胞和组织替代疗法　胚胎干细胞（ES）是具有形成所有成年细胞类型潜力的全能干细胞。这种 ES 细胞克隆出的细胞、组织或器官，其基因和细胞膜表面的主要组织相容性复合体与提供体细胞的患者完全一致，不会导致任何免疫排斥反应。把患者体细胞移植到去核卵母细胞中形成重组胚，把重组胚体外培养到囊胚，然后从囊胚内分离出 ES 细胞，获得的 ES 细胞使之定向分化为所需的特定细胞类型（如神经细胞、肌肉细胞和血细胞），用于替代疗法。这种核移植法的最终目的是用于干细胞治疗，而非得到克隆个体，科学家称之为治疗克隆。

目前已有报道表明，将产生多巴胺的神经元细胞用于治疗帕金森综合征，将产生胰岛素的胰岛细胞用于治疗糖尿病。由于胚胎干细胞可以无限传代，在数量上可以保证治疗的需要，从而可以解决可供移植的细胞、组织和器官来源严重不足的瓶颈问题，为人类健康和长寿提供了新的希望。

3）培育优良畜种　动物克隆技术是畜牧业繁育优良品种的有效手段。优良品种的培育是一个既费时、费力又费钱的过程，如果用常规育种的办法选育一个优良的品种，往往需要几年或几十年的时间。体细胞克隆技术的出现无疑为解决这一问题提供了一个很好的办法。

东北农业大学使用克隆技术克隆的美国优质种猪的后代将进入百姓的餐桌，使用克隆技术繁殖的种猪保证了原有的生长快、产仔多、瘦肉率高的优点，而且节省了大量的进口种猪的费用。对于这种高科技产品的安全性，东北农业大学刘忠华教授表示，克隆技术只是复制了供体的优良基因，没有添加任何外来物质，克隆动物产品与传统食品一样安全。

4）*复制濒危的动物物种，保存和传播动物物种资源* 把动物克隆技术用于拯救濒危动物，维持世界物种的多样性，给人类保留一个丰富多彩的生存空间。动物体细胞克隆技术的出现为拯救濒危动物提供了一种有效的手段。特别是对于种群数量少、濒临灭绝的稀有动物，缺少异性无法配种时，克隆技术发挥了它独特的作用。

1999年，美国科学家用牛的卵子克隆出珍稀动物盘羊的胚胎；我国科学家也用兔的卵子克隆了大熊猫的早期胚胎。这些成果说明克隆技术有可能成为保护和拯救濒危动物的一条新途径。

1.4.2 人工授精

人工授精是指通过非性交的方式将精液注入女性生殖道内。人工授精的完整过程可以分为采集男性的精液，并对精液进行检查、处理和保存，向女性的阴道、子宫颈、子宫腔或输卵管内注入精液等几个步骤。主要是用于解决男性不育的问题。

人工授精按精子来源的不同，可以分为两类：一类为同源人工授精（AIH），其适应证为男性少精、弱精、液化异常、性功能障碍、生殖器畸形等不育，女性宫颈黏液分泌异常、生殖道畸形及心理因素导致不能性交等不育，免疫性不育等；另一类为异源人工授精（AID），亦称为供精人工授精，其适应证为男性无精、严重少精、弱精和畸精等症，输精管绝育术后期望生育而复通术失败及射精障碍等，男方和（或）家族有不宜生育的严重遗传性疾病等。前者的精子来源于丈夫本身，后者的精子则来自捐精者。

20世纪初，生物学家就已开始研究人工授精技术，并将此技术应用于家畜优良品种的繁育上。如今，在畜牧业中这种技术已极其普遍地被使用。20世纪50年代，科学家进一步尝试利用冷冻的人类精液进行人工授精，并获得了成功。

1790年英国医生John Hunter，用一位严重尿道下裂的患者的精子成功实施了人工授精。

1844年Willianm Pancoast报道第一例供精人工授精获得成功。

1954年Bunge实行首例冻精人工授精成功。由此，开始了广泛的人类人工授精技术的运用。

辅助生殖技术是随着近年来生殖医学的迅猛发展而出现的新概念，它已经成为现代不孕不育治疗最有效和最有前景的手段。人工授精技术一方面实现对遗传疾病的预防；另一方面实现精子优化从而保证胎儿的质量。人工授精技术通过对遗传疾病预防和精子优化实现了优生优育。可见，人工授精技术对社会和个人来说不仅仅是实现了它的工具理性，即功利价值，更强调对人生命价值、生活意义的追求，提高了人们的精神生活。

1.4.3　体外受精

体外受精或试管婴儿技术，是指哺乳动物的精子和卵子在体外人工控制的环境中完成受精过程的技术，英文简称 IVF。由于它与胚胎移植技术（embryo transfer technology，ET）密不可分，又简称 IVF-ET。在生物学中，把体外受精胚胎移植到母体后获得的动物称试管动物（test-tube animal）。这项技术成功于 20 世纪 50 年代，在最近 20 年发展迅速，现已日趋成熟而成为一项重要而常规的动物繁殖生物技术。

体外受精过程简介：

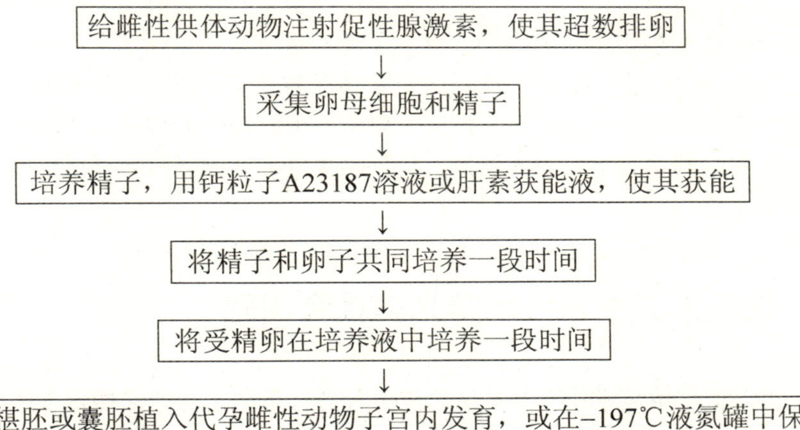

20 世纪 60 年代初至 80 年代中期，人们以家兔、小鼠和大鼠等为实验材料，进行了大量基础研究，在精子获能机制和获能方法方面取得很大进展。精子由最初在同种或异种雌性生殖道孵育获能，发展到用子宫液、卵泡液、子宫内膜提取液或血清等在体外培养获能，最后用化学成分明确的溶液培养获能。同时，通过射出精子和附睾精子获能效果的比较研究，人们发现射出精液中含有去能因子，并认识到获能的实质是去除精子表面的去能因子。这些理论和方法上的成就，推动了体外受精技术的发展，试管小鼠、大鼠、婴儿、牛、山羊、绵羊和猪等相继出生。

在不孕症治疗中，体外受精技术是与胚胎移植技术相关联的，就是说当受精卵在人工孵育的条件下经过分裂，达到 8～16 个卵裂细胞时，再用人工方法移入分泌期的妇女子宫内，使受精卵着床。体外受精和胚胎移植技术的结合，就是人们通俗说的“试管婴儿”技术，随着科学的发展，这一技术在不孕症治疗中将发挥更大作用。

体外受精与胚胎移植是辅助生育技术中最重要的内容，即所谓的第一代试管婴儿。几乎适用于全部不孕不育症患者，如输卵管因素、子宫内膜异位症、原因不明的不孕、多囊卵巢综合征、男性因素及其他助孕技术失败者。在我国，常规体外受精与胚胎移植的成功率已由早期的15%左右提高到40%，达到世界先进水平。

对患有严重不育症的男性患者来说，第二代试管婴儿的出现无疑是一种福音。确切地说，第二代试管婴儿应称为卵母细胞质内单精子注射，是在显微镜下，利用显微操作系统，选择正常形态的精子，人为地注射到卵子细胞质中，使之强行受精的技术。其特点是精子浓度、活动率对受精均无影响，精子的来源可以是新鲜或冻融的精子，也可以是附睾、睾丸穿刺取出的精子。

胚胎种植前的遗传学诊断，即我国所谓的第三代试管婴儿。这种技术适应于有高风险生育遗传病患儿的夫妇。它不仅为不孕不育的治疗服务，而且对减少有遗传缺陷患儿的出生、提高整体人口素质有重要意义。随着科学技术的研究和发展，这一技术的应用范围将随之扩大，理论上可针对任何遗传条件进行诊断。另外即使是健康妇女由于高龄而致染色体异常率增高，也可以通过这一技术进行染色体核型筛查。

1.5 现代人工生殖技术带来的社会问题

现代人工生殖技术的飞跃发展，使得人们有可能主动地去探索生殖活动的奥秘，从而按照主观愿望去控制人类自身的生殖进程，生育健康的后代，同时也能实现不育夫妇生育小孩的愿望。然而，现代人工生殖技术也是一把双刃剑，在给人类带来福音的同时，也给人类的传统伦理观念带来了冲击和挑战，倘若对其滥用还可能给人类造成灾难。

1.5.1 克隆技术带来的伦理道德问题

人类的克隆技术研究与应用不可能停止，与之相关的伦理问题则必将与其共存。绝对禁止生殖性克隆、支持治疗性克隆和研究性克隆，这似乎已渐成为各界的共识。我们应该从理性的角度去关注克隆。用伦理道德与法律结合的方法去监控、扶持这项技术的健康发展。完备相关研究性克隆的法律，遗传学的研究与应用必须在一定的法律法规下进行。将伦理学中的是非标准以法律条文的形式确定下来，如严格控制生殖细胞基因治疗、异种移植、生殖性克隆人等，这是对生命的最基本尊重。

1.5.2　人工授精引发的法律问题

1. 精子库的建立

精子库（cryopreserved semen，sperm bank）精液冷藏技术。采用液氮将精液贮藏于–196℃时，精子能良好地贮藏很长时间，需要时可融化供人工授精。精子库适用于以下几种情况：经医治无效的男子不育患者，对其配偶可进行志愿供精者的冷冻精液人工授精；因患病必须应用某些药物、放射或手术治疗，而产生绝育者，或因某种职业（如接触放射物质）而影响生育者，可预先贮藏精液备用；少精症者可以预先多次收集精液，经过浓缩，积少成多，冷藏备用。

精子库的建立优点甚多：一是提供“生殖保险”，为计划生育这一基本国策开拓了广阔前景，冷冻精子可储存 20 年，由此可使大量男子放心做结扎手术；二是有利于优生，目前世界上已发现的各种遗传性疾病 4000 余种，选择健康的精子可使患有遗传性疾病男子的妻子受孕，杜绝父方的有害遗传；三是为解决男性不育症提供了有效的方法；四是为优生学提供了科学依据；五是有利于解决珍稀动物和濒危动物的种族繁衍。

精子库的建立诚然是有很多优点，但是也存在一些社会问题。我国卫生部指出，人类辅助生殖技术和人类精子库属于限制性应用的高新卫生技术，各省级卫生行政部门要采取切实措施，严禁此项技术的商业化和产业化。据了解，目前我国人类辅助生殖技术和人类精子库技术的发展和设置规划仍不够平衡，一些地区和机构不顾条件盲目进行筹建；一些未经批准的机构违规开展此类技术；代孕及买卖配子、合子和胚胎等违规行为偶有发生；还有部分地区和机构受经济利益驱动，存在商业化的倾向。

人工授精子女的法律地位，即谁是孩子的父母，也是一个非常复杂的问题，对此，我国婚姻法没有做出明确的规定。不过，1991 年 7 月 8 日的《最高人民法院关于夫妻关系存续期间以人工授精所生子女的法律地位的复函》指出：“夫妻关系存续期间，双方一致同意进行人工授精，所生子女应视为夫妻双方的婚生子女，父母子女关系适用《婚姻法》的有关规定。”

2. 受精卵的法律地位

田纳西州的路易斯・戴维斯和玛丽・戴维斯于 1980 年结婚，6 个月后玛丽发生宫外孕，因此切除右侧输卵管。之后她 5 次发生宫外孕，使其不能自然生育。1985 年，戴维斯夫妇接受试管授精。在 3 年内，戴维斯夫妇遭遇了 5 次失败。1988 年，冷冻保存准胎胚（cryopreservation）技术诞生，1988 年 12 月 8 日，医生从玛丽体内采集了 9 枚卵子，经过受精后植入了其中的 2 枚，冷冻了其余的 7 枚。两周后，医院宣告植入失败。两个月后，即 1989 年 2 月，路易斯向玛丽提出离婚。而离婚后剩余 7 枚受精卵如何处置，成了此后数年官司的源头。玛丽认为自己是这些胎胚的母亲，认为他们（她们或它们）是自己的一部分，希望得到他们以便在适当的时间将之植入体内。路易斯则认为自己拥有每个胎胚的一半。为了不让孩子在破碎的家庭中长大，他不希望玛丽将来生下他们共同的孩子，因而拒绝成为父亲。所以受精卵的法律地位还是人们一直争论的一个焦点问题。

1.5.3 体外受精的法律问题

在体外受精的情况下，存在着四种类型的母亲：遗传学母亲（卵子提供者）、孕育母亲（子宫提供者）、契约母亲（契约要约人）和心理母亲。由于心理母亲与孩子发生感情上的联系，三种具有实际区别的当事人——卵子提供者、子宫提供者和契约要约人，都可以被称为生理上的母亲。从理论上讲这些母亲的利益可以有 12 种不同的情况。由于这几种类型的母亲都有充当母亲的资格，在出现利益冲突的时候，应将他们放于同等地位予以考虑。

1.6 辅助生殖技术的法律监控

我国卫生部自 2001 年颁布了《辅助生殖技术的相关治理办法》，对生殖技术的发展做了框架性的指引，并组建了全国范围的辅助生殖技术培训基地。我国卫生部于 2003 年 7 月 10 日颁布了《人类辅助生殖技术管理办法》和《人类辅助生殖技术规范》，即严格规定了可以实施试管授精手术的医疗机构的资质。随后，颁布实施了《人类辅助生殖技术规范》、《人类精子库技术规范》、《人类精子库基本标准》和《实施人类辅助生殖技术的伦理原则》。2005 年，我国成立了中华医学会生殖医学分会，为我国的辅助生殖技术的治理及学术交流提供了良好的平台。

☆思考题☆

1. 若采取了人工授精，在多个父母共存的情况下，谁应该成为孩子的真正父母呢？是按照遗传关系将孩子的父母确定为遗传父母？还是遵循抚养的原则将养育父母确认的真正的父母？

2. 未婚、同性恋、离婚的女子是否可依照其请求而实施供精人工授精？

参 考 文 献

陈子江. 2005. 人类生殖与辅助生殖. 北京：科学出版社
李世吉. 2006. 人类奥秘探索. 北京：中国长安出版社
李晓红. 2000. 辅助生育技术涉及伦理学问题. 中国实用妇产科与产科杂志，17（1）：27-29
李媛. 2008. 人类辅助生殖实验技术. 北京：科学出版社
王秋伟，吕军. 2012. 孕期指导手册. 南京：东南大学出版社
吴能表. 2008. 生命伦理学. 重庆：西南师范大学出版社
吴庆余. 2006. 基础生命科学. 北京：高等教育出版社
徐国栋. 2005. 体外受精胚胎的法律地位研究. 法制与社会发展，（5）：50-66
张家林. 2009. 怀孕280天必读. 北京：中国妇女出版社
朱晨静. 2009. 关于辅助生殖技术发展及应用的伦理思考. 中国医学伦理学，22（1）：123-124

第2章

人体奥秘

——人体的基本结构

人体如同一座装置有精密仪器的高科技工厂，整个系统随着心脏的搏动、血液循环而不停地新陈代谢。在这近乎无声而又神奇的工厂里，许多活动日日夜夜都在进行。随着人类文明的进步和科学技术的飞速发展，人类对自身特别是人体的认识逐步加深。达尔文的进化论帮助人类深化了对自身的认识，但是这并不意味着它就可以解释一切生命现象或生命起源，实际上还有许多令人困惑的难题困扰着人类。例如，人脑如何工作？心脏为何可以一直跳动而不休息？人体经络真的存在吗？血型可以改变吗？让我们一起追寻这些人体奥秘。

2.1 人体概述

人类的身体是一台了不起的机器。即使人们不会意识到这点，人类的身体总是一直在忙碌地运转着。它有很多不同的器官，有大量的肌肉和骨骼组织，有连接起来能长达数千米的血管，有数百万个细胞，还有一个比世界上任何计算机功能都强大的大脑。所有这些部分联合在一起工作，才使人保持活力。

人体对一般生物学或医学而言，是指生物的外科实质。人体由有机质和无机质构成细胞，由细胞与细胞间质组成组织，由组织构成器官，功能相似的器官组成系统，由八大系统组成一个人体。

2.1.1 细胞

细胞是人体的基本结构单位。每当看到自己的手或者一滴血时，你都可以“看到”数百万个紧密排列的细胞。但是，这些细胞大多都个头太小，因而无法用肉眼看到。

所谓细胞是指一个具有保护性“外皮”的微小活体单位。在细胞内部还可以分为几个部分，称为细胞器（图 2.1），能够帮助细胞正常工作。这些组成机体的细胞每时每刻都在工作，以维持人体的生命活动。它们制造机体所需物质，携带信息并且帮助你思考、运动和呼吸。

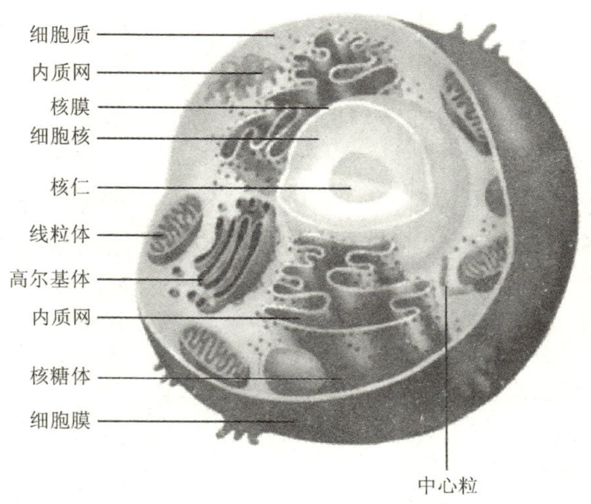

图 2.1　细胞结构模式图

（引自 http://www.pep.com.cn/gzsw/jshzhx/tbziy/qrzh/jcctu/tpsc/201009/t20100915_896645.htm）

人体内有 200 多种细胞，包括肌肉细胞、血细胞、神经细胞、肝细胞、脂肪细胞和皮肤细胞等。不同种类的细胞从事着各自不同的工作。每秒身体内都有数百万个细胞死亡，但同样也有新的细胞诞生。大多数新生细胞都是由 1 个细胞分裂为 2 个细胞。但是，也有一些细胞，如心肌细胞，不会死亡也不能被替代，在人的一生中始终保持原样。

2.1.2　组织

细胞经过分化形成了许多形态、结构和功能不同的细胞群，形态相似、结构和功能相同的细胞群构成了组织。人体四大组织分别是上皮组织、结缔组织、肌肉组织、神经组织。

1）上皮组织　　上皮组织也称为上皮，它是衬贴或覆盖在其他组织上的一种重要结构。由密集的上皮细胞和少量细胞间质构成。结构特点是细胞结合紧密，细胞间质少。通常具有保护、吸收、分泌、排泄的功能。上皮组织可分成被覆上皮和腺上皮两大类。上皮组织是人体最大的组织。上皮组织再生能力很强，复层上皮的表浅细胞不时脱落，深部细胞不断分裂增生，使上皮保持动态平衡。

上皮组织是个体发生中最先形成的一种组织，由内、中、外三个胚层分化形成，但主要来自外胚层和内胚层。外胚层分化的上皮主要有：表皮及其衍生物（毛、腺等）、身体上所有开口（口腔、鼻腔、肛门）的被覆上皮及神经管壁的上皮等。内胚层分化的上皮有：消化道、呼吸道的上皮，消化腺腺泡和导管，膀胱及甲状腺、甲状旁腺的上皮等。中胚层分化的上皮有：心血管循环系统的内皮，衬于腹腔、胸腔、心包腔及某些器官表面的间皮，以及肾脏、肾上腺皮质和生殖腺的上皮等。

2）结缔组织　结缔组织由细胞和大量细胞间质构成，结缔组织的细胞间质包括基质、细丝状的纤维和不断循环更新的组织液，具有重要功能意义。细胞散居于细胞间质内，分布无极性。广义的结缔组织包括液状的血液、淋巴、松软的固有结缔组织和较坚固的软骨与骨，一般所说的结缔组织仅指固有结缔组织。结缔组织在体内广泛分布，具有连接、支持、营养、保护等多种功能。

结缔组织可分为疏松结缔组织、致密结缔组织、脂肪组织、网状结缔组织、软骨、骨和血液。疏松结缔组织广泛存在于各器官之间、组织之间，甚至细胞之间，其结构特点是基质多、纤维少、结构疏松、呈蜂窝状，故又称蜂窝组织。该组织有连接、支持、防御、传递营养和代谢产物等多种功能。致密结缔组织的组成与疏松结缔组织基本相同，两者的主要区别是，致密结缔组织中的纤维成分特别多，而且排列紧密，细胞和基质成分很少。除弹性组织外，绝大多数的致密结缔组织中以粗大的胶原纤维束为主要成分，其中含少量纤维细胞、小血管和淋巴管。脂肪组织主要是由大量脂肪细胞集聚而成。疏松结缔组织将成群的脂肪细胞分隔成许多脂肪小叶。

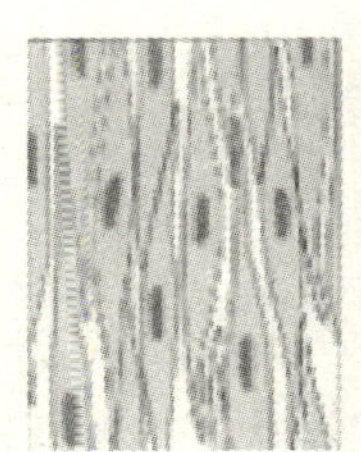

平滑肌

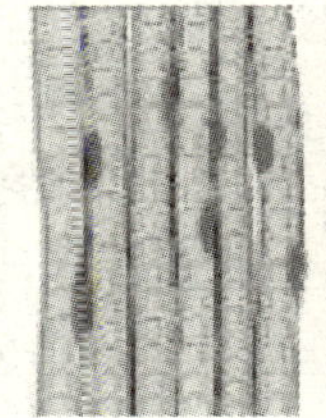
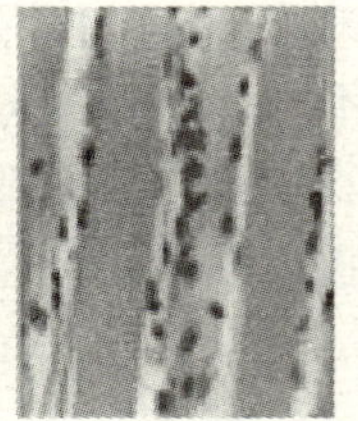

骨骼肌

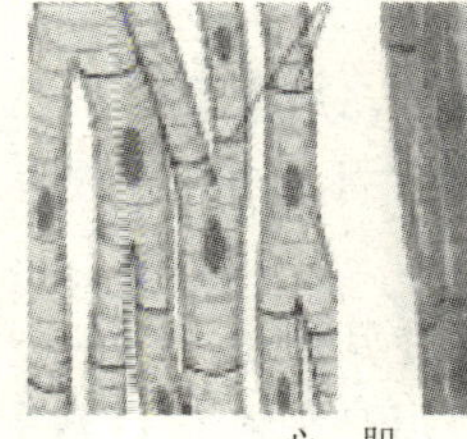
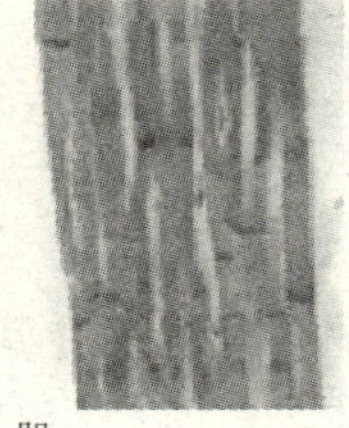

心　肌

图 2.2　肌肉组织

（引自 http://baike.baidu.com/view/68928.htm?fr=aladdin）

3）肌肉组织　从组织学看，肌肉组织是由丝状的肌纤维集合而成，每 50～150 根肌纤维由一层薄膜所包围形成初级肌束；再由数十个初级肌束集结并被稍厚的膜所包围形成次级肌束；由数个次级肌束集结，外表包着较厚膜，构成了肌肉。

肌肉组织分为三类：骨骼肌、心肌与平滑肌（图 2.2）。协助人体运动的肌肉称为骨骼肌。肌肉与骨骼排在一起，并且能够将骨骼拉向不同的位置，这样人才能走路、跑步、踢球或者剥香蕉。心肌（cardiac muscle）是由心肌细胞构成的一种肌肉组织。心肌实际上是一种特化的骨骼肌，肌细胞呈圆柱状也有横纹，并且相邻的肌细胞交织成网状，收缩力量更大，具有自动有节律地收缩的特点。平滑肌广泛分布于人体消化道、呼吸道及血管和泌尿、生殖等系统。在功能上可以通过缩短和产生张力使器官发生运动和变形，也可产生连续收缩或紧张性收缩，使器官对抗所加负荷而保持原有的形状，前者如胃和肠，后者如动脉血管、括约肌等。

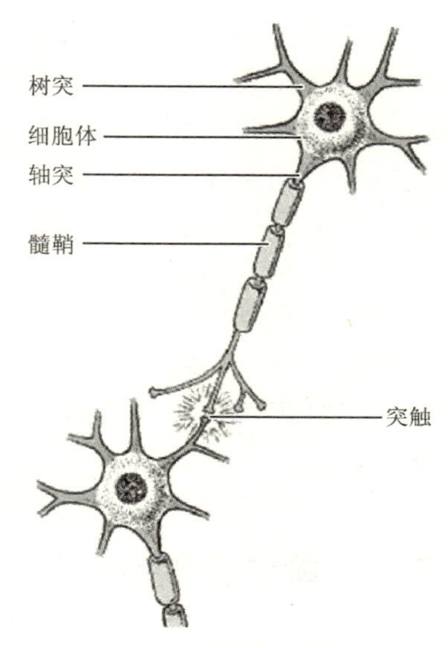

图 2.3 神经元

（引自 http://xueke.maboshi.net/sw/swsc/cz/swcd/17470.html）

4）神经组织　　神经组织是神经系统的主要组成成分，由神经细胞和神经胶质组成。神经细胞是神经系统的结构和功能单位，又称神经元（图 2.3）。一个成人约有亿万个神经元，它们具有接受刺激、传导冲动和整合信息的功能，有些神经元还有内分泌功能。神经胶质是神经胶质细胞的总称，其数量约为神经元的 10～50 倍，主要分布于神经元之间，无传导冲动的功能，而是对神经元起支持、营养、绝缘和保护等作用。神经组织是高度分化的组织，构成人体神经系统的主要成分。它广泛分布于人体各组织器官内，具有联系、调节和支配各器官的功能活动，使机体成为协调统一的整体。

2.1.3 器官

生物体的器官都是由几种不同的组织构成的，这些组织按一定的次序联合起来，形成具有一定功能的结构。现代医学中，把躯干分为上下两个腔洞，即胸腔和腹腔，中间由一层称为横膈膜的厚膜把它分开。上面的胸腔中有心脏、肺、食管、气管、支气管和大动脉等器官，而下面的腹腔中有胃、肝脏、胆囊、胰脏、小肠、大肠、肾脏、膀胱、输尿管、子宫、卵巢、输卵管和脾脏等器官。若是单问人体到底有多少器官，以器官为基准点或许太受争议，因此我们利用系统来辨别。

2.1.4 系统

在大多数动物体和人体中，一些器官进一步有序地连接起来，共同完成一项或几项生理活动，就构成了系统。人体的主要系统有呼吸系统、循环系统、消化系统、神经系统、运动系统、泌尿系统、内分泌系统及生殖系统。在这些系统的共同作用下，人体才能进行日常活动。如果没有这些系统，即便是一个看来极为简单的动作都无法完成。均衡的营养和健康的生活方式，能够确保这些系统的正常运作，维持身体健康。

消化系统由消化道和消化腺构成，它的作用是负责食物的摄取和消化，使身体获得糖类、脂肪、蛋白质、维生素等营养；神经系统由脑、脊髓、脑神经、脊神经和植物性神经及各种神经节组成，它负责处理外部信息，使我们能对外界的刺激有很好地反应，包括学习等重要的活动也是由神经系统完成的；呼吸系统由鼻、咽、喉、气管、支气管和肺等器官构成，它是气体交换的场所，使人体获得新鲜的氧气；循环系统由血管、淋巴循环系统构成，它负责氧气和营养的运输，废物和二氧化碳的排泄，以及免疫活动；运动系统由骨骼、肌肉、关节构成，它负责身体的活动，使我们可以做出各种姿势；内分泌系统由各种腺体构成，它的作用是调解生理活动，使各个器官组织协调运作。

2.2 人体的奇特功能

2.2.1 令人惊奇的大脑

与大脑相比，宇宙间的其他奇迹都会相形见绌。大脑重 3 磅[①]，是个灰白色的蘑菇形凝胶组织。任何计算机都不能全部复现大脑那无穷的功能。大脑的组成部分之多，令人咋舌：大约 300 亿个神经元和比这个数字高出 4～9 倍的神经胶质细胞。

大脑可不只是人体的一个部分，大脑就是人体本身——人的个性、反应、智力。人自以为可以用耳朵听声音，用舌头品尝味道，用手触摸东西。其实，这一切都是在大脑的内部进行的，耳、舌、手指只不过在搜集情报。大脑通知人体病了、饿了，大脑控制着人的情绪、人的一切，甚至当人熟睡的时候，大脑仍在处理着会使全世界所有电话总机手忙脚乱的电信业务，多得惊人的外界信息蜂拥而来，大脑怎样才能应付这一切呢？大脑只是挑出重要的，其余的则一概不理。如果你一边听歌，一边读书，你的注意力要么集中在音乐上，要么集中在书中，不能二者兼顾。

当然，如果出现什么潜在危险，大脑便立刻随机应变。假如你在冰上打滑，

① 1 磅=0.453 592 千克

大脑就立即指挥你保持平衡，然后向你的手臂发出信号防止跌倒。如果万一滑倒在地上，大脑就会让你知道摔伤了没有。这件事还会储存在大脑的记忆中，以警告你今后在冰上行走时要小心。

除了应付这种紧急事件，大脑还要操持数以千计的“家务劳动”。例如，注意呼吸情况，由于传感器官通知大脑，人血液中的二氧化碳正在升高，需要更多的氧，大脑便加快呼吸节奏，调节胸部肌肉的收缩和放松。

大脑这样无微不至地照顾着你，反过来，大脑也有贪婪的要求。它只占人体重的2%，但它却要得到人吸入氧气的20%，人心脏泵出的血液的1/5。大脑完全依赖于这些须臾不可缺少的给养。假如给养暂时短缺，人就会晕厥。假如给养断绝几分钟，大脑就会遭受极大的损伤，造成瘫痪或死亡。大脑还需要不断地得到营养——葡萄糖，甚至在极度饥饿的情况下，只要有葡萄糖，就得首先供给大脑。

我们看看大脑的结构（图 2.4）。从草坪上揭起一块草皮，就会看到盘根错节的根须。大脑就像这种样子，只是根须要多几百万倍。大脑有 300 亿个神经细胞或者称为神经元，它们互相连接，有些连接多达 6 万次。看上去神经元就像一个系在长丝上的蜘蛛。蜘蛛就是神经元胞体，长丝是轴突，蜘蛛腿是枝状树突。蜘蛛腿从邻近的神经元收取信号，传给胞体，长丝再将信号向前传递。每传送完一个信号，长丝就要进行化学充电。

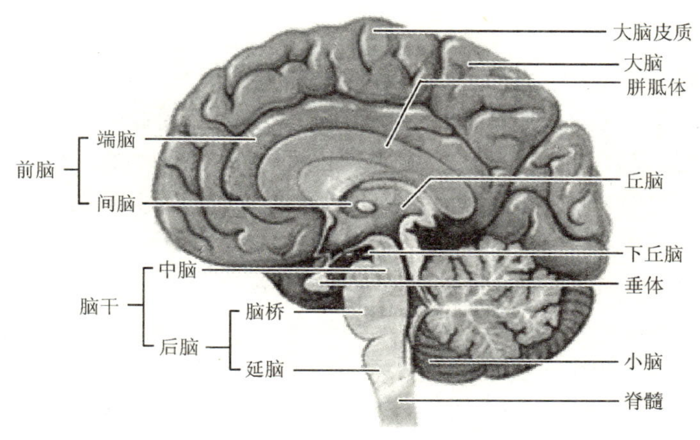

图 2.4 大脑结构图

（引自 http://www.naoliu91.com/chuitiliu/6901.html）

当我们学习、记忆时，在脑中会发生什么事？这是个相当棘手的问题，详细机制仍不明。神经元网络的变化，也就是神经元连接方式的改变与学习、记忆有关，倒是逐渐明朗。

2.2.2 五脏六腑

五脏六腑是中国人用了几千年的一个名词，就是指人体内的主要器官。现在医学最新研究表明，只有男性是五脏六腑，而女性则有六脏六腑。女性的第六个脏即为子宫。“脏”是指胸腹腔中内部组织充实的器官，有心、肝、脾、肺、肾五脏，加上心包络又称六脏。但习惯上把心包络附属于心，称五脏即概括了心包络。脏者，藏也。心藏神，肺藏魄，肝藏魂，脾藏意与智，肾藏精与志，故为五脏。“腑”是指空心的器官，有胆、胃、大肠、小肠、膀胱、三焦，受五脏浊气，名传化之府，故为六腑。

1)“最卓越的水泵”——心脏　人的一生中，心脏总是在有节律地、无休止地跳动着。当你还未出生，尚在母亲腹中躁动之时，心脏就已经为你工作了。当你步入老年，许多器官和它们的功能，如肌肉、生殖器官、眼睛、耳朵等，都明显的衰退、老化，可是心脏依然孜孜不倦地跳动着。

人们常说“用心学习”、“眉头一皱，计上心来”，甚至中医理论中有“心主神”之说。可见，古代人们曾误认为心脏是一个思维器官。其实，心脏的主要功能是泵血。

心脏是一个由心肌组织构成，并具有“阀门”式定向开关瓣膜的器官。它是驱动血液定向流动的动力装置。生命过程中，心脏不断做收缩和舒张交替的活动。收缩时，将血液压入动脉，将有关养料送到全身；舒张时，则容纳静脉血液返回心脏。心脏的结构（图 2.5）主要分成左、右两部分，左、右各有一个心房和一个心室。右心房的功能，主要是收集大静脉的血，右心室将其泵到肺部；而左心房的功能，主要是收集在肺部经过气体交换的血，然后左心室将这些含氧及含各种营养成分（如葡萄糖、维生素等）的血，泵到大动脉，再输送到全身的组织和器官。

正是由于心脏有规律地收缩、舒张，才使得血液不停地循环流动，生命的新陈代谢才得以维持。一旦心脏停搏或功能衰竭，就会导致血液滞留，各脏器就会缺血、缺氧，造成功能障碍，严重时引起昏迷，甚至死亡。

在人的一生中，尽管心脏在永不休止地跳动，实际上，它并非不知疲倦，奥秘就在于心脏非常巧妙地安排了自己的休息时间。心脏收缩、舒张一次，为一个心动周期。一个心动周期的时间约为 0.8 秒，在这 0.8 秒内，心脏收缩的时间约为 0.3 秒，而舒张的时间为 0.5 秒。这就意味着，在一个心动周期内，心脏休息（舒张）的时间，要比心脏工作（收缩）的时间长。心脏之所以能以极高的效率进行工作，原因存于它巧妙、合理地安排了工作和休息的时间，心脏的这种功能真是妙不可言。

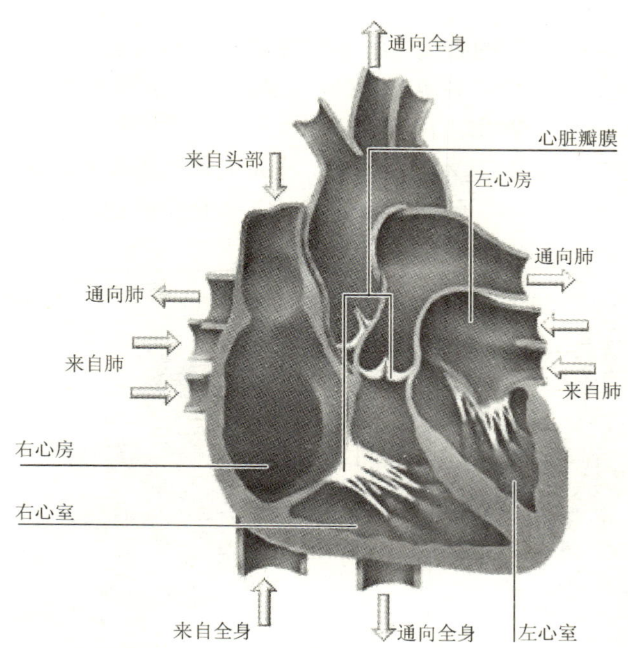

图 2.5 心脏结构图

（引自 http://www.shckw.com/html/rsrl/slzs/200808/16-101.html）

2）呼吸器官——肺　　肺（图 2.6）是松软、有弹性的呼吸器官，也是呼吸器官中最重要的脏器。它位于胸腔内，被纵隔分为左肺和右肺。肺的表面覆盖着胸膜，由叶间裂而分隔为肺叶。左肺分上、下两叶；右肺有上、中、下三叶。

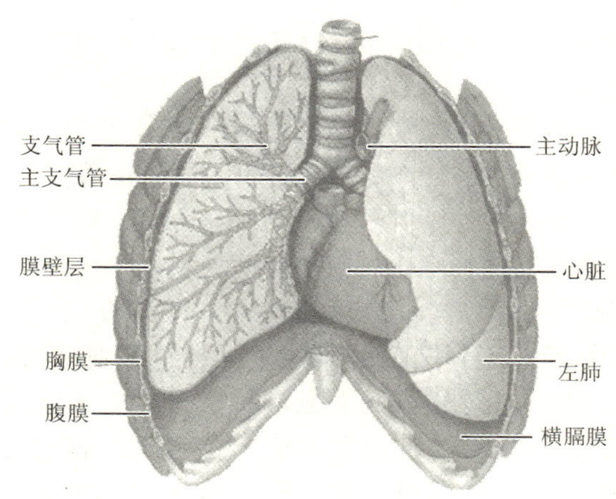

图 2.6 肺部结构图

（引自 http://baike.sogou.com/v61858623.htm;jsessionid=900282F95EE200BD51A5E568AD21AEE6.n2）

肺本身没有肌肉，肺的胀大与缩小是被动的。吸气时，肋骨上提，横膈下降，造成胸腔的扩大，空气就从外界进入肺中；呼气时，肋骨和横膈回复到原来的位置，胸腔变小，气体自肺中压出到外界。

肺泡（图 2.7）是肺的基本组成单位，也是人体与外界不断进行气体交换（吸入氧气，排出二氧化碳）的场所。全肺有 2 亿～4 亿个肺泡，总面积约 80 平方米。

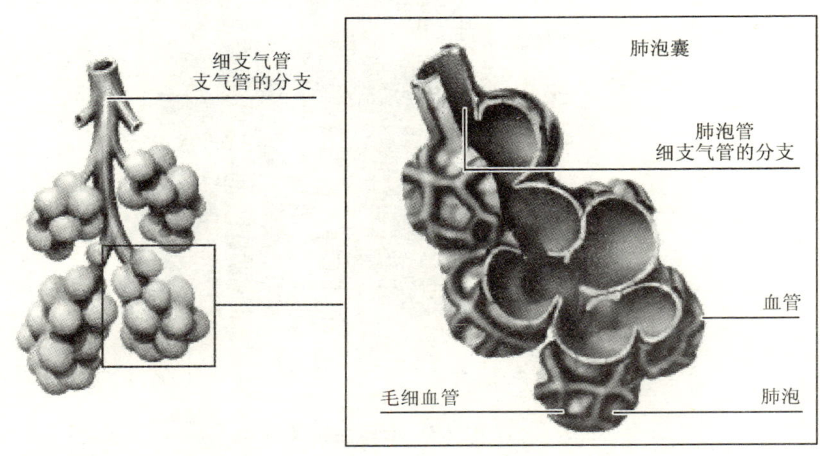

图 2.7　肺泡结构图

（引自 http://www.baike.com/ipadwiki/肺泡）

肺泡像一个个气球，结构很奇妙。它们有很薄的壁，薄到只有普通玻璃纸的 4%，使气体分子极易通过。它们常常互相串联沟通，看上去像一串串葡萄。肺泡周围还有很多毛细血管，管壁也很薄，气体分子很容易通过。这种特殊结构，具备了气体交换的基本条件。

吸气时，空气中的氧气便静悄悄地透过肺泡壁和毛细血管壁进入血液，并由红细胞运送到全身各部分；与此同时，血液里的二氧化碳，也不动声色地透过血管壁和肺泡壁，进入肺泡，并随呼气排出体外。一吸一呼，便是呼吸。

为什么呼吸能吸入氧气、呼出二氧化碳呢？实际上，这是一种物理过程。

气体都由高分压的地方向低分压的地方扩散。吸气时，肺泡里氧多，压力（氧分压）大；相反，流到肺部的血液氧已被组织细胞消耗，氧分压低。于是，氧便从分压高的肺泡向分压低的血液扩散了。二氧化碳流动的情况也是这样，不过方向正好相反。肺泡内侧面有一层液体，使它能像肥皂泡那样自己回缩。三四亿个肺泡同时回缩，就会产生极大的回缩力，好在肺泡有一种细胞，能分泌一种表面活性物质，使水的表面张力减小，因而可减小肺泡的回缩力。

3）“神奇的魔术师”——肝脏　　肝脏是人体内最大的消化腺，也是体内新陈代谢的中心站。更重要的是，肝脏是一个复杂的化学工厂，据估计，在肝脏中发生的化学反应有500种以上。实验证明，动物在完全摘除肝脏后即使给予相应的治疗，最多也只能存活50多个小时。这说明肝脏是维持生命活动的一个必不可少的重要器官。

除了维生素B和维生素C，其他维生素都储存在肝脏里。因为肝脏可储存脂溶性维生素，所以人体95%的维生素A都储存在肝内，肝脏是维生素C、维生素D、维生素E、维生素K、维生素B_1、维生素B_6、维生素B_{12}、烟酸、叶酸等多种维生素储存和代谢的场所。吃进去的食物或药物，所产生的各种有毒物质，都在肝脏中，由肝细胞将它们转变成无毒物质后，在经由尿液或胆汁排出体外。肝脏也参与细胞成分的调节。肝脏把衰老红细胞所释放出来的血红素，加工后变成胆红素，排入胆汁中，再排出体外。水、电解质平衡的调节，都有肝脏参与。安静时机体的热量主要由身体内脏器官提供，在劳动和运动时产生热的主要器官是肌肉。在各种内脏中，肝脏是体内代谢旺盛的器官，安静时，肝脏血流温度比主动脉高0.4～0.8℃，说明其产热较大。

4）人体的“排污器”——肾脏　　人体内每分钟有1/4的血液（1000～1200毫升）要流过脊柱两侧的一对蚕豆状的器官——肾脏。它是人体的“排污器”。肾脏只有10厘米长，140克重。它通过排尿，将体内代谢产物和多余的水分排出体外。每天从血液中流入肾脏的血浆总共约有150升，其中只有百分之一变成尿液排出，其余的有用物质被肾脏重新吸收，回到循环系统中去了。

肾脏怎么能够如此有效地工作呢？它依靠肾脏内100多万个微小、密集的称为肾单位（图2.8）的结构。肾单位的功能犹如极为精致的滤网，它们昼夜不断地过滤血液，回收身体需要的营养物质和水分，分泌出尿液。肾单位是肾脏结构与功能的基本单位，它由肾小球、肾小囊（二者合称肾小体）和肾小管组成。流入肾脏的血液首先进入肾小球内，这是一团密集的毛细血管网。在那里，极高的血压迫使水、盐和较小的蛋白质分子从血管中滤入肾小囊里。较大的蛋白质分子和全部血细胞则仍然留在血液中。滤液离开肾小囊之后，流入弯弯曲曲的肾小管，在那里，许多基本营养物，如葡萄糖、氨基酸、离子和无机盐等被重新吸收，回到血液中，差不多90%的水分也被重新吸收。每天流经肾脏的血液中含的钠盐约有1000克，但从尿液中排出的只有3克多，还不到1%。

从肾单位出来的剩余物进入集合管，由这些管道把它们送入肾脏中部的肾盂，进入输尿管，再由输尿管排入膀胱。肾脏除了过滤血液外，还能帮助调节人体内环境、维持水分、体液成分和渗透压等的稳定。肾脏还可分泌肾素，参与体内的血压调节，促进红细胞的生成等功能。

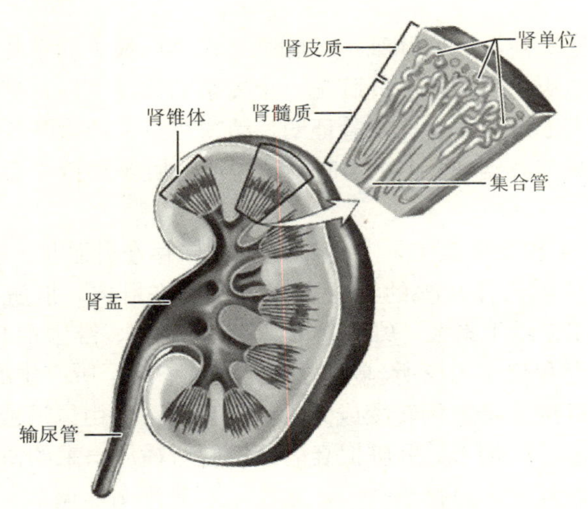

图 2.8　肾单位结构图

（引自 http://hn.qq.com/a/20131102/003486.htm）

5）胃为什么不消化自己　早在 18 世纪之前，有人就提出了一个有趣的问题："胃液既然能消化各种肉类，为什么不消化自己呢？"为了解释这个不解之谜，许多生理学家对胃的消化机制做了大量的研究。但是活的人体是不能作为直接研究对象的，因而当时还无法弄清这个问题。

人体的消化道中，有一个储存食物的膨大部分，像个囊，上接食管，下通十二指肠，是个"无底洞"，这就是胃（图 2.9）。

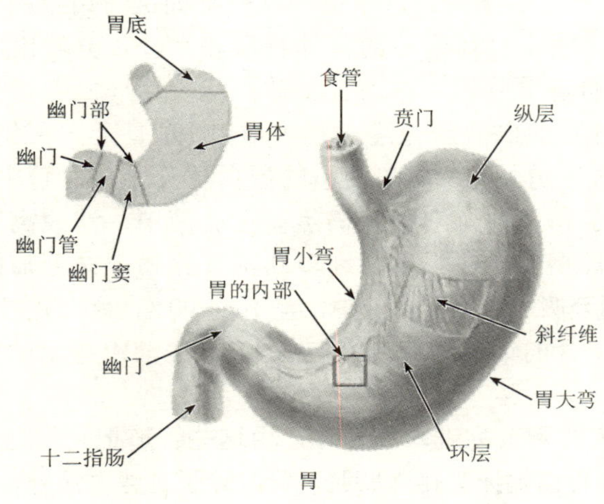

图 2.9　胃结构图

（引自 http://www.jydoc.com/view-313391.html）

胃在人的一生中，几乎要接纳数百吨食物和水，这些食物和饮料有冷热、粗精之分，酸、甜、苦、辣、咸之味，真是十分繁杂。正如中医古书《素问》所说："胃者，水谷之海"。

胃消化的内幕似乎越来越清楚，其中最重要的就是知道了胃壁细胞能分泌胃蛋白酶和盐酸。盐酸可杀死食物中的细菌，使富含纤维的食物变得柔软，同时能增强胃蛋白酶的作用。然而，盐酸是一种腐蚀性很强的酸，从胃壁中分泌出来的盐酸，浓度足以溶解金属锌，难道它不会对胃产生伤害吗？再说，胃液中除了盐酸，又有能分解蛋白质的胃蛋白酶，组成胃壁细胞的蛋白质岂不是有被消化掉的危险吗？正常人体胃黏膜具有胃黏膜屏障，由黏液层和上皮细胞组成，覆盖于胃黏膜之上的厚黏液层为第一道防线，它将胃黏膜与胃腔内的胃酸、胃蛋白酶及各种损伤因素隔离开来。胃黏膜上皮细胞还能分泌 HCO_3^-，可与渗透黏液层的 H^+ 中和，防止 H^+直接与上皮细胞接触造成损伤。正是因为胃黏膜屏障的特殊保护作用，才使人们进食各种食物，却少有溃疡形成。

在人体中，胆汁似乎有与洗涤剂相似的作用。当胆汁进入胃部之后，胃壁便不可避免地受到损害，但在正常情况下，胆汁是分泌到小肠中去的，不会倒流入胃。如果人体因为患病或其他原因，使胆汁倒流入胃，胃壁受到清洗，这样在盐酸的侵蚀下便容易产生胃溃疡。

胃有另外一个特点，那就是胃壁细胞经常更新，老细胞不断地从表面脱落，由组织内的新生细胞取而代之。人的胃每分钟约有 50 万个细胞脱落，胃黏膜层每 3 天就全部更新一次。所以，即使胃的内壁受到一定的侵害，也可以在几天或几个小时内完全修复。

6）神奇的腹部——肚子　科学家经过研究发现，人类的许多感觉和知觉，都是从人的肚子里传出来的，人的肚子里有一个非常复杂的神经网络，科学家称它为"第二大脑"。

"第二大脑"拥有大约 1000 亿个神经细胞，比骨髓里的细胞还多。科学家通过研究发现，人的肚子能够从其他方面了解人的思想。报道指出，人体的神经传递物质——血清基 95%都产生于腹部的"第二大脑"。

这套神经系统能下意识地储存身体对所有心理过程的反应，而且每当需要时，就能将这些信息调出并向大脑传输，这也许影响到一个人的理性决定。这也正应了在德国流行的一句俏皮话"在肚子里选择最佳方案和做出最佳决定"。

哥伦比亚大学的迈克•格尔松教授经研究确定，在人体胃肠道组织的褶皱中有一个"组织机构"，即神经细胞综合体。在专门的物质——神经传感器的帮助下，该综合体能独立于大脑工作并进行信号交换，它甚至能像大脑一样参加学习等智力活动。

"第二大脑"的主要机能是监控胃部活动及消化过程，观察食物特点、调节消化速度、加快或者放慢消化液分泌。十分有意思的是，像大脑一样，人体“第二大脑”也需要休息、沉浸于梦境。“第二大脑”在做梦时肠道会出现一些波动现象，如肌肉收缩。在精神紧张情况下，“第二大脑”会像大脑一样分泌出专门的荷尔蒙，其中有过量的血清素。

虽然科学家已发现了“第二大脑”在生命活动中的作用，但目前还有许多现象等待进一步研究。例如，科学家还没有弄清“第二大脑”在人的思维过程中到底发挥什么样的作用，以及低级动物体内是否也应存在“第二大脑”等问题。

2.2.3 血与血型

为什么呼吸停止或心跳停止人会死亡？我们吃的营养在消化道，吸的氧气在肺里，如何营养全身每个细胞？

血液循环完成体内的物质运输，血液循环一旦停止，机体各器官组织将因失去正常的物质转运而发生新陈代谢的障碍。同时体内一些重要器官的结构和功能将受到损害，尤其是对缺氧敏感的大脑皮质，只要大脑中血液循环停止3～4分钟，人就丧失意识，血液循环停止4～5分钟，半数以上的人发生永久性的脑损害，停止10分钟，即使不是全部智力毁掉，也会毁掉绝大部分。

体内各器官与组织细胞进行活动，需不断消耗氧与营养物质，氧来自肺泡，营养物质来自小肠黏膜的吸收。而远离肺与肠的器官又如何能得到这些物质呢？这是因为体内有完善的血液转运系统，包括大循环（体循环）与小循环（肺循环）。血液自右心室到肺动脉、肺毛细血管、肺静脉入左心房，此为肺循环。经过此循环血液获得氧。血液自左心室到主动脉、大动脉、小动脉经毛细血管与静脉系统回到右心房，此为体循环。食入的营养物质在消化道内消化后被小肠吸收，经肠系膜静脉到门静脉入肝脏，再经肝静脉到下腔静脉而进入右心房与右心室。肺循环与体循环是相互衔接的，从左心室进入动脉的血液既含有丰富的氧也含有丰富的营养物质。经分布到全身各器官与组织的毛细血管，将动脉血输送给它们，以满足其需要，使其正常的机能活动得以维持。

1）血　　血液是流动于心脏和血管内的不透明的红色液体，它的主要成分为血浆和血细胞。一个正常人的血液总量占其体重的8%～9%。如果一个人的体重为60千克，那么，他的血液总量就约有5000毫升。血液内含有各种营养成分、无机盐类、氧、代谢产物、激素、酶和抗体等，它有营养组织、调节器官活动和防御有害物质的作用。同时，如果各器官发生生理和病理的变化，往往容易引起血液成分的改变，所以，血液检验在临床诊断上有重大的意义。

如果从人体抽出的血液中加入抗凝剂，血液便不会凝固，待沉淀后，就可以看到血液分成上下两层：上层呈半透明的淡黄色黏稠状，这就是血浆，它占血量的55%～60%，内含血清和纤维蛋白原。下层是密集的血细胞，占血量的45%左右。血细胞是红细胞、白细胞、血小板的总称，它们的特点是体积小、数量多，是维持人体生命的重要组成部分，在携带氧气、抵抗病菌、止血等方面发挥着重要作用，它们各自具有一套特殊的本领。

红细胞，它是血细胞中数量最多的一种。在显微镜下观察，它像一个圆圆扁扁的小烧饼，两面都向内凹，无核。红细胞的主要成分为血红蛋白，它容易和氧结合和分离，所以有运输氧的功能。铁是血红蛋白的组成部分，是制造红细胞的不可缺少的重要原料，一旦缺铁就会使红细胞或血红蛋白的数量减少，从而产生贫血，出现头晕、乏力、记忆力下降等症状。青少年处在生长发育时期，要适当多吃些含铁量高的食物，如动物的肝脏和肾脏、瘦肉、蛋、豆类、芹菜、菠菜等，用以预防缺铁性贫血。

白细胞，它在血细胞中的体积最大，无色，呈圆球形，有核，能做变形运动。正常人每立方毫米的血液中含白细胞 4000～10 000 个，当受到病菌入侵后引起炎症时，如扁桃体炎、阑尾炎、细菌性痢疾、肺炎等，白细胞的数量就会增加，每立方毫米甚至可达 20 000 个以上，白细胞数量的增加不但反映了细菌感染的轻重，而且也反映了人体抗病能力的强弱。还有些疾病，白细胞非但不会增加，反而还会减少，如流行性感冒、伤寒、疟疾等。观察白细胞总数及它们之间分类的比例变化，可以用作诊断疾病的检查方法之一。

血小板是血细胞中的“小弟弟”，它有时在细胞中间，有时则结合成群。它的大小只有血细胞的 1/5～1/4，在显微镜下观察，形状和大小均不规则，在血液中呈圆形或纺锤形。如果我们不小心被小刀划破了手，血就会从血管里大量流出，这时血小板就会立即出动，在短暂的时间内紧急动员大批血小板，开往血管破裂处进行“抢险”，促进血液很快凝固，不再外流。

2）血型　根据红细胞表面是否存在某些可遗传的抗原物质对血液进行分类。在人类，目前已经发现并为国际输血协会承认的血型系统有 30 种，有 ABO 血型系统、Rh 血型系统、MNS 血型系统、P 血型系统等，而其中又以 ABO 血型系统和 Rh 血型系统最为重要。

ABO 血型系统是人类最早认识也是最为重要的血型系统，由红细胞膜上的不同抗原所决定，与人类输血时发生的溶血反应密切相关，具有重要的临床意义。

在血液中，红细胞有抗原（凝集原），血清中有抗体（凝集素）。凝集原一旦和与之相对应的凝集素相遇，便会发生凝集。ABO 式血型就是按照红细胞的凝集来划分的。它一般分为 A、B、O、AB 这四种。红细胞上只有 A 抗原称 A 型，只有 B 抗原为 B 型，AB 抗原均有的为 AB 型，AB 抗原均无的为 O 型。

Rh 是恒河猴（rhesus monkey）外文名称的头两个字母。兰德斯坦纳等科学家在 1940 年做动物实验时，发现恒河猴和多数人体内的红细胞上存在 Rh 血型的抗原物质，故而命名。Rh 血型鉴定一般指 Rh 系统中 D 抗原的检测，根据人体红细胞是否带有 D 抗原分为 Rh 阳性和 Rh 阴性。这样就使已发现的红细胞 A、B、O 及 AB 四种主要血型的人，又都分别一分为二地被划分为 Rh 阳性和 Rh 阴性两种。根据有关资料介绍，Rh 阳性血型在中国汉族及大多数民族人中约占 99.7%，个别少数民族约为 90%。在中国，Rh 阴性血型只占 3/1000～4/1000。Rh 阴性 A 型、B 型、O 型、AB 型的比例是 3∶3∶3∶1。

我们知道对于外伤大失血的患者和造血不良的危重患者，行之有效的疗法之一就是给予输血。而输血时就要弄清给血者和受血者的血型及其相互关系。血型不合适的血液相混合会发生细胞凝集现象，一旦出现凝集就会出现严重的输血反应，甚至危及生命。

人类血型之所以有差别，主要原因在红细胞膜上某些生化物质的差别，这种差别历来认为是不可改变的。因此，传统认为血型终身不变，而且能遗传。但近年的研究证明，血型是可以改变的。例如，纽约中心血站的研究人员利用绿咖啡豆的醇素，可将 B 型血转变成任何患者体内都能接受的万能 O 型血。这一成就将给血库和临床工作带来许多方便。

3）*有待研究的特殊血型*　人类的血液是红色的。但是，在世界各地，也有一些血液不是红色的人种，引起了科学家极大的关注。

在非洲西北部山区，有一种过着原始生活的绿色人种。他们已不到 3000 人，几乎被人们所遗忘。他们全身的皮肤不仅像树叶一样绿，而且连血液也是绿色的。美国肯塔基州一个偏远的山区，生活着一种极为稀少的人种，他们的皮肤都是蓝色的。他们总是躲避其他人，不和其他人种的人接触。据说，19 世纪 30 年代，一个法国出生的蓝色皮肤的孤儿，移居到这个山区里，后来，他和一位与他同一肤色的女人结了婚。从此以后，他们的子子孙孙们，皮肤就是蓝色的了。一些专家曾对这些人的血液进行过分析研究，结果发现，蓝皮肤人体内缺少了一种分解排除血液中“超高型蛋白”的酶。因为这种蛋白质是一种蓝棕色化学物质，它在血液内大量积存而排不出去，血液就变为蓝色的了。

然而，在日本岩平县居住的一种人种，却令科学家迷惑不解：他们的身上，流动着黑色的血液。从外表上看，这些人与普通人并没有什么两样，但当刺破他们的血管时，便发现流出来的不是鲜红的血液，而是黑色的。他们的血为什么会是黑色的？这还有待于科学家去研究、去探索。

4）*贫血病*　在一定容积的循环血液内红细胞计数、血红蛋白量及红细胞压积均低于正常标准者称为贫血。其中以血红蛋白最为重要，成年男性低于 120 克/升（12.0 克/分升），成年女性低于 110 克/升（11.0 克/分升），一般可认为是贫血。贫血是临床最常见的表现之一，然而它不是一种独立疾病，可能是一种基础的或有时是较复杂疾病的重要临床表现，一旦发现贫血，必须查明其发生原因。

贫血是怎么引起的？第一，红细胞生成减少性贫血。造血细胞、骨髓造血微环境和造血原料的异常影响红细胞生成，可形成这类贫血病。造血微环境包括骨髓基质、基质细胞和细胞因子。造血原料是指造血细胞增殖、分化、代谢所必需的物质，如蛋白质、脂类、维生素（叶酸、维生素 B_{12} 等）、微量元素（铁、铜、锌等）等。任何一种造血原料不足或利用障碍都可能导致红细胞生成减少。缺铁和铁利用障碍性贫血是临床上最常见的贫血。第二，溶血性贫血，即红细胞破坏过多性贫血。第三，失血性贫血，根据失血速度分为急性和慢性。

贫血者最好不要喝茶，多喝茶只会使贫血症状加重。因为食物中的铁，是以3 价胶状氢氧化铁形式进入消化道的，经胃液的作用，高价铁转变为低价铁，才能被吸收，可是茶中含有鞣酸，饮后易形成不溶性鞣酸铁，从而阻碍了铁的吸收。其次，牛奶及一些中和胃酸的药物会阻碍铁质的吸收，所以尽量不要和含铁的食物一起食用。

5）血友病　血友病是一组先天性凝血因子缺乏以致出血性疾病。出血是本病的主要临床表现，患者终身有自发的、轻微损伤、手术后长时间的出血倾向，重型可在出生后既发病，轻者发病稍晚。

血友病分为 A、B 两型。血友病 A 是凝血因子Ⅷ缺乏所导致的出血性疾病，约占先天性出血性疾病的 85%。根据世界卫生组织（WHO）和世界血友病联盟（WHF）1990 年联合会议的报告，血友病 A 的发病率为（15～20）/10 万人，欧美各国统计为（5～10）/10 万人，中国血友病 A 发病率为（3～4）/10 万人。血友病 B，称因子Ⅸ缺乏症或 Christmas 病，发病率占血友病的 15%～20%。

预防出血比替代治疗更重要，包括：①加强宣教，避免剧烈活动，鼓励适当体力活动；②避免使用抗血小板药物；③避免肌内注射；④如需手术应在术前补充所缺乏的凝血因子；⑤有条件者应定期预防性补充相应凝血因子等；⑥血友病是许多有创操作的禁忌证，如拔牙、骨穿、外科手术等，在未给予凝血因子输注干预前，避免盲目进行操作。

6）白血病　白血病是一类造血干细胞的恶性克隆性疾病。其克隆中的白血病细胞增殖失控，分化障碍，凋亡受阻，而停止在细胞发育的不同阶段。在骨髓和其他造血组织中白血病细胞大量增生累积，并浸润其他组织和器官，而正常造血受抑制。根据调查，我国各地区白血病的发病率在各种肿瘤中占第六位。

人类白血病的确切病因至今未明。许多因素被认为和白血病的发病有关。病毒可能是主要的因素。此外，尚有遗传、放射、化学毒物或药物等因素。某些染色体的异常与白血病的发生有直接关系。

如何预防白血病？

①避免接触过多的X射线及其他有害的放射线，对从事放射工作的人员需做好个人防护，孕妇及婴幼儿尤其应注意避免接触放射线。②防治各种感染，特别是病毒感染，如C型RNA病毒。③慎重使用某些药物，如氯霉素、保泰松、某些抗病毒药物、某些抗肿瘤药物及免疫抑制剂等，应避免长期使用或滥用。④避免接触某些致癌物质，做好职业防护及监测工作，如在生产酚、氯苯、硝基苯、香料、药品、农药、合成纤维、合成橡胶、塑料、染料等的过程中，注意避免接触有害、有毒物质。⑤对白血病高危人群应做好定期普查工作，特别注意白血病警号及早期症状。⑥多吃天然食物及经过卫生检验的正规生产食品，如新鲜蔬菜、五谷杂粮等。

2.2.4 感觉

1）视觉　人有五种感觉：视觉、听觉、触觉、嗅觉和味觉，这些都是大脑感知周围世界的工具。其中视觉是人类和其他动物最重要的一种感觉。眼球收集外界的光线并且运送信号到大脑，然后大脑经过工作并且分辨看到了什么。有时大脑也会得到错误信息，比如看到一些可能并不存在的事物。

眼球是让你能够看到事物的感觉器官。它们收集光线并转化为信号，再传送到大脑。每一个眼球都包含晶状体，它能够将图像聚焦到眼球的后部。每个眼球的后部都有一块光敏感细胞集中的地方，称为视网膜。它是由超过10亿个视杆细胞构成，能够感知白光线；由大约600万个视锥细胞构成，能够感知红光、蓝光和绿光，这样就能看到彩色。每一个细胞将光线转化为电信号，后者沿着视神经传输到大脑。

因为眼睛距离大脑非常近，信号不需要经过脊髓就可以传到大脑。同样，视神经让光线从两侧眼球的后部进入大脑。每一个视神经都包含上百万个神经元，都与光敏感性视杆细胞和视锥细胞相连。视神经运送信号到达视觉皮层，即大脑处理影像的结构。

一旦大脑从视神经接收到光学信号，它就开始去解析这些信号。首先，它将影像按照正确的方式破译，这样就可以产生视觉。然后，由大脑决定看到的是什么。它将物体的形状和动作搭配起来存入记忆，使人能够理解周围发生了什么事情。

有的时候，大脑专横地掌管一切，并只让你看到它想让你看到的东西。让我们做一个实验，你是否看到第二个“THE”（图2.10），大多数人在第一次都不会看到这个单词，因为大脑认为它是无用的并且忽略它。

视网膜中有不同类别的视锥细胞用来感知不同的颜色。多数人眼能够看到并辩别五颜六色。患有色盲的人几乎没有视锥细胞，这经常会导致眼睛很难分辨红色和绿色的差别，尤其是在阳光下。科学家已经发现绝大多数色盲都是男性。

PARIS
IN THE
THE SPRING
专横的大脑让你无视“THE”
的存在，试试看！

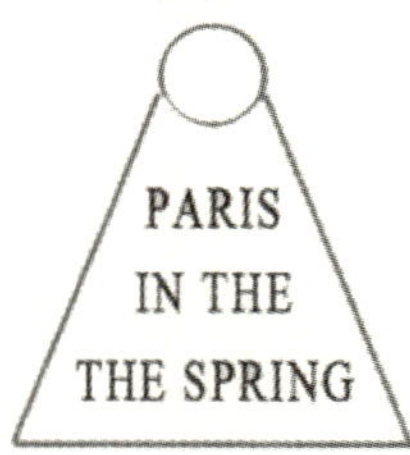

图 2.10 被无视的“THE”

2）听觉　　在日常生活中，听到的东西要远远多于看到的东西。耳朵在外表可以看到，与头部相连的部分称为耳郭或者外耳（图 2.11）。它是人类产生听觉的起始部位。它们与其他结构一起将声音转化成信号并且传入大脑，使人能够分辨声音。

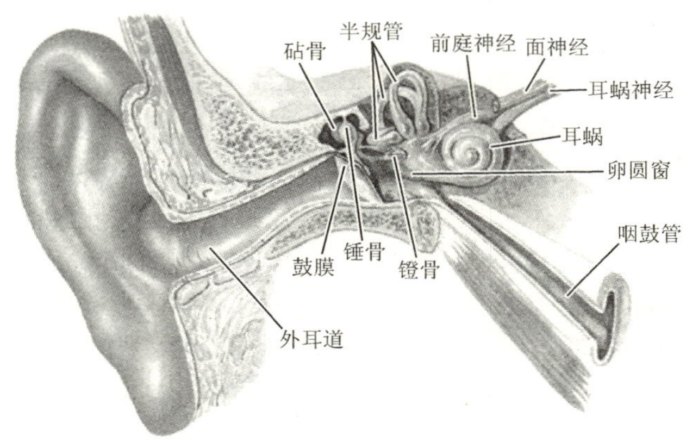

图 2.11 耳部结构图

（引自 http://epaper.voc.com.cn/hnrb/html/2013-12/03/content_756414.htm）

你所听到的每一个声音都由声波组成。声波是依靠空气中的微粒往复振动产生的。这些微粒之间相互碰撞，使声波通过空气扩散并传入耳中。音量大的声音往往在空气中有更多的振动。高音产生快速的振动，而低音产生慢速的振动。人体耳蜗内对于不同程度的振动，对应有不同敏感类型的毛细胞。

耳朵制造耵聍是用来保护耳朵不受水和脏东西的侵袭，但是太多的耵聍在耳内存积可能阻塞耳道，最终也会导致听力下降。医生可能会用注射器将水注入耳中，以迫使耵聍被冲出。

与听的功能一样，耳朵还能够帮助你保持平衡。紧挨着耳蜗是一套管道，称为半规管。当你转圈或者旋转身体时，这些管道内的液体就能旋转交流并使微细的听毛弯曲。与听毛一样，平衡毛附着在神经元上，让声音传入到大脑。它们可以告诉身体采取哪种站立角度就不会歪斜，从而使你帮助自己保持平衡。

3）味觉与嗅觉　　味觉和嗅觉都是非常重要的感觉。通过品尝可能变坏的食物或者嗅到房屋着火时的烟味，你能够感知危险的降临。嗅觉和味觉还与你的情感密切相关，并且用于帮助恢复记忆。

嗅觉是由鼻子上部的嗅觉敏感细胞产生。人大约有 1000 万个嗅细胞，但却由超过两亿个微小的悬挂线状纤毛构成。共有大约 20 多种纤毛存在，每一种都可以感知不同类型的味道。当一种味道飘入你的鼻子，它就会启动一种特殊类型的纤毛。它们经由神经元将信号传入大脑，然后经过大脑分析信息，你就能够精确地知道这是哪种味道。

为了将不同的味道分开，纤毛与嗅入的气味分子接触。一种气味其实只是一些物体散发出的微小分子，它们从物体上漂浮出来，并且向上进入鼻腔。不管是臭奶酪，还是昂贵的香水，味道都是如此产生的。当你想闻得更好时，就会用力拄鼻子，这样做，只不过是为了多吸一些气体分子进入鼻腔内而已。

舌头用味蕾产生味觉。这些味蕾存在于味觉乳头中。在镜子前伸出舌头就能够看到这些乳头。每个味觉乳头包含丰富的神经末梢，能对不同的味觉非常敏感。当吃东西的时候，食物碎片进入味觉乳头的小沟并与味蕾相接触。一旦味蕾感知到某种味觉，它们就会发送信号到大脑。

有些人能将各种感觉混合起来表达。这种奇怪的表现称为联合感觉。例如，当一个具有联合感觉的人喝一杯泡沫橘子汁的时候，他可能会看到闪闪的灯光。当他听到一个声音时，如响铃，他可能会感觉是碰到了东西或看到了彩色物体。

多数科学家认为舌头可以感知四种主要味觉，即甜、咸、酸、苦，也有人认为是五种味觉“无味”或“平味”。但是你可能品尝出比五种更多的味道，因为人体的鼻子和舌头可能是成组工作的。当你吃东西的时候，食物的气味分子飘进鼻子，给你更多的线索让大脑了解你在吃什么。为了证实这一点，你可以尝试吃东西的时候堵住鼻子。这样，你品尝的东西与平常的味道还相同吗？

一个正常人能够感知数千种不同的味觉和嗅觉。但是，人们是如何辨别它们谁是谁的呢？这个问题的答案就是：大脑是一个巨大的存储不同味觉和嗅觉的“图书馆”。每当一种感觉进入人体时，大脑会将它与记忆中的味道相比较，以找出它是橙汁还是可乐，香水还是臭袜子。

4）触觉　　触觉通常是人体感觉的最后一个环节，但它可能却是最重要的。人也许可以没有视觉或听觉，并且因为一场感冒而失去嗅觉和味觉。但如果不能感知压力或疼痛，那就真有大麻烦了。

在皮肤中有几种不同类型的皮肤感受器，它们可以感受各种不同的感觉，如热、寒冷、压力或疼痛。每种受体都通过神经元与大脑相连。当受体被触发，一个信号就沿着神经元传导信号，并上传到脊髓再到大脑。大脑会告诉身体的信号是来自于何方，这样也会产生相应的感觉。

有些人体的部位感觉会比另一部分更敏感。例如，手比膝盖拥有更多的受体，因此，可以感知更精确的接触。如果想验证这些，你可以让一位朋友闭上眼睛并且用手分别压他的手、脸或腿，然后让他猜是几个手指头。

有些失去手臂或腿的人仍然可以保持对已丧失肢体的感觉。这是因为虽然肢体本身已经与身体分离，但是大脑仍然认为它在工作，因此还会使肢体部位感觉到痒或疼。

疼痛的点是什么？如果我们没有疼痛，是否能生活得更好一些呢？实际上，疼痛对人体来说是非常有用的。通过疼痛可以警告体内有些部位出了问题。例如，断腿的疼痛告诉我们应该立即送往医院，而一种锐痛则提示有一个针头或者有一个碎片可能正在刺伤我们，并且提示我们将它取出。

在骨关节周围有一些特异性受体告诉大脑我们目前在哪里，身体处于什么位置，这种判断位置的感觉称为本体感觉。要体会这种感觉，可以闭上眼睛并用手摸自己的鼻子。能够做到这些，是由于本体感觉的受体告诉大脑身体的各部位处在什么位置。

有时候我们可以伤害自己但是又让自己不去感受它，这是因为大脑在伤害产生的几秒钟内能够释放化学物质。释放的这些紧急止痛物质是非常有用的，能够让我们有充足的时间逃离危险。

2.2.5　人体最大的器官：皮肤

皮肤是人体最大的器官，覆盖于人体表面，成人皮肤的总面积约 1.6 平方米。皮肤由表皮和真皮两部分组成，并以皮下组织和肌肉相连。

正常的皮肤可以吸收一些物质，如油脂类和挥发性液体，对酒精吸收较快。药物外敷，可以经皮肤吸收以达到治疗的目的，但应注意药物的浓度和擦涂的面积，以防吸收过多而引发中毒。有机磷等农药也能通过皮肤吸收，故在使用时，应特别注意预防有机磷等农药中毒。

皮肤具有保护体内器官、防御病原体侵入、防止体内水分蒸发、调节体温、排泄废物和感受外界刺激的功能。当皮肤破损时，病原体容易侵入体内引起发炎，故保持皮肤健康完整是保护身体健康的重要措施。

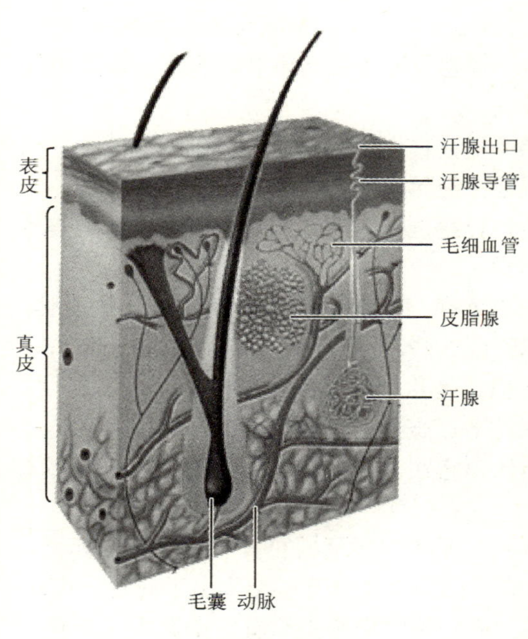

图 2.12 汗腺

（引自 http://www.hangzhou.com.cn/20090629/ca1741381.htm）

汗腺（图 2.12）是皮肤的附属器，分为大汗腺和小汗腺两种。汗腺具有分泌汗液、排泄废物、调节体温的作用。汗液中的乳酸有抑制细菌生长的作用。

2.2.6 人体有多少块骨骼

人体共有 206 块骨头。其中，有颅骨 29 块、躯干骨 51 块、四肢骨 126 块。由于骨在人体各部位的位置不同，功能各异，因此，它们的形状也多种多样，分别被称为长骨、短骨、扁骨和不规则骨。

长骨呈长筒状，中部较长的一段称骨干，长骨两端比较膨大，叫骨骺。骨干内的空腔称为骨髓腔，里边有骨髓。骨髓有造血功能。长骨多分布在四肢，如尺骨、桡骨、股骨等。短骨多数呈立方体，如跗骨、腕骨。扁骨大多又宽又扁，呈板状，如颅顶骨、肩胛骨。不规则骨的形状不规则，如脊椎骨。

骨与骨之间，主要借助关节连接。人体较大的关节有肩关节、肘关节、桡关节、腕关节、膝关节等。关节一般由关节面、关节腔和关节囊组成。

骨骼可以支持身体，作为肌肉附着的支架。

一般人认为骨头是死的物质，其实不然，骨骼是会生长的，其中的骨髓还可以造血。人体的骨骼系统可分为两部分：中轴骨骼与附肢骨骼。中轴骨骼包括头骨、脊椎骨、胸骨、肋骨；附肢骨骼包括肩带、腰带、上肢骨、下肢骨。

骨质密度自 30 多岁便会开始下降，每年约为 3/1000，这是钙质逐渐丧失所致。妇女在停经之后，骨质丧失的速度加快，每年可高达 2%～3%。据估计，到了 70 岁时其骨质密度可能只有 30 岁时的一半了。

关于人体的有趣数据

- 人体平均包含 50 万亿～100 万亿个细胞。
- 人体内大约有 200 种不同种类的细胞。
- 每天有大约 2 万亿的细胞死亡并且又有新的细胞替代。

- 在人体骨骼内的骨髓每秒制造1.2万亿的新生红细胞。
- 大脑细胞死亡后通常不会被替换，每天有1万多个脑细胞死亡。
- 一个典型人体细胞大小约10微米，即0.01毫米。
- 人体细胞有46条染色体，多数位于细胞核内。
- 整个人体基因组（人类基因组）包含约3万个基因。
- 正常成年人体内有约45升水，占总体重的70%。
- 每个成年人有206块骨头。新生儿则有270多块骨头。但是，一些骨头会在成长过程中融合在一起。
- 人体内最小的骨骼是耳内的镫骨，直径小于4毫米。
- 人体最大最重的骨骼称为股骨（大腿骨）。有些男性可以长达60厘米。
- 成人口腔内有32颗牙齿，儿童正常发育，首次换牙应该有20颗小牙，称为乳牙。
- 人体内包含639块肌肉（肌肉主要附着在骨上）。
- 一个正常人体拥有大约500万个毛囊，每一个毛囊都可以长出一根毛发。
- 头发生长的速度大约每个月10毫米。
- 指甲生长的速度为每个月2毫米。
- 人体大脑只占总体重的2%，但是却需要消耗全部能量的20%。
- 正常人能够辨别大约4000种不同气味及超过10 000种不同颜色。
- 如果将一个人的所有血管全都伸展开，将达到95 000公里长，这个长度足够绕地球2圈。
- 人体心脏平均每分钟跳动75次，每小时跳动45 000次，每天跳动108 000次，这样在一生心脏将跳动达30亿次。

☆**思考题**☆

1. 简述人体ABO血型系统的分类和输血方式。
2. 如何预防和治疗贫血？
3. 如何诊断色盲？

参考文献

林甘棠，李殷映. 1982. 生理学. 广西：广西人民出版社

潘伟丰. 2000. 人体生理学. 北京：北京医科大学出版社

钱信忠，顾学箕，陆培廉，等. 1992. 中国医学百科全书. 上海：上海科学技术出版社

陶德悦. 1998. 人体概述. 体育学刊，（4）：123-124

王慧琴. 1999. 人体形态学. 北京：人民卫生出版社
王为民. 2007. 人体血液知识概述. 中国科教创新导刊，（458）：79-80
严振国，张黎声. 2007. 正常人体解剖学. 北京：中国中医药出版社
杨桂痛. 2004. 探索人体奥秘的古老故事. 力量与实践，26（2）：80-83
杨叔之. 2004. 探索未知世界. 哈尔滨：哈尔滨工业大学出版社
雨中雷. 2003. 人类身体之谜. 天津：百花文艺出版社
赵尉杰. 1991. 人体探索. 北京：科学普及出版社
赵仲龙. 2000. 你了解自己吗. 北京：科学普及出版社

第3章

健康生活，别太“任性”

——关注你的生活方式

青年歌手姚贝娜 2011 年被确诊为乳腺癌，接受了乳房切除手术及整形再造手术，经过化疗，身体恢复健康，但 2014 年 12 月癌症复发，癌细胞转移入大脑和肺部，于 2015 年 1 月 16 月下午抢救无效病逝于北京大学深圳医院，年仅 33 岁。在抗癌的三年多的时间里，姚贝娜曾一天赶三个活动，生活不规律，带病工作、熬夜等，为病情复发埋下了隐患。

关于淘宝店主因为长期劳累而导致过劳死的事情时有报道。一名年仅 24 岁的杭州淘宝店主因为连续熬夜，在睡梦中去世。一名 29 岁的淘宝店主在进货回来的途中感觉身体不适，路人发现后，叫来救护车将他送到医院，但是这名年轻人再也没有睁开眼睛，诊断结果是过度劳累引起的死亡。江阴一名 27 岁的淘宝店主因为高强度工作导致脑出血死亡。这些淘宝店主不断的进货、交易使得他们饮食、作息没有规律，最终导致英年早逝……这些事例说明不良的生活方式直接损害人体的健康，甚至威胁人的生命。

大家都知道“身体是革命的本钱”，这说明健康的身体是人们做一切事情的基础。那什么是健康呢？世界卫生组织指出健康不仅是身体没有疾病，而且是身体、心理和社会适应能力三方面都处于良好的状态。

世界卫生组织提出的人体健康标准包括以下 10 点：①精力充沛，能从容不迫地应对日常生活和工作；②乐观开朗、态度积极，乐于承担任务而不挑剔；③善于休息，睡眠良好；④应变能力强，能适应各种环境和各种变化；⑤对一般的感冒和传染病有一定的抵抗力；⑥体重适当，体型匀称，头、臂、臀比例协调；⑦眼睛明亮，反应敏锐，眼睑不发炎；⑧牙齿清洁，无缺损，无疼痛，齿龈颜色正常，无出血；⑨头发有光泽，无头屑；⑩肌肉、皮肤富有弹性，走路轻松。

人的身体可分为健康、亚健康、疾病三种状态。根据专家介绍，我国符合健康标准的人群不超过 15%，70%的人群处于亚健康状态，还有 15%的人群患有各种疾病。

那么为什么这么多人处于亚健康或患病状态呢？其实很大一部分是由不良的生活方式造成的，生活方式与健康息息相关。

接下来介绍人们在生活中主要的不良生活方式及如何养成良好的生活方式。

3.1 饮食与健康

大家都知道“病从口入”，很大一部分病是吃出来的，近年来由于营养过剩而引起的肥胖、高血脂、高血压等疾病的发病率越来越高，这说明不是吃的越好就越健康。小学的时候老师就教学生吃饭要细嚼慢咽，吃饭时要专心，不能看电视等。虽然这些道理听起来很简单，但是真正能做到的有多少人呢？

3.1.1 不良的饮食习惯是健康杀手

饮食不规律 饮食不规律在上班族中是很普遍的现象，然而不规律的饮食会打乱消化系统的生物钟。如果长期如此，肠胃功能紊乱、肠胃炎、胃溃疡等消化系统疾病都会找上门来。

暴饮暴食 在过年过节、同学朋友聚会时，餐桌上的饭菜丰盛可口，人们都会不由自主地狂吃狂喝。这种暴饮暴食的行为会大大加重肠胃负担，可引起胃肠不适、腹泻等不良反应。严重的会引起功能紊乱、急性肠胃炎等。大鱼大肉会加重肝胆负担，损害肝功能，诱发胆囊炎，而且导致胰腺分泌增加，可诱发急性胰腺炎。同时发生心脏病和脑梗死的概率大大增加。

经常吃夜宵 吃夜宵已经成为一些人不可缺少的一项夜间活动。夜间本来是胃黏膜的再生和修复的时间，如果经常在夜间进食，会使胃黏膜的再生和修复不能顺利进行，而且食物长时间在胃中停留，使胃液大量分泌，对胃黏膜造成长时间的刺激，久而久之，很容易导致胃黏膜糜烂、溃疡等。如果食物中含有致癌物质，如油炸、烧烤等食品，这些物质长时间在胃中很容易诱发胃癌。夜宵也很容易导致失眠。

晚饭过饱 很多上班族白天忙于工作，吃饭随便应付，晚饭吃得很丰富，不知不觉就吃的过饱。晚饭吃得过饱会带来以下的健康隐患：①由于晚上活动较少，消耗能量较少，多余的能量会转化成脂肪，导致肥胖；②引发高血压和冠心病；③长期晚饭过饱，会引发糖尿病；④加大了肠癌的发病率。

晚饭过晚 晚饭吃的过晚也是一个比较常见的现象，容易导致尿路结石等

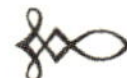

疾病。

吃饭过快 吃饭过快也是一种普遍现象，很多人由于工作繁忙，吃饭狼吞虎咽，减少了食物在口中的咀嚼时间，食物咀嚼不充分，这大大加重了胃的负担。而且由于食物咀嚼不充分，导致食物消化吸收不全，造成各种营养元素的流失。

饮食过烫 有些人喜欢吃烫的食物，尤其是在吃火锅的时候，不知不觉中便会把很烫的食物吃进去。然而烫食易烫伤口腔黏膜、食管黏膜和胃黏膜，是食管癌、胃癌的诱因之一。

偏食 偏食是饮食中的大忌，然而很多人却有偏食的习惯，尤其是有些女性，为了保持苗条的身材，刻意避开一些人体必需的食物；也有些人只喜欢吃肉而不喜欢吃蔬菜。偏食会导致营养失衡、食欲不振和消化功能紊乱；喜欢吃肉不喜欢吃素的人更易得动脉粥样硬化、冠心病等疾病；偏食还可能导致胎儿畸形、发育不良等。

饮食酸性化 常吃酸性食物易成为酸性体质。有些人喜欢吃肉类、糖类等酸性食物，却很少吃水果、蔬菜等，易导致酸性体质。与碱性体质者相比，酸性体质者会感到身体疲乏、记忆力减退、注意力不集中等不适症状。

不吃早饭 不吃早饭是上班族和大学生普遍存在的现象，很多人喜欢睡懒觉而来不及吃早饭就去上班或上课。不吃早饭会导致以下五大危害：①易感到疲劳、注意力不集中、反应迟钝；②易患慢性病；③胃酸分泌过多，容易诱发胃溃疡、胃炎等疾病；④易导致肥胖；⑤易患胆结石。

喜欢吃烧烤 烧烤是很多人喜欢的一种食物，有些人甚至把烧烤当主食。肉类食物在烧烤过程中会产生致癌物质，附在烤肉表面，经常吃烧烤患癌症的概率比一般人高很多。

食盐过多 食盐摄入过多会直接损害胃黏膜，易引发胃炎和胃溃疡，是胃癌、食管癌、膀胱癌的诱因之一。

零食当主食 吃零食过多也对健康不利。零食中含有一定的营养价值，但过多吃零食会影响食欲，妨碍消化系统功能。

喜欢吃冷冻食品 很多人喜欢吃冰棍、雪糕等冷食，冷食会对胃黏膜造成强烈刺激，易引起食欲不振、消化不良等疾病，长期吃冷食易引起肠胃功能紊乱、肠胃炎等。

方便面当主食 方便面不仅是上班族喜欢的食品，也是宅男宅女和很多大学生的首选食品。然而方便面的营养价值极低，并且大多数方便面都用油炸过，多吃会加速器官老化，易导致脑出血、心脏病、肾脏病等疾病；方便面含盐量明显偏高，经常吃易使盐摄入过量而诱发高血压；方便面中过量的磷酸盐易引起骨折、牙齿脱落等。

饮食不卫生 饮食不卫生也会导致很多疾病，尤其是路边摊和没有营业执照的小饭店，存在很大的饮食卫生问题。如果经常在这些地方吃饭，容易引起消化系统疾病。

饭后吃水果 很多人认为饭后吃水果可以帮助消化，是一种健康的生活方式。其实饭后吃水果反而会影响消化。同时绝大多数水果含有较多的糖分，进食水果后，糖分会在口腔内停留很长时间，容易滋生细菌。

喜欢吃垃圾食品 以下是世界卫生组织公布的垃圾食品和垃圾食品带来的健康问题。①油炸类食品含致癌物质，会导致心血管疾病；②腌制类食品盐含量很高，会导致高血压，并加重肾脏负担，损害胃黏膜；③加工类食品（肉干、肉松、香肠等）含致癌物质亚硝酸盐和大量防腐剂；④饼干类食品（不含低温烘烤和全麦饼干）营养成分低，产生热量多，食用香精和色素含量过多，加重肝脏负担；⑤汽水可乐类食品含磷酸、碳酸，会与体内钙质反应，导致钙流失，并且含糖量过高；⑥罐头类食品营养成分基本被破坏，蛋白质变性；⑦话梅蜜饯类食品含致癌物质亚硝酸盐，盐分含量过高，并含防腐剂、香精。

矿泉水、纯净水代替白开水 矿泉水和纯净水也不能长期饮用，矿泉水中有多种矿物质和游离二氧化碳对肾脏和膀胱有一定的伤害。纯净水则缺少人体必需的矿物质，也不利于人体的健康。

饮料代替水 有些人养成了用饮料代替水的习惯，尤其在夏天。饮料中含有较多的糖分，有的添加了色素、香精等，长期饮用会引起肥胖，加速肠道老化。

3.1.2 养成良好的饮食习惯

养成良好的饮食习惯，应做到以下几点。①饮食要规律，早上6：30～8：30进食早餐，中午11：30～13：30进食午餐，18：00～20：00进食晚餐；早、中、晚三餐用量比例为30%、40%、30%最为适宜。遵循早饭吃好、午饭吃饱、晚饭吃少，每次吃饭最好是七分饱。要天天吃早餐并且保证营养充足，尽量避免吃夜宵。②要规律饮食，每天定时进食，吃饭时细嚼慢咽，一般每次进餐的时间在20分钟左右较为适合。③尽量避免进食过烫，食物的温度最好不要超过50℃。吃火锅的时候特别要注意不能急，等食物凉下来再吃。④严格限制盐的摄入，每天摄入的食盐不超过6克。⑤任何时候都要控制自己的饮食，在节假日、聚餐的时候，应少动筷，多交流。⑥适当吃零食，最好在吃饭前不要吃零食。⑦尽量少吃方便面、烧烤等不利于健康的食物。⑧饮食时要保持愉悦的情绪。⑨尽量不要吃发霉的食物，发霉的粮食被真菌毒素污染。⑩尽量不要吃隔夜菜。⑪水果宜在饭前1小时或饭后2小时吃。⑫饭后不宜喝茶。⑬饭后不宜立即运动或睡觉。⑭不要用茶醋解酒，最好用白开水。⑮西餐最好不要经常吃。⑯回锅菜中的致癌物质增加，最好少吃，最好吃新鲜菜。

3.1.3　合理膳食

1. 平衡膳食宝塔

一般膳食应遵循中国营养学会制定的《中国居民平衡膳食宝塔》，平衡膳食宝塔由四层组成，底层是谷类食物（如大米、面粉、小麦、高粱等），每天应吃最多，每人每天应该吃 250～400 克；第二层是蔬菜和水果，每天应适量多吃，每天应吃 300～500 克和 200～400 克；第三层是肉类、蛋、鱼及其他水产品等，每天应适量吃，每天应该吃 125～225 克（鱼虾类 50～100 克，畜、禽肉 50～75 克，蛋类 25～50 克）；第四层是奶类和豆类食品，每天应吃奶类及奶制品 300 克和豆类及豆制品 30～50 克，第五层是油脂类和食盐，每天应少吃，每天烹调油不超过 25～30 克，食盐不超过 6 克（图 3.1）。

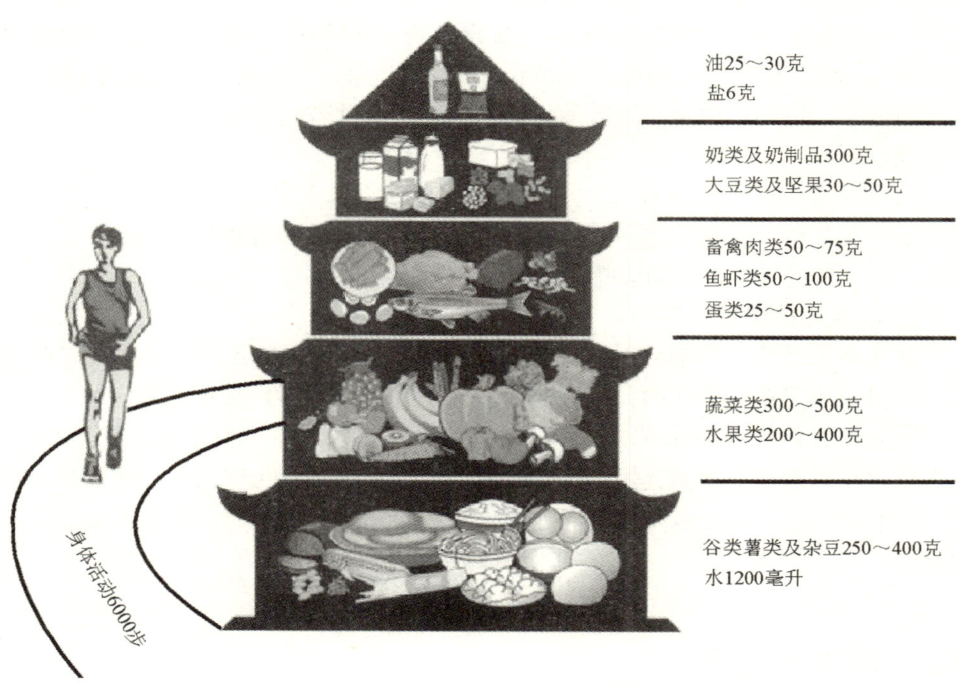

图 3.1　中国居民平衡膳食宝塔

（引自 http://sv7.wljy.sdu.edu.cn）

2. 膳食指南

①食物多样性，谷类为主，粗细搭配。粗细搭配包含两层意思，一是要适当

多吃一些传统粗粮，即相对于大米、白面这些细粮以外的谷类及杂豆，包括小米、玉米、高粱、燕麦、荞麦、绿豆、红小豆等，最好每天吃 50 克以上；二是指目前谷类消费的主体是加工精度高的精米白面，此外适当增加一些加工精度低的米面。②多吃蔬菜、水果和薯类。③每天吃奶类、豆类及其制品。④经常吃适量鱼、禽、蛋、瘦肉，减少烹调油。⑤食不过量，天天运动。⑥饮食清淡、少盐。⑦不经常在外就餐，尽可能与家人共进餐。

3.1.4 饮水习惯与健康

1. 饮水原则

水是膳食的重要组成部分，一杯白开水可以预防许多疾病，所以要养成良好的饮水习惯。饮水应遵循以下几点：①饮水以白开水为宜，每天应摄入足够的水，健康成年人每天需饮水 2500 毫升左右，中小学生每天饮水 1500～2000 毫升为宜；②应主动喝水，不要等到口渴时才喝水；③少量多次，不要急饮；④晨起喝一杯开水，清晨饮水可以让肠胃苏醒过来，排毒润肠，稀释血液，促进循环；⑤饭前半小时到一小时或饭后半小时喝水；⑥不要边吃饭边喝水；⑦运动前需补充 500 毫升左右的水，运动后休息一段时间再喝水；⑧饮水过多也会影响人体健康，不可过多饮水。

喝不得的几种水：①生水；②不开的水，应当将水煮沸 3 分钟再饮用；③千滚水和反复加热的水，这种水中亚硝酸盐含量较高；④长时间储存不动的水；⑤蒸锅水；⑥久置的开水，亚硝酸盐含量较高；⑦很冰的水。

2. 饮水与健康的关系

缺水对人健康的影响：①增加患脑血栓、心血管疾病的风险；②增加患尿结石、尿路感染等疾病的风险；③引起皮肤干燥，皱纹增多，加速人体老化。

饮水对人健康的好处：①饮水是天然的感冒疫苗，多饮白开水可以延年益寿；②多饮水可以使皮肤水嫩光滑；③饮水有助于保护眼睛；④饮水可以解油腻、减肥；⑤润滑关节；⑥可以防治结石、消化系统疾病等多种疾病；⑦水是最好的防癌液。

3.2 运动与健康

大家都知道“生命在于运动”这句话，但真正付诸实践的人却很少，宅男宅女成了年轻人的主流，很多人在业余时间都沉溺于网络，运动量少得可怜，一般运动量少的人体质较差。

关于大学生跑步猝死的报道有很多，上海某高校一名大三男生在操场上跑完

1000 米后突然晕倒，经抢救无效死亡；厦门某高校一名女生跑步时不幸猝死。大学生跑步猝死很大一部分原因是平时缺乏运动，很多人沉溺于网络，整天处于静的状态。

体育锻炼是增强体质的最有效的途径。尤其在现代生活、工作压力很大的环境下，并且在一些现代文明病如高血压、肥胖、心血管疾病等严重威胁着人们健康情况下，体育运动就更加重要。

3.2.1 体育锻炼与健康

体育锻炼与健康：①体育锻炼可以加强新陈代谢，延缓细胞衰老，提高免疫力；②体育锻炼可以改善人的睡眠质量，缓减压力；③体育锻炼可以增加血管壁的弹性，降低血液黏度、血脂与胆固醇的含量，从而有效预防高血压、动脉硬化、冠心病等心血管病；④体育锻炼通过增加热量消耗，可以预防肥胖；⑤体育锻炼可以预防感冒等疾病；⑥体育锻炼可以有效预防癌症；⑦体育锻炼能改善神经系统的调节功能，延缓中枢神经细胞的衰老；⑧体育锻炼能缓解不良的情绪。

体育锻炼不但能够增强体质，促进人的心理健康，而且能够提高人的社会适应能力，实现生理、心理、社会交往三方面的健康。因此，体育锻炼与身心健康密不可分。

3.2.2 科学的运动

体育锻炼的基本原则：①因人而异，量力而行；②循序渐进，持之以恒，运动负荷量要由小到大，运动的时间、距离、速度、强度等都要阶梯式的逐渐增加，锻炼的内容和方法也要由易到难、由简到繁，运动贵在坚持，不能“三天打鱼，两天晒网”；③尽量做到锻炼到身体的每一个部位，如果可以的话，多参加几项运动；④最好在时间充裕、身心放松的时候去运动，合理安排运动的项目。

体育锻炼前要做好充分的准备活动，热身 15 分钟，如活动上下肢、腰部，使踝关节、腿部肌肉充分活动开，肺的通气量增加，心脏输出的血液增多，以避免肌肉、韧带拉伤和心悸气短。

锻炼的形式有爬楼梯、骑自行车、游泳、跑步、快步走、跳绳、登山、跳健身操、球类、家务劳动等有氧运动。

体育锻炼的最佳时间：体育锻炼的时间应根据个人的生活习惯、身体状况和工作性质而定，对于多数体育锻炼者来说，体育锻炼的最佳时间是清晨、下午和傍晚。每天锻炼的时间应至少 1 小时，但最好不要超过 2 小时，锻炼过程中要合理的间歇，体育锻炼每周至少 3 次。餐后不要立即运动，最好在餐后 0.5～1 小时运动。

运动时要选择适宜的运动场地，不要穿过紧或过松的服装，不要穿皮鞋、塑料底鞋。运动后要放松，做些走动、慢跑、深呼吸等节奏缓慢的活动，使心脏、呼吸、血压等尽快从运动状态恢复正常。从预防损伤的角度来看，这同锻炼前的准备活动一样重要。

如何判断运动量是否适宜？

适宜的运动：运动后有微汗，轻度的肌肉酸痛，休息后即可恢复，次日精力充沛，食欲和睡眠良好。

运动量过大：运动后出现胸闷、气喘、不思饮食等现象，心跳在运动后 15 分钟尚未恢复常态，次日浑身乏力、酸疼。

运动量不足：运动后身体几乎无发热感，没有出汗，心跳与平静时一样或在两分钟内很快恢复。

3.2.3　运动习惯与健康

“冬练三九，夏练三伏”不是所有人都适合　有句话叫“冬练三九，夏练三伏”，这样做是可以增强体质，提高人体对严寒的抵抗和酷热的耐受，但是自身有病的人和老年人不适宜这样做。夏季气温达 30～33℃时，老年人要减少运动量，高温下运动会使人体散热受阻，盐分流失过快，从而引起头晕、口渴、肌肉痉挛等症状。高血压、慢性支气管炎、冠心病患者不宜在严寒下运动。

烈日下运动　烈日下运动会导致机体代谢加快，产热增加。如果产热过多，会导致热疾病，还会增加阳光中紫外线的伤害，所以避免在烈日下运动。

酒后运动　容易造成猝死，有损大脑功能，既损伤肝脏对酒精的解毒功能，也损伤肠胃道的消化功能，所以酒后不宜马上运动。

饭后立即运动　饭后散步对年轻人来说是适合的，但是饭后进行运动量较大的活动，如踢足球、打篮球等运动就不适合了。饭后剧烈运动会减少肠胃部的血流，容易诱发肠胃道疾病，所以饭后尽量避免运动量大的活动。

刚睡醒就做剧烈运动　刚睡醒时中枢神经系统还没有完全摆脱抑制，肌肉仍处于松弛无力的状态，全身各系统还没有完全进入功能活跃的状态，这时运动往往会出现运动创伤和运动性疾病，所以刚睡醒不宜马上做剧烈运动，最好过一会再去运动。

空腹锻炼　早晨空腹锻炼易导致大脑供血不足，心律失常，产生头晕等症状，所以避免空腹晨练。

雾中运动　雾中含有很多有害物质，如尘埃、流感病毒等，这些有害物质会引起气管炎、喉炎等多种疾病，所以避免在雾中锻炼。

感冒时锻炼　感冒时人体内的体温有一定升高，白细胞增多，细胞的吞噬作用、肝脏的解毒功能等增强，同时代谢加快，易提高机体的抗病能力，此时能为机体创造有利的抗病条件之一就是适当的休息。如果此时锻炼会使产热进一步增加，代谢更加旺盛，这样势必会导致体温过高，体内调节功能紊乱，体内能量消耗过多，降低人体的抵抗力，所以感冒时应该休息，不宜锻炼。

运动后立即洗冷水澡　运动后人体体温上升，散热增加，皮肤毛孔大部分开放，如果立即洗冷水澡，会使皮肤及肌肉中的毛细血管受到骤然的冷刺激而强烈收缩，从而加重心脏的负担；此外剧烈运动后立即洗冷水澡容易引起感冒；所以体育锻炼后，应适当休息，等体温恢复正常后再洗澡。

运动后大量饮水　如果运动后大量饮水，水分又会经过排汗排出体外，使盐分的丢失也增加，这样会使血液中的盐分含量太低，造成“水中毒”。此时人会感觉头昏、眼花。

运动时穿紧身衣服　运动时穿紧身衣服阻碍了身体的灵活性，容易造成摔伤、扭伤等意外伤害。运动时最好穿专门的运动服和运动鞋。

早晨林中锻炼　早晨树林中二氧化碳含量太高，此时的空气是一天当中最不洁净的。长期在这种环境中锻炼可使晨练者出现胸闷、气短、心律失常、头昏眼花等症状。晨练最好不要选择树林，最好选择广场等空气新鲜的地方。

运动后立即坐卧休息　做完大运动量活动后躺下休息，容易导致脂肪堆积，同时还易引发一些心血管疾病。大运动量活动后一定要走走，等心律降到正常水平，再坐下休息。

孕妇运动要注意　孕妇适当运动有利于孕妇与胎儿的健康，但避免在太热太冷的环境下做运动，最好做简单的运动，切不可做大幅度动作的运动。

3.3　心理行为与健康

在当今社会，由于人们的生活节奏普遍加快，生活、工作压力日益加大，导致很多人的心理都是处于亚健康状态，从而导致了低落的情绪，甚至产生消极的生活态度，久而久之可引发疾病。

一名都市白领 30 岁时经常胃痛，最后被查出是胃溃疡，她称长期的工作压力使她时刻处于精神紧张的状态。医生说长期的精神紧张、焦虑和忧郁会影响肠胃功能，长时间就会引发胃溃疡。压力过大还会引起失眠、头痛、肠胃功能紊乱、不孕不育等。

常言道：“怒伤肝、忧伤脾、恐伤肾……”不良情绪皆可诱发疾病。据世界卫生组织统计，人类疾病 70%以上都与人的心理因素有关。

3.3.1　树立积极的生活态度、保持健康良好的情绪

乐观、开朗、良好的情绪能增强体内免疫系统的功能，使机体抗病能力大大

增强，有利于防病治病，维持身体健康。

乐观积极的生活态度不仅是身体健康的保障，也是人们克服困难、获取成功的动力，我们要养成积极乐观的生活态度，即使遇到困难，也要用积极乐观的态度去面对，要有信心，找出解决办法。

3.3.2 心理行为与健康

有些人总是在小事上斤斤计较，如果经常为一些鸡毛蒜皮的小事计较，往往会使人处于烦恼和忧虑之中，这会引起高血压、消化溃疡等疾病。

★健康提示：对于生活中的小事，应该用小事糊涂的心态去对待。

现实生活中也有很多完美主义者，总在不断的追求完美，但是追求完美往往会给自己带来沮丧的心情，从而影响健康。

★健康提示：完美主义者要认识到，再美好的事物也有瑕疵，不妨降低自己的追求目标。

做事拖拉也是一种心理疾病。生活中常常有人把今天的事情拖到明天做，把事情一拖再拖，这不仅耗费精力，还会带来压力，影响健康。

★健康提示：今日事，今日毕。

压力过大是当今社会普遍存在的现象。买房压力、就业压力、工作压力等各种压力使得大多数的年轻人喘不过气来，也带来许多健康隐患：①引发痤疮、皮肤疱疹等皮肤疾病；②导致腹泻、溃疡等消化系统疾病；③在巨大的压力之下，人们会出冷汗、头晕目眩、心悸、喘息等无法控制的恐惧和焦虑；④引起心血管疾病、高血压、免疫系统受损、癌症等疾病。

★健康提示：面对压力，保持乐观心态，主动减压；多参加体育运动；多和同学朋友交流；多去比较安静的地方放松。

情绪低落带来的健康问题：①破坏大脑兴奋与抑制的节律，导致思维混乱；②使得肠胃中的血流量减少，蠕动减慢，加重了胃的负担，引起消化系统疾病；③容易引起内分泌紊乱；④降低身体的免疫力；⑤使得血液中毒素的含量增加，含有毒素的血液流向面部刺激毛囊，产生色斑。

★健康提示：情绪低落的时候都会有，但是要学会调节，在情绪不好的时候学会转移注意力，将烦恼转移到自己喜欢的活动上，也可以找朋友交流。

嫉妒是一种心理疾病，也是一种普遍的现象，嫉妒的行为不仅影响人的心理健康，也会影响身体健康。嫉妒会导致人的不良情绪，从而降低人的免疫力。嫉妒的人更容易得心脏病。

★健康提示：学会以博大的胸怀去看待事物。

抑郁近年来频繁出现在网络上，是健康的隐形杀手，会导致头昏、头痛、耳鸣、胸闷憋气、心悸气短等多种亚健康症状，还会引起消化系统疾病、免疫系统、

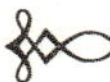

内分泌紊乱等疾病。

★健康提示：心情不佳时多和朋友交流，避免长期情绪低落。

焦虑也是不可忽视的心理疾病，很多人都在为找不到工作、升职失败等感到焦虑，焦虑会导致口腔疾病、感冒、腹泻、溃疡、心脏病等多种疾病。

★健康提示：自信是治疗焦虑的必要前提，也可以用自我暗示的方法来解除焦虑。

生气是生活中经常会遇到的，但是会对身体造成伤害，生气会加快脑细胞衰老，降低免疫力，引发肝肺等疾病。

★健康提示：学会转移注意力，学会和朋友交流。

抱怨是不健康的心理，会引起心理和身体多方面的疾病。

★健康提示：与其抱怨，不如自强。

自卑可导致早衰。自卑会抑制大脑皮质的活动，使人情绪低落，注意力不集中，还会引起免疫力下降、消化系统疾病等多种疾病。

★健康提示：增强自信是克服自卑的首要条件，另外，可以多交一些朋友，多和朋友谈心，多发展一些兴趣爱好，让生活丰富多彩。

贪欲会让人丧失理智，贪欲是一种过分的欲望，是错误的价值观。一般喜欢攀比的人贪欲很强，然而贪婪的人一般都不快乐。

★健康提示：学会知足常乐。

3.4　作息规律与健康

“日出而作，日落而息”是人类历来的作息规律，而现在的年轻人做到的寥寥无几。晚睡和熬夜是很普遍的现象，打游戏、打电话等活动使人们早已忘记了时间，然而无规律的作息习惯带来巨大的健康隐患。

关于熬夜猝死的事件就有多起。一名大学男生沉溺于网络游戏，因为长期熬夜打游戏不幸猝死；一名大学女生熬夜两个月后猝死；一名大学男生在参加校园活动时猝死，生前在网上留言“10 天 4 个半通宵顺利完成作业”。

良好的作息习惯是健康不可缺少的因素。

3.4.1　人体的生物节律

生物节律是生物在长期适应环境过程中形成的，如每到清晨血压升高、心跳加快、呼吸加快，以适应白天的工作，夜晚则血压下降、心跳减慢、呼吸减慢，以适应夜间的休息。如果生物节律被打乱，就会导致疾病，所以我们要遵守人体的生物节律。

3.4.2 合理的作息规律

早睡早起，每天早上6～7点起床，晚上10点睡觉；每天在中午12点到1点间午睡0.5～1小时；每天的睡眠时间为7～9小时。

3.4.3 熬夜及睡懒觉的危害

1. 熬夜的危害

作为都市里的“晚睡一族”，明知熬夜对身体不好，但聚会、上网、泡吧、蹦迪等夜生活让人们很难克制自己，为了丰富的夜生活不惜熬夜。殊不知，熬夜大大减少睡眠时间，使人体得不到休息调整，给健康带来严重的危害。

熬夜带来的健康问题：①使人处于疲劳、精神不振的状态，免疫力下降，容易引起感冒；②易引起头痛、注意力不集中，经常熬夜会使人出现记忆力下降、反应迟钝等问题；③经常熬夜容易引起失眠、焦虑不安等神经功能紊乱；④长时间熬夜上网会引起眼睛涩、发胀、酸痛等问题；⑤会引起人的内分泌紊乱；⑥容易导致皮肤干燥、弹性差、晦暗、无光泽等问题；⑦熬夜使心脏得不到必要的休息，会加大患心脏病的风险；⑧熬夜容易导致猝死；⑨熬夜加大患癌症的风险。

2. 睡懒觉的危害

周末是上班族和大学生睡懒觉的时候，然而，睡懒觉并不利于健康。

睡懒觉带来的健康问题：①容易导致疲劳、体倦、代谢紊乱；②容易造成大脑供血不足，醒来后会感觉头昏脑涨，没有精神；③早上腹中是空的，肠胃道会分泌各种消化液，如果此时不进食，胃肠黏膜会受到损害，长期如此，容易引起肠胃炎、消化不良等疾病；④睡懒觉会导致尿液不能及时排出，尿液中的有害物质会损害人体的健康；⑤睡懒觉会减慢血液循环，降低新陈代谢，降低能量消耗，容易使多余的能量以脂肪形式在体内堆积，引起肥胖。

3.4.4 作息习惯与健康

蒙头睡觉 蒙头睡觉会导致呼吸不畅通，人体因为吸不到足够的氧气而缺氧，会让人感到头昏、全身酸软，影响睡眠；蒙头睡觉还会降低新陈代谢，使身体部分器官失去良好调节。所以蒙头睡觉的人早上起来常常精神萎靡、无精打采、浑身发酸。

正确作息：即使在寒冷的冬天，也不能蒙头睡觉，以保证呼吸通畅。

开灯睡觉 影响褪黑激素的分泌，降低人体的免疫功能，易诱发癌症。

正确作息：养成关灯睡觉的习惯。

趴在桌子上午睡 伏案午睡影响正常的血液循环和神经传导，容易出现手臂、脸部麻木、酸疼等症状；容易感冒着凉；伏案午睡时，眼球会受到压迫，引起眼角膜变形，久而久之，会损伤视力；造成脑部供血不足，醒来后易出现头昏、乏力；长期的腰部扭曲会引起腰肌受损。

正确作息：不能因为午睡时间短就得过且过。午饭后应该站立或轻微活动30分钟左右再午睡，切忌午饭后立即躺下；最好的午睡姿势是躺下、平卧或侧卧；午睡最好在1小时之内。

室内不通风睡觉、薰蚊香睡觉 这样容易使人缺氧，影响大脑血液供应；蚊香散发出的有害物质会伤害人的呼吸系统。

正确作息：睡觉时最好开窗通风，如果冬天天气寒冷，可以把窗户开一个小缝，以保证空气流通；夏天睡觉最好使用蚊帐。

醒后立即起床 清晨是最容易发生心脑血管疾病的时间，大脑由抑制转为兴奋，呼吸、心跳、血压、肌肉慢慢恢复“正常运转”，如果此时立刻起床，会使心跳立刻加快，血压迅速升高。

正确作息：醒来后应该在床上躺几分钟，然后再慢慢坐起。

湿发睡觉 夜间会感觉头部局部麻木，次日会感觉头晕；使上呼吸道免疫功能降低，引发上呼吸道感染；也容易引起感冒。

正确作息：晚上洗头后最好等头发自然干后再睡觉。

睡前做剧烈运动 睡前做大量出汗的运动会影响睡眠质量；神经在运动结束后仍处于紧张状态，这时睡觉容易导致失眠。

正确作息：有规律的体育锻炼可以改善睡眠质量，但盲目地运动对改善睡眠无益，需要科学的安排，要根据个人的身体情况选择运动时间、运动量。

枕头过高 枕头过高使得颈部的弯曲度加大，颈后部肌肉牵拉过紧，容易造成脑部血流减慢，脑部缺氧，脑细胞受损；枕头过高还会导致颈肩疼痛等。

正确作息：枕头的高度，应以仰卧时头与躯干保持水平为宜。

3.4.5 最佳作息时间

①刷牙的最佳时间：饭后3分钟是漱口、刷牙的最佳时间，此时口腔的细菌开始分解食物残渣，其产生的酸性物质易腐蚀、溶解牙釉质。②饮茶的最佳时间：饮茶的最佳时间是用餐后1小时。③喝牛奶的最佳时间：因牛奶含钙丰富，中老年人宜在睡前饮用，可补充夜间血钙的降低；同时，牛奶有催眠作用。④吃水果的最佳时间：吃水果的最佳时间是饭前1小时。饭后马上吃水果会影响人体对养分的吸收。⑤晒太阳的最佳时间：上午8～10点和下午4～7点，是晒太阳养生的最佳时间。此时阳光中的有害紫外线最弱，也可增强人体免疫系统的功能，并减少动脉硬化的发病率。⑥散步的最佳时间：饭后1～2小时散步

最好。⑦洗澡的最佳时间：每天晚上睡觉前和早上洗澡最好。晚上睡前洗澡能使全身的肌肉放松，加快血液循环，帮助睡眠；早上洗澡能使血液循环加快，使人精神饱满。⑧锻炼的最佳时间：傍晚锻炼最为有益。⑨护肤最佳时间：人体皮肤的新陈代谢在夜间最为旺盛，因此睡前护肤能促进新陈代谢和保持皮肤光滑。

3.5 吸烟喝酒与健康

3.5.1 吸烟的危害

吸烟有害健康，人人皆知，烟雾中含有多种有害物质，主要有尼古丁、一氧化碳等。但还是有很多人摆脱不了吸烟的习惯。

科学计算表明，每吸一支烟，就会使平均寿命减少 5 分钟；终生吸烟平均减寿 18 年左右。香烟就像一种慢性毒药，一点一点侵蚀正常机体。

吸烟的危害：①吸烟是肺癌的主要诱导因素，并且还会加大其他癌症的发病率，如口腔癌、喉癌、食管癌、膀胱癌等；②易患慢性支气管炎；③吸烟会使人的血质变坏，血液黏度增加，主动脉粥样硬化，易诱发心血管疾病；④烟雾进入胃部后，会损伤胃黏膜，易诱发胃炎、胃溃疡；⑤女性吸烟易引起月经不调、受孕困难、自然流产、早产、骨质疏松、更年期提前等；⑥吸烟易加速机体的老化；⑦浪费金钱、污染环境；⑧开始吸烟的年龄越早，肺癌死亡率越高。

3.5.2 过量饮酒的危害

适量饮酒有益人体健康，过量喝酒则对人体造成伤害。民间流传一句“无酒不成席”的说法，不管是逢年过节，还是工作应酬都少不了酒，如果没有酒的衬托，仿佛就没有惬意尽欢之情，喝到最后就是“不醉不罢休”了。然而过量饮酒对人体有极大的伤害。

过量喝酒的危害：①酒精会损伤胃黏膜，长期大量饮酒易引起食管炎、急慢性胃炎和胃溃疡。长期过量饮酒还会导致胰腺炎、十二指肠溃疡、维生素缺乏症等疾病；②破坏肝脏功能，长期饮酒会导致酒精性肝炎及肝硬化；③酒精会对心血管和肾脏产生很强的刺激作用，过量饮酒会加大心脑血管疾病的发病率，也会加重肾脏的负担；④生育功能受损；⑤长期饮酒的人，易导致喉癌、消化道癌；⑥影响大脑功能，使智力减退；⑦发生意外事故的可能性增加。

适量饮酒：成年男性每天饮酒不超过 25 毫升，女性不超过 15 毫升。孕妇、儿童及青少年不宜饮酒。

3.6　工作学习习惯与健康

3.6.1　电脑族

现在电脑的使用越来越普遍，工作学习几乎离不开电脑，很多人的工作学习就是整天对着电脑，必然会带来很多健康问题。

（1）电磁辐射：电脑的电磁辐射会降低人体免疫力。

★缓减办法：①使用电脑后，要及时用清水洗脸，以减轻所受辐射；②离电脑的距离为以能看清楚字为准，避免离电脑屏幕太近；③避免将电脑放在居住的室内；④避免让电脑的背面朝着有人的地方。

（2）眼睛干涩，视力下降：用电脑时，往往会长时间近距离看电脑，视网膜会受到一定程度的损伤，容易导致临时性近视，严重的还会导致白内障。由于看电脑时注意力集中，因此很少眨眼，这容易引发视觉疲劳、眼睛干涩、发红。

★缓减办法：①将电脑的亮度调到不使眼睛疲劳的程度；②保持室内光线适宜，避免室内的光线太强或太弱，尤其不要让室内的光线直接照射在屏幕上；③操作电脑的时间不宜过长，用 1 小时电脑后应眺望远处，让眼睛休息；④平时应多眨动眼睛，多转动眼球，保持眼睛湿润；⑤坚持按摩眼睛缓解疲劳。

（3）鼠标手：长期使用电脑键盘和鼠标，会出现食指疼痛、麻木和拇指肌肉无力感。

★缓减办法：①尽量避免手臂长时间处于固定、重复且频繁活动的状态下，每使用鼠标或键盘时半小时就应让手臂休息一下，做一些握拳、捏指等放松手指的动作，多转动手腕；②使用鼠标时，手臂不要悬空，以减少手腕受力；③敲打键盘及鼠标的按键时最好不要用力过大，用力轻松适中为好。

（4）皮肤问题：电脑产生的电磁辐射会直接伤害面部皮肤，导致皮肤缺水干燥、肤色变黄、出现色斑。

★缓减办法：①使用电脑之后，用温水仔细、彻底地清洁皮肤；②注意休息，保证充足的睡眠；③每天开机前，用干净的细绒布把荧光屏擦一遍，减少上面的灰尘。

3.6.2　久坐族

久坐主要是那些坐着上班的人，久坐族主要有 IT 人员、编辑、办公职员等，久坐会给人体健康带来很多健康问题。

1. 久坐带来的健康问题

①颈椎病：久坐使得颈椎长时间弯曲，颈部肌肉紧张，颈后部肌肉和韧带易受牵拉劳损，易导致颈椎病。②胃肠道疾病：久坐使肠胃蠕动减弱，消化液分泌减少，从而易引发消化不良、肠胃功能紊乱等消化系统疾病。③心血管疾病：久坐不动会使血液循环减缓，长期久坐则会减弱心脏的功能，易引发心血管疾病。④癌症：久坐不动易降低人体免疫力，增大癌症的发病率。⑤痔疮：久坐容易诱发痔疮，导致大便出血、肛裂等。⑥肥胖：久坐使代谢减慢，脂肪堆积，易引发肥胖。⑦影响脑功能：久坐看电脑的人，头部经常处于前屈位，使大脑的血液和供氧量减少，可引起头晕、头痛；若突然站起，还会出现头晕眼花等症状。

2. 久坐预防措施

①正确的坐姿：久坐族首先在坐姿上应保持自然的端坐位，臀部和背部要充分接触椅面，大腿最好与地面平行，脊柱正直，脚底板以平放为佳，最好不要跷二郎腿。避免头颈部过度前屈或过度后仰，以减轻长时间端坐引起的颈部疲劳。②坐的时候侧一点坐，让左臀和右臀轮流承受身体的压力，每 10～20 分钟换一侧。③每坐 1 小时，就应该起身活动一下。④坐着的时候，也要动动双腿、绷绷脚尖、伸展足背，或者双腿并举抬一小会；也可适当把腿抬高，不时用手拍拍腿部或做简单的按摩或改变坐姿。⑤除了走动之外，还可以进行一些头、颈、腰、腿部的活动。

3.6.3 空调病

一到夏天很多人都躲到空调房里，几乎整天不出来。尤其是办公室一族，长时间在空调下工作和学习会由于空气不流通、空气干燥而出现打喷嚏、鼻塞、头昏、皮肤干燥、食欲下降等症状。人们在享受清凉的同时，也为疾病打开方便之门。

1. 长时间吹空调带来的健康问题

①月经失调：很多白领女性整天在空调室内，又穿着短衣短裙，这样可能影响卵巢功能，使排卵发生障碍，出现月经失调。②易引起感冒、头痛、口渴、皮肤干燥等，由于空调房一般是封闭的，如果人长时间处在这样的环境中，容易引起以上症状。③当人们从凉爽的环境进入到高温环境，剧烈的温度变化使身体难以散热，从而易出现头昏目眩、恶心等中暑症状。④风湿寒痛：办公室白领很多都穿着短衣短裙在空调环境下工作，两个膝盖终日暴露在低温环境下易导致膝关节炎等疾病。

2. 空调病预防措施

①经常出入空调房间，一定要有个温度过渡，比如先把温度调高或先关掉

空调。②大汗淋漓进空调房时，最好先换掉湿衣，擦干汗水，出汗时千万别对着空调吹。③室内每天应定时开窗通风 1～2 次，清晨通风最佳，即便是开着空调，最好也把窗户开一条小缝通风，让空气流通。④在空调房内工作和生活的人，应适当地在室外活动，以增加自己的抵抗力。⑤室内工作和学习的地方最好不要在冷风直吹身体处。⑥尽量避免长时间在空调房间里，最好每隔一小时左右到室外走走，呼吸新鲜空气。⑦长时间在空调房内，尤其是年轻女性，最好备一身长袖长裤的衣服，膝部的关节最好用毛巾或厚的衣服加以保护。⑧空调温度不宜太低，一般控制在 24～25℃，室内外温差最好不要超过 5℃。⑨开启空调的时间不要过长，开空调 2～3 小时后最好把空调关掉一段时间，打开窗户通通气。⑩空调的滤网要经常清洗，空调的滤网很容易积灰尘、长细菌。

3.6.4 睡前玩手机

有些年轻人在睡觉前不玩手机无法入眠，特别是职场中人，已将睡前玩手机作为缓解焦虑的一种方式。睡前玩手机会影响人的健康，引起以下几个问题。

①失眠：睡前使用手机，会影响睡眠，易导致失眠。②伤眼睛：过长时间用手机上网很费眼睛，最容易造成眼疲劳，一般用手机上网时很专注，很少眨眼，僵直于一个姿势，这让眼睛特别容易疲劳。③肩颈痛：如果长时间用手拿着手机不动，会让手臂、颈椎长时间处于一个僵硬的姿势，会造成肩颈肌肉紧张、劳损，让人肩膀痛、脖子酸。

★健康提示：①最好不要超过半小时；②看手机时多眨眼；③睡前玩手机最好开灯；④最好的办法就是改掉这个习惯。

3.6.5 办公桌当餐桌

由于现代人的工作比较繁忙，很多上班族不想外出吃饭，喜欢在快餐店叫外卖，把办公桌当餐桌，殊不知办公桌上的细菌远远高于餐桌，办公桌上的细菌甚至比公共卫生间的马桶垫圈上的细菌还要高 400 倍。办公桌上吃饭给细菌提供了一个很好的生存和繁衍的环境，很容易通过手将细菌带到肚子里，引起腹泻等消化道疾病；如果细菌具有传染性，很容易引起传染性疾病。

★健康提示：最好到餐厅去吃饭；保持办公桌整洁卫生，定期消毒。

3.6.6 饮水机的健康隐患

如果不注意清洗饮水机，饮水机里就会有大量污垢、细菌，会引起消化道、泌尿、造血系统等疾病。

★健康提示：要做到定期清洗消毒；不用饮水机时，关掉电源，避免反复加热；桶装水最好在启封后一星期内饮完；接水时不要让水杯碰到出水口。

3.6.7 快节奏是职场人士的健康大敌

虽然快节奏在一定程度上反映了现代社会的先进和文明，但也给职场的人们带来了不良的一面。

快节奏使人们的大脑经常处于高速运转的状态中，忙碌的工作使大脑得不到足够的休息，而且精神压力大，往往会导致紧张、不安和忧虑，还会引起神经性头痛、神经性厌食、女性月经不调等；神经功能的失调会引起支气管哮喘、消化性溃疡、神经性多尿症、经前期紧张综合征、斑秃、偏头痛等。

★健康提示：要时刻关注自己的健康状况，根据自己的健康状况合理安排工作；注意劳逸结合；多锻炼身体。

3.6.8 使用电脑时吃零食

很多人，尤其是女性，有一边用电脑一边吃零食的习惯，这很容易将键盘、鼠标上的病原体带入口腔，危害健康。

★健康提示：最好改掉这个习惯。

3.6.9 职场午餐不能随便

很多白领养成了午餐吃快餐的习惯，而现在的快餐往往肉食偏多，过于油腻，营养结构十分不合理，而且不能保证荤菜和素菜是新鲜的。这很容易造成肠胃功能紊乱。

★健康提示：午餐一定要吃好；午餐环境应该安静、优雅；午餐要营养搭配合理。

3.6.10 在办公室吸烟

很多男士，特别是处在领导岗位的男士，喜欢在办公室吸烟。办公室是一个相对封闭的空间，烟雾很难散发出去，使得在办公室的其他人员不得不吸“二手烟”，而且被动吸烟者吸入的有害物质是主动吸烟者的几倍到 50 倍，容易引发肺癌，还能引起脑癌、甲状腺癌、乳腺癌、宫颈癌等。

★健康提示：最好戒烟，如果一定要吸烟，最好去办公区以外的吸烟区。

3.6.11 跷二郎腿

很多人都有跷二郎腿的习惯，他们认为这样比较自在舒适，却很少有人知道其危害。男性常跷二郎腿会损害生殖系统，女性常跷二郎腿则易患腰腿病。

★健康提示：跷二郎腿最好别超过 10 分钟，两腿不要交叉过紧。

3.7　日常习惯与健康

3.7.1　手机依赖症

手机已经成为现代生活中不可缺少的通讯工具了，很多人几乎是一天 24 小时离不开手机，随着手机功能越来越多，很多人对手机产生了依赖症，然而却忽略了手机辐射给人带来的危害。很多人使用手机的方法也是不正确的。

1. 睡觉时手机放枕边

很多情侣喜欢躺在床上打电话，打完电话就把手机放枕边；还有很多人喜欢睡前玩手机；手机也是早上起床时的闹钟，所以一般人都会把手机放枕边。

手机放枕边会使人的头部长时间受到手机辐射，会直接影响人体中枢神经系统的机能，易引起头昏、失眠、多梦、健忘等症状；另外，长时间接触手机辐射，还会影响人体的免疫功能。

★健康提示：晚上睡觉时最好把手机放在书桌等其他地方；如果需要设闹钟的话专门买个闹钟。

2. 长时间打电话

有些情侣打电话一打就是 1～2 小时，甚至更长；有些人是出于工作的需要，不管怎样，长时间打电话会对人体的健康造成很大的危害。

长时间打电话会使人的听力受损，长时间的手机辐射会影响神经系统使记忆力减退，手机辐射还会影响人的内分泌功能。

★健康提示：每次打电话最好不要超过 15 分钟；如果是工作所需，最好左耳和右耳不断交换接听；打电话最好选择宽敞的地方，避免在墙角、楼道、封闭的大厦里打电话。

3. 打电话时用脖子夹电话

很多人在忙碌的时候，习惯把手机夹在脖子、肩膀和下巴之间，然后一边打电话，一边做其他事，看起来是充分利用了时间，其实却损害了健康。长期这样会引发颈椎病，还会影响血液循环。

★健康提示：最好避免这一不良的习惯。

4. 手机不离手

很多人养成了手机不离手的习惯，在遇到不熟悉的人不知道说什么时，玩手机是避免尴尬局面的很好的方法；有些人不管在做什么事情时，都会时不时看一下手机；还有些人工作一停下来，或者不工作的时候就开始玩手机，如走路、吃饭、等车、坐车时，手机成了形影不离的工具。这种习惯不仅会影响正常的生活，还会影响健康。吃饭玩手机分散注意力，影响消化；坐车玩手机会损害视力；走路看手机易引发交通事故。

★健康提示：看手机最好选择在合适的时间和地点，避免因为看手机而威胁自己的健康。

3.7.2 面膜敷在脸上睡觉

很多女性喜欢敷面膜时睡觉，认为这样会效果更好，其实这样会使面部长时间不透气，影响面部皮肤正常代谢功能。

★健康提示：做面膜应在清醒的时候做。

3.7.3 化妆太浓

很多女性把化妆品当成自己的“第二张脸”，喜欢化浓妆，然而相当一部分化妆品有毒性。一些日用化妆品会引起眼部疼痛、流泪、视力下降，还会引起面部毛孔堵塞，影响面部皮肤正常代谢功能。

★健康提示：化妆要淡，没有必要时尽量避免化妆。

3.7.4 穿紧身衣服

紧身衣服使皮肤与外界的气体交换受阻，挤压人体器官而影响人体器官的正常功能，而且紧身衣服与皮肤摩擦易损伤皮肤。

★健康提示：买衣服时尽量选宽松一点的衣服，即便穿紧身衣服，也要多洗多换。

3.7.5 留长指甲

指甲里的脏污常常携带细菌，吃东西时，细菌易随着食物进入食管；如果有托下巴、托腮等习惯，还容易将细菌带到脸部皮肤。

★健康提示：勤洗手、勤剪指甲。

3.7.6 穿高跟鞋

穿高跟鞋会使全身力量集中在脚掌，脚后跟着力越来越少，走路时会使脚尖受到挤压，足部的穴位受到挤压会使大脑受损。

★健康提示：青春期的少女不要穿高跟鞋；穿高跟鞋时走路姿势要正确；选购高跟鞋时，要选择适合自己脚的弧度的鞋。

3.7.7 卧床看书

不少人有躺着看书的习惯，特别是在睡前，这样不仅会加重近视，还会造成脑部疲劳、身体各部位劳损。

★健康提示：看书应坐在书桌前看，而且姿势要正确。

3.7.8 洗澡时间过长

有人认为洗澡时间长可以令毛孔充分张开，有利于健康，还会使皮肤变白嫩，然而洗澡时间过长不利于健康。淋浴中有三氯甲烷、三氯乙烷等有害物质；洗澡时间过长易使心脑等血管血液供应不足，易使皮肤失去光泽和弹性。

★健康提示：把洗澡时间控制在1小时之内。

3.7.9 憋小便

寒冷冬天的夜间，很多人害怕严寒而憋小便，还有工作、开会的时候容易出现憋小便的情况，然而憋小便对健康构成了巨大的潜在危害。憋小便容易引起尿路感染，进而可引起肾乳头坏死；憋小便会引起膀胱炎、前列腺炎；可诱发排尿晕厥；还会引起高血压者血压增高，冠心病者出现心绞痛、心律失常等。

★健康提示：养成有尿意就去排尿的习惯，尽量避免憋小便；工作、开会的时候在中途休息的时候去“方便”一下。

3.7.10 比酒、劝酒

同学或朋友聚餐时，很多人都有喜欢比酒、劝酒，而且很多人都抱着“不醉不罢休”的心态喝酒，这样很容易导致喝酒过多。

★健康提示：聚餐时应尽量避免喝酒；如果一定要喝酒，酌情少量饮酒即可，切忌比酒、劝酒，不要因为一时兴起而喝得烂醉如泥，这样不仅会损害健康，出行时更有安全隐患。

3.7.11 挤捏青春痘

很多青春期少年缺乏对青春痘足够的正确认识，觉得长青春痘会影响自己的容貌，就会把青春痘挤掉，很多人习惯于随长随挤，认为挤出来过两天就会好，然而这样做却会损伤皮肤，易留痘疤。

★健康提示：避免挤压，重视调理，让其自行消退；注意体内调理；严重的要去就医；治疗阶段不要半途而废。

3.7.12 新衣不要急着穿

人们在选购衣服时，一般较多关注衣服的款式、品牌、颜色等因素，几乎不去过问穿着的安全性。新衣服上沾有防腐剂、防蛀剂、氧化剂、去污剂、增白剂、染料等大量有害物质，会对皮肤、眼睛等造成伤害，易引发皮肤病等。

★健康提示：新买的衣服应先下水浸泡并用洗涤剂充分洗涤。

3.7.13 睡前不刷牙

有些人忽视晚上睡前刷牙，认为第二天早上会刷牙，睡前不刷牙没关系。其实睡前刷牙比起床后刷牙更重要，食物残渣在口腔中经细菌作用而产酸是产生龋齿的主要原因，如果睡前不刷牙，夜间残留在口腔里和牙齿上的残渣对牙齿有较强的腐蚀作用。

★健康提示：养成睡前刷牙的习惯，每次刷牙不少于 3 分钟。

3.7.14 长期穿化纤衣服

化纤衣服有静电现象，常穿化纤内衣可诱发功能性心律失常，但脱去化纤衣服，症状就会消失；由于老年人皮脂腺和汗腺的分泌减少，皮肤干燥脱屑，免疫功能下降，合成纤维易诱发和加重老人皮肤瘙痒症；由于化纤衣服吸水性差，长期穿化纤内衣易导致微生物在皮肤表面繁殖，从而诱发过敏和湿疹；化纤衣服上会留有 8000 多种添加剂，易被皮肤吸收，引起皮炎、荨麻疹等。

★健康提示：尽量选择天然的棉、毛、丝等材料做成的衣服，尤其是贴身衣服，尽量避免选用化纤衣服；选购化纤内衣时，尽量选择浅色的，以防止化学染料掉色引发皮肤疾病；穿化纤衣服时，要注意勤洗勤换。

3.7.15 长期穿牛仔裤

牛仔裤是现在非常流行的服饰，不论男女，都喜欢穿牛仔裤，然而长期穿牛仔裤会给人体健康带来很多麻烦。很多牛仔裤的裤腰、裤裆、裤腿都紧裹于身，使得腹式呼吸受阻，血液循环受阻。布料过硬，透气性差，利于细菌繁殖，易发生阴部发炎。牛仔裤还会影响男性的生育能力，女性常穿则容易诱发尿道感染。

★健康提示：买牛仔裤时，尽量选择稍大、透气性好、棉布质地的牛仔裤；避免长期穿牛仔裤。

3.7.16 穿拖鞋

夏天，很多人喜欢穿拖鞋出行，有些人更是每天都穿着拖鞋。长期穿拖鞋不仅容易感到疲劳，还可能患上扁平足。

★健康提示：拖鞋只适合在家穿，外出最好穿其他鞋；选拖鞋时要看是否合脚，既不宜过松也不宜过紧。过松，走路时会拖沓，容易疲劳；过紧，会挤压骨骼，造成不适；选择的鞋底要厚一些，后跟最好有2厘米左右的高度。

☆思考题☆

1. 如何评价人体健康状态？
2. 如何做到健康饮食？
3. 怎样进行科学的身体锻炼？
4. 生活细节对人体的健康有多大影响？

参考文献

邓琼芳. 2010. 潜伏在生活中的健康杀手. 北京：北京工业大学出版社
李洪奎. 2003. 生活方式与健康. 长春：吉林科学技术出版社
李兴春. 2006. 生活细节决定健康. 北京：中国人口出版社
刘静贤. 2008. 习惯决定健康：不可不知的365个习惯忠告. 长沙：湖南科学技术出版社
刘一平. 2007. 生活方式、体育运动与健康. 福州：福建人民出版社
陆阁才，胡玉玲. 2004. 亚健康状态综合防治方案. 北京：学苑出版社
施顺芝. 2005. 决定一生健康的最佳生活方式. 石家庄：河北科学技术出版社
宋宏新，毛跟年，薛海燕. 2007. 现代食品营养与安全. 北京：化学工业出版社
杨玺. 2006. 远离生活方式病. 北京：中国医药科技出版社

第4章

美丽其实很简单

——生活与美容

美容，是对容貌、仪态的美化和改变。美容包括生活美容、整形美容等多方面。对美的追求，并不是女性的专利，“爱美之心，人皆有之”。正是由于人们对美的追求，各种美容产品、美容院应运而生。

现在的化妆品各种各样、种类繁多，很多女性靠化妆品来美容，却忽略了日常保养，而依靠化妆品换来的美丽是短暂的。如果你不注意日常习惯，再好的化妆品也挽回不了你因不良习惯而失去的美丽。

健康是美丽的基础，失去健康，美丽就无从谈起，皮肤的美丽是人体健康状况的外在表现，健康的人自然会容光焕发，充满活力，皮肤红润、白嫩、有光泽、富有弹性。所以要想留住青春，首先要养成良好的生活习惯。

4.1 饮食与美容

饮食与美容的关系早在李时珍的《本草纲目》里就已经提到，美丽的肌肤需要营养的滋润，美丽是吃出来的，食物中的营养元素有着意想不到的美容效果。现代营养学研究证明，食物中的蛋白质、脂肪、碳水化合物、维生素、矿物质、水等是人体健康和美丽所必需的营养素。无论是营养不良还是营养过剩，都会影响健康和美丽。因此合理的膳食是美容健体的重要基础。

美容饮食原则：①多吃富含软骨素的食物，如猪骨汤、鸡骨汤等，可增强皮肤弹性；②多吃富含核酸的食物，如鱼、虾、牡蛎、蜂蜜等，可延缓衰老，防止皱纹产生；③多吃碱性食物，如水果、蔬菜等，可使皮肤有弹性；④多吃富含胶原蛋白的食物，如猪蹄、甲鱼等，可使皮肤丰满、白嫩。

美容饮食注意：过多吃寒凉性食物，会使肌肤面容苍白、萎黄、皱缩；过多吃酸味食物会使肉变厚皱缩，嘴唇掀起；过多吃甜味食物会使毛发脱落；过多吃苦味食物会使皮肤枯燥，毛发脱落；多吃咸味食物会使肌肉萎缩，面部无光。

4.1.1 十种美白靓颜食物

茭白含豆醇，有助于清除人体内的活性氧成分，防止黑色素生成；并富含维生素 C，使美容效果更佳。

荷兰豆可补充维生素 A 和维生素 C，有助于润泽肌肤，改善暗沉。

黄豆含有大豆异黄酮，可延缓肌肤细胞的衰老，维持弹性。并且富含维生素 E，能够防止黑色素沉淀。

西兰花含有丰富的维生素 C，可美白除痘；并且富含碘，可抵抗黑斑、雀斑等皮肤问题。

黄瓜富含维生素 C，有美白抗衰老的功效，还可以用来敷脸、制成保养品，有清洁、抗菌的效果。

柠檬富含维生素 C 和有机酸，能有效防止黑色素沉积，并加速肌肤新生，使肌肤雪白细嫩。

番茄含有 B 族维生素和维生素 C，可淡化色斑，保持皮肤健康，还可提升肌肤防晒能力。

樱桃含樱桃多酚成分，可保护肌肤免受紫外线的伤害；并且富含铁，有助于红润气色。

银耳富含氨基酸、植物胶质，可补充胶原蛋白，使肌肤光滑细致，并可促进血液循环，使肤色红润。

薏米能软化皮肤角质，淡化色斑，使肌肤光滑；并富含 B 族维生素，矿物质，有除痘美白效果。

4.1.2 九种紧致防皱食物

杏仁富含维生素 E、脂肪酸、氨基酸，有滋润肌肤，预防皱纹、抗老化等功效。

芝麻富含锌元素，可预防皮肤干涩粗糙。

茼蒿富含 β-胡萝卜素，可预防干燥。

草莓含有维生素 C 和水杨酸，可使肌肤紧致有弹性，并可清理老化角质，防止皮肤老化。

芒果富含维生素 A 和维生素 C，能预防干燥，使皮肤不易出现皱纹，保持弹性。

绿豆富含 B 族维生素，能促进皮肤再生，富含钾、镁、锌等离子，有助于排水，使肌肤紧致有弹性。

蜂蜜富含锌、铁、钾等元素，使皮肤紧致光滑；富含维生素 A 和维生素 B，有滋润皮肤功效。

鸡肉富含维生素 A、蛋白质、氨基酸，可防止皮肤干燥、松弛，使皮肤光滑细致、有弹性。

虾含有虾红素，是强抗氧化剂，能美白抗衰老。

4.1.3 八种净肤抗痘食物

甘薯叶富含维生素 A，可保持肌肤健康；富含膳食纤维，可排除体内毒素，预防青春痘。

胡萝卜富含 β-胡萝卜素，能防止皮肤黏膜干燥和细菌繁殖所产生的青春痘。

木瓜富含维生素 B_2，可预防脂溢性皮炎，并有助于排除毒素。

花豆富含膳食纤维，有助于排除毒素，避免皮肤产生粉刺和青春痘。

鸭肉富含维生素 B_2，可改善青春痘问题，并含有锌，有助于伤口复原。

紫菜含铬，能促进糖类代谢，预防皮肤受细菌感染，并可促进伤口复原。

石斑鱼富含脂肪酸（是合成前列腺素的成分），有助于改善内分泌失调，预防青春痘。

鱿鱼富含锌，能促进皮肤再生，可减少青春痘在皮肤上留下的瘢痕。

4.1.4 水果中的美容元素

柠檬富含 B 族维生素、维生素 C，维生素 C 可以使皮肤变得光滑、细腻、白皙。柠檬中含有较多的柠檬酸，不仅能促进胃液分泌、帮助消化，还可防止色素沉着。将柠檬榨成汁，用汁液洗脸可使皮肤保持湿润白皙。柠檬中的柠檬酸能中和头发中的碱性成分，用柠檬汁洗头可促进头发的生长发育，从而起到护发作用。柠檬皮中含有胶质成分，将柠檬连皮切开后泡在水中，用其沐浴，可使皮肤湿润、光滑。

菠萝果肉具有祛毒美白的作用，它所含的蛋白酶可以使过厚的角质、干燥粗涩的肌肤软化，可以清洁、滋润皮肤，还可以抑制痤疮的发生，这是水果护肤品中独具特色的。

苹果有“水果皇后”的美称，既有减肥的功效，又可使皮肤光滑细嫩。苹果中含有铜、碘、锰、锌等元素，如果人体内缺乏这些元素，会使皮肤粗糙，失去光泽。苹果中还含有单宁酸、有机酸和各种维生素，有美容的功效。

橘子含有丰富的维生素、叶酸及酸性成分，有增加肌肤弹性的功能。另外，橘子还可以减少脂肪在体内的堆积，从而达到减肥健美的效果。

西瓜含水量很高，所以特别适合夏季补充人体水分的流失，西瓜汁中还含有具有健身和美容的营养成分，对面部皮肤的滋润、营养、防晒、增白效果非常好。西瓜里钾的含量也很丰富，具有修饰双腿的功能。

木瓜里的蛋白分解酵素和番瓜素可以帮助人体分解多余的脂肪，木瓜中的果胶成分还有清理肠胃的功能，可以减少胃肠的工作量，帮助消化，防治便秘。

葡萄含有多种营养成分，葡萄籽含有单宁和必需脂肪酸的油脂，对皮肤有滋润及保湿的功能。葡萄果肉含有 B 族维生素、钾、钙、磷等，都具有美容功效。

4.1.5 蔬菜里的美容元素

胡萝卜富含维生素 A、维生素 B、维生素 C，具有清热解毒、补中安脏之功效，使皮肤红润。对皮肤干燥、头发干枯、头皮瘙痒、头屑过多、有黑头粉刺的人最为适用。

大白菜富含维生素 E，可以防止黄褐斑、老年斑，常吃大白菜，能防止色素沉着，抗皮肤衰老。

白萝卜富含维生素 C，能抑制黑色素的合成，防止脂褐质的沉积，可使皮肤白皙细嫩。

番茄富含维生素 C、胡萝卜素、蛋白质、微量元素等，有美容健身的功效。

菠菜富含铁元素，可使人面色红润。而且它还富含各种维生素，有美容功效。

苦瓜含有粗纤维、钙、磷、铁、镁、锌等多种矿物质和胡萝卜素、维生素 B_1、维生素 B_2、维生素 C 和维生素 B_5 等多种活性成分。常吃苦瓜可以淡化黑色素，令肌肤白皙细嫩。

丝瓜中维生素含量丰富，还含有较丰富的钾、磷等矿物质及微量元素硒，具有美容功效。

4.1.6 其他食物的美容功效

杏仁含有维生素 B_1、维生素 B_2、脂肪酸及挥发油等成分，可使皮肤湿润光滑，减少面部皱纹形成和延缓皮肤衰老。制成乳膏涂于面部能够滋润皮肤，保持皮肤富有弹性，还能治疗色素痣等各种皮肤病。杏仁也可用于制作美容面膜。

蜂蜜含有多种矿物质和维生素，能够促进皮肤的血液循环，改善皮肤的营养状况，促进细胞生长发育，增强皮肤的弹性和韧性，使皮肤表面光滑细嫩。蜂蜜中还含有较多的锌和镁，有美容功效。

香菇中富含膳食纤维、维生素 B_1、维生素 B_2、维生素 B_5、钙、磷、铁等，可使皮肤滑润细嫩，头发乌黑亮泽。

绿豆含蛋白质、碳水化合物、维生素及多种微量元素，可滋润皮肤，清热解毒。

猪蹄中富含胶原蛋白和弹性蛋白，胶原蛋白能促进皮肤吸收和储存水分，防止皮肤起皱，可使皮肤光滑有光泽。弹性蛋白能增强皮肤的弹性和韧性。

鸡蛋含有的维生素 A 能改善肤质，所含的维生素 B_1、维生素 B_2、磷、铁、卵磷脂等有减肥功效，卵磷脂具有抗衰老作用。

花粉在日本被称为“健康美容之源”，花粉中含有多种维生素、8 种矿物质和 18 种天然活性酶。它们具有促进皮肤及毛发细胞生长的作用，能使头发乌黑发亮；可以延缓皮肤衰老、改变细胞色素、增加细胞活力；可以防止皮肤干燥，能使皮肤润泽、皱纹舒展；并能消退皮肤斑点和色素沉着。花粉食品对改善中老年人皮肤细胞功能有奇特功效。

海带富含海藻胶等多种营养成分，有美容功效。

虾富含核酸，适量食用可减少面部轻微的皱纹，使皮肤变得光滑细腻。

鱼类富含胶原蛋白和黏蛋白，可使皮肤保持光滑细嫩，富有弹性。

绿茶富含高达 80%的儿茶素抗氧化物，有抗氧化、抗衰老功效。

水有利于皮肤健康，人体水分不足会使皮肤变得干燥、没有弹性、产生皱纹，加快衰老，建议每天喝 6～8 杯 2500 毫升的水。

4.1.7 碱性食品与肌肤

以肉食为主的现代人的体质一般是酸性，这不利于健康，也成为雀斑、长痣、皮肤变黑的重要原因。因此最好多喝春菊、荷兰芹、菠菜等绿色蔬菜汁。

4.2 睡眠与美容

睡眠除了与健康密切相关，还有美容养颜的作用。合理规律的睡眠可以美容养颜，而熬夜、睡懒觉等不规律的睡眠不仅使眼睛周围皮肤过早地松弛，脸上的皮肤也因得不到适当的休息而皱纹增多，皮肤整体未老先衰。

夜间是皮肤代谢最为活跃，进行自身修复的时候。如果这个时间段能有良好的睡眠，可以延缓肌肤衰老，使皮肤光滑有弹性。若经常熬夜将影响细胞的新陈代谢，加快肌肤老化，使肤色暗淡，面部皱纹增多。所以充足的睡眠是保持皮肤湿润、细腻、青春常驻的首要的条件。尤其是 25 岁以上的女性，如果不充分掌握睡眠的黄金时间，熬夜、睡懒觉，肌肤就会过早地出现小皱纹，加速皮肤的衰老。尤其步入中年，人到中年往往是操劳最多的时候，中年也是皮肤变化最大的时期，睡眠不规律是必须避免的。

4.2.1 不良作息习惯带来的美容问题

熬夜带来以下几个美容问题。①水肿：熬夜过后，人体的新陈代谢会减慢，体内废物和水分容易堆积，容易产生水肿。②暗沉：经常熬夜会使肌肤无法有效进行新陈代谢，使角质堆积在皮肤的表层，皮肤逐渐失去光泽，还会在眼下出现斑点；长时间使用电脑，其所产生的辐射及过强的灯光也会造成黑色素生成。③出油：熬夜易导致肌肤干燥或大量出油。④黑眼圈：熬夜会造成眼部周围静脉血管的血液出现淤积现象，进而产生黑眼圈。

4.2.2 美肤在夜晚诞生

白天，皮肤要抵御尘埃和有害气体的侵害，晚上，它需要充足的休息进行修复。

选择最佳的睡眠时间、养成合理的睡眠习惯对美容有着不可代替的作用。睡眠是天然的美容剂，是人类最自然、最便捷、最经济的美容方式。

每天应该保证 7～8 小时的睡觉时间，要做到晚上 11 点至深夜 2 点这一段时间完全处在睡眠状态；每天最晚就寝时间不要晚于 10 点半。

最佳的睡眠方向以头在北足朝南或头在南足朝北为好，这样睡眠有利于身体健康和美容。

最佳的睡眠姿势是仰卧或右侧卧睡，仰卧不压迫面部五官，面部肌肉处于最佳放松状态，血液循环良好，面部皮肤能得到足够氧气，利于形美。

4.2.3 睡眠前后应该注意的方面

①晚餐应尽量避免或少量摄取盐分及酒，以免晨起时面部及眼睛四周水肿。②睡前最好保持房间内适宜的湿度，以保证肌肤不干燥。③最好使用丝质或绸缎质的枕头套，以减少脸部和枕头之间的摩擦。④定期清洗枕头套，睡觉时排出的汗留在枕头上，所以要保持枕头套的清洁。⑤睡前最好做一些轻微运动，以帮助血液循环，有助于肌肤的新陈代谢。⑥轻微按摩脸部，以加速脸部的血液循环，促进脸部新陈代谢。⑦睡前听轻音乐可以让人保持愉悦的心情，有助于睡眠。⑧睡觉前要清洁皮肤，否则脸上的污垢会堵塞毛孔，皮肤就得不到充分的休息。⑨睡前伸直脚趾 5 秒，再弯曲 5 秒，每只脚各做 5 次，有助于缓解一天的疲劳。⑩睡觉时最好不要把头埋在被子里，这样会使空气流动不畅通，阻碍脸部皮肤呼吸，造成脸部起皱纹。⑪睡眠时最好的睡姿是仰卧，仰卧使面部肌肉处于放松状态，血液循环畅通，早晨起来不易出现皱纹和水肿现象。⑫睡眠时最好不要把脸紧贴在枕头上，或者枕头垫的太高，这样会加大脸部与枕头的摩擦，加速面部皮肤老化。⑬睡前可进行一次热水浴，水温建议控制在 37～38℃，这个温度能刺激副交感神经系统，使体温自然升高，促进血液循环，让全身新陈代谢加快，皮肤细胞也能获得完全放松，改善睡眠质量。⑭运动可以缓解白天的疲劳，每天在睡前漫步 10 分钟能放松全身的肌肉与神经，加快入睡速度。

4.3 心理习惯与美容

有句话叫“笑一笑，十年少”，说明好的心情可以留住青春。情绪、心态的好坏往往影响着一个人的气质、仪表，也影响着一个人肌肤的美丽。在现在快速发展的社会里，压力无处不在，巨大的压力使人们的情绪处于低落的状态，各种美容问题也随之出现。所以在日常生活中，要学会调节情绪，让自己天天保持好心情，让自己青春常驻。

4.3.1 心理因素与美容的关系

人体皮肤的色泽取决于表皮细胞内黑色素的含量、分布及皮下血管的收缩与扩张的程度，当人情绪好的时候，大脑内神经调节物质乙酰胆碱分泌增加，使得血流量增加，皮下血管扩张；当人情绪低落的时候，体内的儿茶酚胺类物质释放增加，肾上腺素分泌增加，使得血流量减少，皮下血管收缩，表皮细胞内黑色素合成增加，导致皮肤暗淡，色斑生成。

人在情绪好的时候体内会分泌一些有益于健康和美容的物质，如激素、酶等，它们能使人体的皮肤变得更加光滑细嫩，并提高人体的免疫能力。

消极的情绪，如抑郁、焦虑、忧愁、悲伤、惊恐、怨恨、愤怒、委屈、嫉妒等，不仅损害人体的健康，也会带来很多美容问题。

紧张、忧虑等不良情绪可使人食欲不振、消化不良，长期如此，会导致面部、眼角等部位皱纹增加，而且经常皱眉头会使两眉之间长出皱纹。

当一个人忧愁、悲伤过度，超过了人体所能承受的极限时，就会对肺产生伤害，导致肺气郁结，就会出现皱纹增多、葛麻疹、斑秃、牛皮癣等皮肤症状。

俗语说气大伤身，生气会使气淤积在身体里面而产生大量的毒素，进而影响人的容貌。

思虑过度容易伤脾。伤脾会导致气血不足，表现在脸上就是脸色苍白、嘴唇没有血色，脸上容易长斑。

惊、恐伤肾。肾气被伤后气血无法到达面部，则会导致脸色灰暗，并容易生黄褐斑。

当人处在压力下的时候，人体会分泌一些激素来调节心理压力对人造成的伤害，副肾上腺皮质激素就是其中的一种。但副肾上腺皮质激素的分泌是有一定限度的。如果人长期处在高压下而得不到缓解，副肾上腺皮质的分泌机能就会衰退，导致皮肤免疫力下降，人的脸部就会出现雀斑和青春痘。持续紧张的心理状态会引起植物神经失衡，导致胃肠的消化吸收功能减弱，从而无法供给皮肤充足的营养，使得皮肤提前出现衰老。

由此可见，皮肤粗糙、皱纹、色斑、粉刺等都不单单是表面的肌肤问题，而是和一个人的心理习惯密切相关的。

英国有句谚语：“保持一生美丽的真正方法是延长青春的心。”因此，女人要给灵魂一个修禅打坐的时间，养好自己的心脏，平和自己的心态。

我国古代著名的医学家孙思邈提出的“十二少”，即“少思、少念、少事、少语、少笑、少愁、少乐、少喜、少好、少恶、少欲、少怒”。可见，无论是喜怒，还是哀乐，都要控制在合理的范围内。

4.3.2 保持良好的情绪——情绪美容法

生活中应该学会“情绪美容”，首先解除烦恼、焦虑、紧张、压力、急躁、忧愁等不良心理习惯，获得内在的年轻，才能远离皱纹、色斑等皮肤问题，获得外在的美丽。

要用积极乐观的态度对待人生，保持良好的情绪。首先要对自己的工作、学习有兴趣。其次要学会调节不良情绪，对于心中不愉快的事，多与同学和朋友交流，将自己的心事说出来，这样心情就会舒畅很多；当心情不好时，学会有意识的转移话题和做点别的事情，如打球、散步等，这样可以使心情得到缓解。

多听音乐，优美的歌曲可以使人忘记生活和工作中的烦恼，从而精神放松、心情舒畅，大脑得到充分的休息。经常听音乐的人内分泌系统、消化系统都会得到调整，还能缓解皮肤衰老，延长寿命。

4.3.3 带来好心情的食物

莲子、小麦、甘草、红枣、龙眼等，这些食物有养心安神的作用，能够缓和焦虑、抑郁等情绪。香蕉中富含被人们称为“好心情”的复合胺，是很好缓解抑郁的一种食物。南瓜子或葵花籽等也可以比较容易地改善抑郁者的心情。同时可以多吃一些有健脑活血作用的食物，如鱼类、蛋类、豆制品、核桃仁、牛奶等，有利于情绪的调节。在平时适量饮用一些绿茶、咖啡等饮料，也可以改善心情。

4.4 运动与美容

4.4.1 运动与美容的关系

体育运动可以增加皮肤的血液循环，促进新陈代谢，升高皮肤温度，使皮肤获得更多的养分和水分，排出更多的废物，有利于皮肤保湿、防皱，增加皮肤厚度、弹性。

运动对于美容的意义：①可增强人的抵抗力，减少疾病对人外貌的影响；②可使人保持矫健的身姿，使人无论是静态还是动态都会达到美的效果；③可延寿驻颜，运动可以延长人的生命，使人老而不衰、肌肤光滑有弹性，保持充满生命活力的自然美。

4.4.2 运动美容方式

散步 散步可以缓解压力，能使人体处于愉悦的状态。散步也可以消耗脂肪，有减肥的作用。

游泳 一般水的温度比体温要低，皮肤接触到水时，皮肤毛细血管先收缩后舒张，这样可以加快皮肤的血液循环，促进皮肤新陈代谢，皮肤也就更加健康，更加有弹性。同时，游泳时水流和波浪对全身皮肤的摩擦和拍打对皮肤起到特殊的“按摩”作用，可以减缓皮肤的松弛和老化，使皮肤变得光滑有弹性。此外，游泳也能达到减肥的目的。

健美操 健美操是全身肌肉关节协调性最强的一项运动，可以有效增加机体各组织的协调性、增强身体的弹跳能力。

羽毛球 羽毛球运动的力量适中，在羽毛球运动中，眼睛随球运动，尤其是颈部运动的频率比较高，可以有效地活动颈椎，预防治疗颈椎病、腰肌劳损，还可以使颈部皱纹减少。打网球也有同样的效果。

瑜伽 由于做瑜伽运动时皮肤处在完全放松的状态，因此可以加快人体细胞的生长和自身修复，更有利于体内毒素的排出，有祛斑和祛痘的功效。同时，在室外的瑜伽运动可以呼吸新鲜空气，增加血管的含氧量，达到营养肌肤的效果。

仰卧起坐 仰卧起坐可以锻炼腹肌、腰背肌，并和内脏一起运动，从而加速血液循环，促进新陈代谢，对美容有很好的作用。

4.5 四季皮肤保养

4.5.1 春季皮肤保养

1. 春季容易遇到的皮肤问题

①春季尘埃、细菌、真菌等微生物容易附着在面部，引起皮肤过敏。②春季气温升高，皮脂分泌会增加，面疱之类的小痘会变得较活跃。③春季紫外照射加强，易引发色斑。④春天人们的户外活动增多，会引起皮肤缺水和色素沉着。

2. 春季保养皮肤应注意哪些方面

①仔细洗脸，彻底清洁皮肤，特别是外出回来。②户外活动需要做好防晒措施。③生活规律，多摄取含维生素和膳食纤维的食物，避免过量食用高脂肪、高

蛋白和高糖类食品。

4.5.2　夏季皮肤保养

1. 夏季皮肤容易遇到的问题

①夏天，人体新陈代谢较为旺盛。夏季油脂分泌相对增加，油性皮肤的人在此时容易长粉刺，严重的还会产生化脓的症状。②夏季气温较高，人体水分蒸发较快，很多女性就频繁地洗脸以期达到保湿的功效。刚洗完脸时，皮肤会感到滋润，但不会起到保湿的效果，如果洗脸过于频繁，又不注意及时擦干脸上的水珠，那么脸部深层水分也会随着脸表面的水珠一起被蒸发掉。③夏天的时候，女性们都会涂防晒霜，夏天确实需要防晒，但不能涂太多，夏天人们容易出汗，防晒霜涂得太厚会把毛孔堵住，汗液不能及时排出就会在体内堆积。④夏季阳光较强烈，皮肤会变得干燥、粗糙，会有色素沉着。

2. 夏季保养皮肤应注意哪些方面

①饮食方面，夏季应当以清热、化湿、解毒的食物为主，少吃辛辣、油腻的食物，多吃柠檬、苹果、甜瓜、哈密瓜、香蕉、葡萄、梨、卷心菜、柿子、芹菜等水果和蔬菜，以清除体内的热气，减少皮肤病的发生。②加强皮肤清洁，每天都要清洗汗垢及油脂等脸部皮肤分泌物，出汗后要马上洗脸以保持皮肤清洁。如果长了粉刺，不能用手去挤，否则容易导致化脓发炎，甚至会留下瘢痕。③不能用洗脸来代替保湿，建议大家每次洗脸后应及时拍干脸部残留的水分，适当涂抹保湿产品。④注意防晒，外出时一定要做好防晒措施。

4.5.3　秋季皮肤保养

秋季皮肤会遇到的问题：秋天紫外线很强烈，不注意防晒会伤害皮肤；秋季气温下降，雨量减少，空气湿度相对降低，皮肤容易发干、粗糙，秋季也要注意皮肤保湿。

4.5.4　冬季皮肤保养

冬季空气干燥，气温偏低，虽然室内温度较室外高，但室内空气流动性差，使干燥的情形更加严重，易引起皮肤粗糙。冬季皮肤保养重点是防干、防裂。最好做到：①减少用热水洗脸的次数；②注意饮食的调节，多喝水、多吃新鲜蔬菜水果。

4.6　日常生活与美容

正确洗脸　洗脸看似简单，但方式不对也不利于美容。错误的洗脸方式会造成肌肤过敏、暗沉等问题，还会导致毛孔堵塞，增加粉刺。即使用再多保养品，肌肤也无法吸收。洗脸要仔细，不能贪快，不完整的洗脸程序不能完全洗掉藏在角落中的污垢，使之残留于表皮肌肤，引发青春痘或过敏。洗脸时应将洗面乳充分揉至起泡后再使用，未经完全起泡的洗面乳，直接涂在脸上，会增加摩擦作用，伤害肌肤。当洗面乳充分起泡时，里面的空气才能充分带走面部的污垢，再彻底完成清洁。20～25℃温水和皮肤细胞中的水分温度接近，能使脸部毛孔温和地打开，避免污垢残留而造成青春痘。洗脸的水温不宜过高或过低，过高或过低都会使皮肤干燥，久而久之容易产生皱纹。洗脸过多也容易产生皱纹，所以每天洗 2～3 次就够了。

头发护理 女人一半的美丽在头发。头发很多时候是一个人最先被关注的地方。因此，它对一个人整体的美起着重要的衬托作用。头发的营养是通过血液来运输的，如果血液循环减慢、代谢能力减慢，养分的运输自然比较迟缓，此时，头发会出现干裂、易脆的现象。现在很多办公室里都有空调，女性在享受清凉的同时也给头发造成了很大的伤害；另外，由于现代生活节奏紧张，很多女性常常处于高压状态，久而久之造成头部血液循环不畅；空气中的废气污染、悬浮物都会伤害头发；很多女士喜欢染发、烫发，这些都给头发造成了很大的伤害。

那么如何护理头发呢？首先要正确洗头。对于洗头的次数，夏天由于天气炎热、潮湿，头发容易出油，所以一周最好洗 4～5 次，冬季天气寒冷、干燥，每周保持 2～3 次。洗头时水温最好不要超过 40℃，最好接近体温（37℃左右）。选择洗发剂时，要根据自己的发质选择适合自己的类型，一般不要用碱性的，这样容易使头发干燥，头皮坏死。对于干燥发质的保养关键在于保湿。具体方法是洗头后不要急着用毛巾擦干，而是用毛巾包一会，让发根充分吸收水分。烫发、染发对头发的损害是非常严重的，特别是很多染发剂中含有致癌物质，经常染发无疑增加患癌风险，所以尽量少染发、烫发。

注意防晒 阳光中的紫外线会伤害皮肤，脸上斑点大多是由于日晒而引发的老化现象，所以平日应做好以下几点防晒工作。①夏天晴天出门要带太阳伞，阴天出门也要带太阳伞；②避免在上午 11 点至下午 4 点出去，此时阳光中的紫外线最强，对皮肤的伤害最大；③如果暴晒在阳光下，应及时使用防晒产品，而且最好每 2～3 小时使用一次；④如果在户外活动过，无论日晒的程度如何，回去后应及时用温水清洁皮肤，清洁时动作要轻柔，清洁后用冷的毛巾裹在皮肤上，以减轻日晒带来的伤害；⑤如果皮肤被晒红，将冷的西瓜皮敷在晒红的皮肤上，可以镇定、温润皮肤，或者将芦荟磨成汁敷在皮肤上；⑥常吃番茄可防晒伤，番茄富含抗氧化的番茄红素。

告别黑眼圈 黑眼圈让你的双眼充满疲惫，整个人无精打采。首先，生活作息不规律、工作压力大是黑眼圈形成的主要原因；其次，还有眼部肌肤缺水、化妆品清除不彻底及眼部血液循环不畅等问题都会促使黑眼圈的形成。

告别黑眼圈的方法有眼部运动减压法。要避免因长期用眼导致的眼部肌肉疲劳，最好每工作 1 小时，就适当地做一些眼部运动给眼睛减压。一些简单的小动作会让眼睛的疲劳得到及时有效的缓减。眨眼是一个简单有效的小动作。偶尔适当地稍加力度地眨眼，可以减少眼部干涩。上下左右转动眼球可以帮助眼周肌肉运动，舒缓其紧张程度。需要注意的是，在做眼球运动时，要注意呼吸的配合，比如向下转动时呼气，向上转动时吸气。通过远距离、近距离交替看东西，可以缓解长时间近距离看东西引起的眼部紧张。

保护眼睛 很多人的工作都是每天对着电脑，每天要面对电脑 10 小时以上，这样无疑对眼睛伤害很大。那么我们该如何保护眼睛呢？

①极目远望：每工作 1 小时，最好向远处眺望一会，让眼睛休息一下。②闭眼放松：在工作之余休息的时候，可以闭上眼睛，放松心情，让眼睛休息。③多眺望远处的绿色植物，有助于眼睛的放松。④适当地做眼部按摩。

排除毒素 毒素聚集在体内会影响人的肤色，医学上认为，傍晚往往是人体肾脏排毒的关键时候，这时适当的运动能够激发身体的潜力，有效地消除肾脏疲倦。可以选择的运动方式很多，其中效果较好的是双脚抓地运动。首先找个较为干净的地方，脱掉鞋子，全身向上拔的同时，让双脚抓地，坚持 3 分钟。这样可以有效地刺激肾脏穴位，通畅身体内的血液循环，加强肾脏的排毒。

化妆不宜太浓 有人为了掩盖细小的皱纹而拼命的化妆，浓妆会吸去肌肤的水分，加重皱纹。所以化妆宜淡，平时在家最好不要化妆。不要过度依赖化妆品。

减少双手与面部肌肤接触 手上的病菌来源很多，如公交扶手、键盘、手机等。尽量避免用双手托下巴，对皮肤不好。

不要趴着睡 这样会增加衣服对脸部皮肤的摩擦，容易对脸部皮肤造成伤害。

木梳梳头 平时休息的时候对用木梳子梳头，这样可以加快头部血液循环，有利于头发的血液供应。

保护牙齿 饭后或吃水果后最好漱口，以免残留的食物或水果腐蚀牙齿；50℃以上的食物会损伤牙齿，最好不要吃过烫的食物。

避免长期在空调房 空调风会加快皮肤老化，所以在空调房里要注意保湿，并且多喝水。

预防面疱 进入青春期后荷尔蒙分泌旺盛，分泌过多时会堵塞面部毛孔，如果这些皮脂在皮脂腺出口受到细菌感染，会进一步形成面疱；此外，涂上粉底没有洗干净也会引起面疱。预防面疱最好的方法就是仔细洗脸和保持面部清洁；化妆品要及时清洗掉。

早晨洗澡 早上起来洗澡可以加快血液循环，有利于脸部皮肤的血液供应。

睡前喝水 睡前喝一杯白开水，可以使皮肤变得光滑。但不要喝热茶。

保持面部整洁　汗会损伤皮肤，使皮肤变粗糙。所以一旦流汗就要擦干。平时容易流汗的人，在饮食方面也要注意。

适度晒太阳可以美容　中午 11 点到下午 4 点的阳光中紫外线最多，不宜晒太阳，上午 8～10 点和下午 5～7 点可以适度晒晒太阳，有美容效果。

洗澡最好不要用香皂　一般洗澡都用香皂，其实用香皂洗澡，弊大于利，如果你的皮肤是干性，最好不要用香皂洗澡，因为它容易去除皮肤上的油脂保护层，而加快皮肤的衰老。香皂会破坏皮肤表层的角蛋白，使皮肤失去弹性。所以洗澡最好不要用香皂。

生活中的方方面面都可影响人的身体状况，养成良好的生活习惯，既保证了身体健康，又可使人由内而外的散发自然之美，自然美才是真的美，长久的美来自良好的日常生活习惯。

☆思考题☆

1. 试着列举出几种富含维生素 C 的蔬菜和水果。
2. 如何进行科学的身体锻炼？
3. 生活习惯中的美容体现在哪些方面？

参考文献

陈志勇，李健明. 2004. 美容禁忌. 南宁：广西科学技术出版社

李桂英. 2010. 本草纲目中的美容秘方. 北京：中国纺织出版社

刘静贤. 2008. 习惯决定健康. 长沙：湖南科学技术出版社

娜颜如玉. 2011. 中医典籍给女人的美丽健康处方. 北京：中国纺织出版社

孙洁. 2003. 饮食美容装扮. 广州：广东羊城晚报出版社

天舒，丹枫，歌华. 2004. 女性生活秀美容瘦身卷. 哈尔滨：黑龙江人民出版社

昕悦. 2011. 美容常识与禁忌. 北京：中国纺织出版社

闫晓海. 2010. 美容养生食疗方. 北京：中国经济出版社

郑惠文. 2011. 美容养颜就要这样吃. 北京：中国纺织出版社

周毅. 2004. 养生保健的 266 条法则. 北京：大众文艺出版社

第5章

突发疫情，你HOLD住吗？

——关于传染病

由著名导演史蒂文·索德伯格执导的影片《传染病》讲述了一种通过空气与接触传播的新型病毒引起的传染病，几天之内就席卷全球。人一旦感染，先是剧烈的咳嗽，随后高烧不退，接着昏迷、脑出血，最后死亡。医学无法解释和治疗这种新出现的病症，只能任由其肆无忌惮地传播。世界各地的医疗组织争分夺秒的研究病毒的抗体，而普通人则为自我生存做殊死挣扎……当死亡的人数越来越多，病菌更加肆虐，一种末世的情绪笼罩在人们的心头。一位阴谋论记者趁机散布对政府和医疗机构不利的舆论，人们开始歇斯底里地保护自己和家人，社会治安一步一步变得混乱。在医护人员的共同努力下，终于研制出治疗病毒的疫苗，事件得以平息。

看完这部影片，会让人想起2003年暴发的非典疫情，2003年末至2004年初亚洲禽流感的肆虐，给中国及世界带来了极大的冲击和震动，迫使人们产生一种警惕感：频频洗手、戴口罩，看到有人咳嗽赶紧走开，不敢去市场，不敢去人多的地方，多备预防药品，强迫性地囤积食物，宅在家里等防御措施。

21世纪暴发的许多大的传染病，也迫使人们去了解与思考：何为传染病，传染病的类别、特征有哪些，我们又该如何正确地防治传染病，为什么如此多的传染病会日益频发呢？本章将会呈现传染病的相关内容。

5.1 什么是传染病

5.1.1 概念

传染病是由病原体或其产生的毒性物质所致的有传染性的疾病；并且这种病

原体及其毒素是通过感染的人、动物或储存宿主以直接或间接方式，经由作为中介的植物宿主、动物宿主、昆虫或其他环境因素传染给易感宿主或易感人群的。如非典型性肺炎（简称非典，英文缩写为 SARS）的病原体 SARS 病毒，可通过呼吸道感染人而使其患病；埃博拉出血热的病原体埃博拉病毒，通常由体液、黏膜、皮肤等接触感染人或畜。

病原体通常是指能引起宿主疾病的微生物。传染病的病原体种类繁多，包括病毒、细菌、螺旋体、立克次体、支原体、衣原体、螺旋体、真菌、寄生虫等。不同种类和型别的病原体其生物学特性不同，引起病变的机制不同，侵袭的器官或组织也不同。

近年来，不断有新的病原体出现或发现，表 5.1 列出了 1973～2003 年新发现的传染病病原体。

表 5.1　1973～2003 年新发现的传染病病原体

编号	年代	病原体名称	所致疾病或症状
1	1973	轮状病毒	腹泻
2	1974	细小病毒 B16	面部和躯干红斑、再生障碍性贫血
3	1976	隐孢子虫	隐孢子虫病（急慢性腹泻）
4	1977	空肠弯曲菌	空肠弯曲菌肠炎
5	1977	嗜肺军团菌	军团菌病
6	1977	汉坦病毒	流行性出血热
7	1977	丁型肝炎病毒	丁型肝炎
8	1977	埃博拉病毒	埃博拉出血热
9	1980	人嗜 T 细胞病毒（HTLV）Ⅰ型	T 细胞淋巴瘤白血病
10	1981	产外毒素金黄色葡萄球菌（中毒性休克综合征病原菌）	中毒性休克综合征
11	1982	朊病毒	海绵状脑病（疯牛病）
12	1982	人嗜 T 细胞病毒（HTLV）Ⅱ型	毛细胞白血病
13	1982	伯氏疏螺旋体	莱姆病
14	1982	大肠埃希菌 O157：H7	出血性结肠炎
15	1983	幽门螺旋杆菌	胃炎、消化性溃疡、胃癌
16	1983	肺炎衣原体	肺炎衣原体病
17	1983	人类免疫缺陷病病毒（HIV）	艾滋病（AIDS）
18	1984	日本斑点热立克次体	东方斑点热
19	1985	比氏肠胞虫	顽固性腹泻
20	1986	卡曼环孢子球虫	顽固性腹泻
21	1988	人疱疹病毒 6 型	突发性玫瑰疹

续表

编号	年代	病原体名称	所致疾病或症状
22	1988	丙型肝炎病毒	丙型肝炎
23	1989	戊型肝炎病毒	戊型肝炎
24	1989	查菲埃立克体	单核细胞埃立克体病
25	1990	人疱疹病毒7型	发热皮疹及重型NS感染
26	1991	Guanarito 病毒	委内瑞拉出血热
27	1991	脑胞内原虫（*E.cuniculi*）	结膜炎、弥漫性疾病
28	1991	巴贝西虫新种	非典型巴贝西虫病
29	1992	0139群霍乱弧菌	0139霍乱
30	1992	巴尔通体	猫抓病、杆菌性血管瘤病
31	1993	幸诺柏（sin nombre，SN）病毒	急性呼吸窘迫综合征
32	1993	家兔脑胞内原虫	弥漫性疾病
33	1994	人粒细胞埃立克体	人粒细胞埃立克体病
34	1994	Sabia 病毒	巴西出血热
35	1994	马麻疹病毒（*Equine morbilivirus*）	间质性肺炎、无菌性脑膜炎
36	1995	人疱疹病毒8型（HHV-8）	与AIDS卡波西肉瘤相关
37	1995	庚型肝炎病毒	庚型肝炎
38	1996	牛海绵状脑病病毒	牛海绵状脑病，克雅病
39	1997	TT病毒	TT病毒肝炎
40	1997	强致病性禽流感病毒（N5H1）	禽流感
41	1999	尼巴病毒	病毒性脑炎
42	1999	SEN病毒	SEN病毒性肝炎
43	2003	SARS病毒	传染性非典型肺炎（SARS）

近几年，在我国新发现的传染病蜱传立克次体病是人感染西伯利亚立克次体BJ-90亚种，该病是蜱虫叮咬致死的罪魁祸首。

5.1.2 传染病流行的基本条件

传染病的流行必须具备三个基本条件：传染源、传播途径和易感人群。

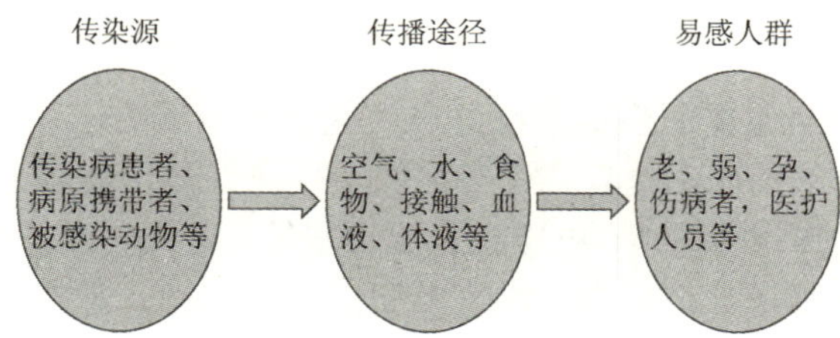

1. 传染源

传染源是指体内有病原体生长、繁殖并能排出病原体的人和动物。具体而言，就是传染病患者、病原携带者和被感染的动物。

1）*传染病患者*　对于大多数传染病，患者是重要的传染源。因为患者体内存在大量病原体，而且患者的部分症状有利于病原体排出，如麻疹、百日咳等一些呼吸道传染病的咳嗽，痢疾、霍乱等一些肠道传染病的腹泻，这些症状都能使易感者增加受感染的机会。另如麻疹、天花、水痘等传染病，患者是唯一的传染源。然而处于不同病期的患者，传染性的强弱也不同，一般在发病期的患者传染性最强，也有许多传染病患者在潜伏期末即表现出传染性。

2）*病原携带者*　病原携带者是指没有任何临床症状但能排出病原体的人，包括病后病原携带者和无症状病原携带者两种。病后病原携带者又称恢复期病原携带者。一般病愈后三个月内仍持续排出病原体的为暂时病原携带者，超过三个月的为慢性病原携带者。例如，在通常情况下，伤寒、痢疾、白喉、流行性脑脊髓膜炎、乙型肝炎等患者，恢复期携带状态持续时间较短，少数可持续较久，个别甚至可持续多年，乃至延续终身。如果对慢性病原携带者管理不善，常会引起疾病暴发或流行。

3）*被感染的动物*　被感染的动物即能传播疾病的动物。在自然状态下，以动物作为传染源传播的疾病，经常也引起人的相关疾病，这类传染性疾病又称为人畜共患病，如狂犬病、布鲁菌病、血吸虫病、钩端螺旋体病、鼠疫等。常见的传染源动物主要有：家畜、野生哺乳动物和鸟类。家畜中常见的动物有：牛、绵羊、山羊、马、驴、骡、骆驼、猪等。我国南方居民日常食用的肉类以猪肉为主，而以猪传播的传染病有：钩端螺旋体病、流行性乙型脑炎、布氏杆菌病、旋毛虫病、绦虫病等。因此在日常生活中，一定要避免食用或接触被感染的病原猪、猪肉。野生哺乳动物主要是啮齿动物，如家鼠能传播鼠疫；此外还有部分的大型哺乳动物，如狼能传播狂犬病、钩端螺旋体病；果子狸携带非典冠状病毒；果蝠、猿猴等野生动物等可传播埃博拉病毒。鸟类可区别为家禽与野禽，家禽中有：鸡、火鸡、鸭、鹅、鸽子等。野禽中发现的有：野鸭、野鸡、鹦鹉、海鸥等。经鸟类传染的病有：流感、流行性乙型脑炎、鹦鹉热、空肠弯曲菌肠炎等。

2. 传播途径

传播途径是指病原体更换宿主在外界环境下所经历的途径，即病原体从传染源排出后、侵入新的易感宿主前，在外界环境中所经历的全部过程。常见的传播途径有空气、水或食物、接触、虫媒和土壤传播等。按人体被感染传染病的途径，也可将其分为经呼吸道、消化道、媒介节肢动物、接触、垂直等传播途径。每一种传染病可通过一种或多种途径传播。

了解常见的传染病的传播途径和传播方式，对我们应对突发的疫情具有非常重要的意义。下面为大家简要地介绍常见的传染病的传播途径（图 5.1）。

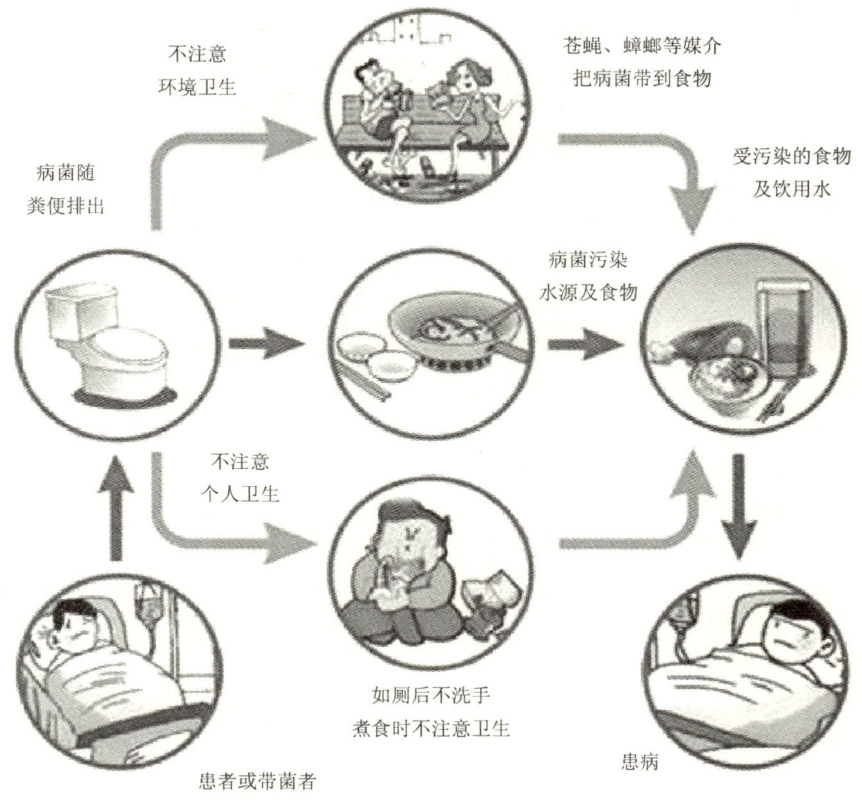

图 5.1　传染病的传播途径

（引自 http://cul.shangdu.com/wikipedia/20120109/280_526174.shtml）

1）空气传播　　空气传播包括飞沫、飞沫核和尘埃等的传播。许多呼吸道传染病的病原体都存在于呼吸道的黏膜表面的黏液中，或纤毛的上皮细胞碎片里，当患者呼吸、大声说话、嚎哭、打鼾、咳嗽、打喷嚏时，就可从鼻咽部喷出大量含病原体的黏液飞沫，飞沫传播的范围仅限于患者或携带者周围的密切接触者；如 SARS、流行性感冒、百日咳等均由此方式传播。一般飞沫只能维持几秒钟，但飞沫核在空气中悬浮的时间较长，能悬浮数小时甚至更长。因为飞沫核是患者排出的飞沫悬浮在空气中，失去表面的水分而剩下的蛋白质和病原体组成的核。现今发病率高的白喉、结核等耐干燥的病原体可通过此方式传播。尘埃则是带病原体的分泌物、较大的飞沫排出时附着在颗粒性物质、衣物、生活用具上，当人们接触或清理用品时就有可能造成呼吸道感染传播。一般能耐干燥的病原体均可经此方式传播，如结核杆菌、炭疽杆菌等。

经空气传播的传染病大部分具季节性升高的特点，常发于冬春交季阶段。一般而言，影响空气传播的因素很多，人口密度、居住条件、饮食、生活习惯、人群的体质、易感人群在人群中的比例等都会影响传染病的传播。

2）水传播　水传播主要有经饮用水和接触疫水传播两种方式。如果某地饮用水源被某种或某几种病原体污染，常会导致该地区的居民都被感染上疾病，而且经水源传播的疾病常呈现出暴发性或流行性的特征。如霍乱、伤寒、细菌性痢疾和甲型肝炎等。对于疫水传播，通常是患者在发病前接触过被病原体感染的水体（疫水），经此种方式传播的常为寄生虫病，如血吸虫病，其病原体主要经皮肤黏膜侵入人体内。一般的接触方式如在疫水水域中游泳、洗澡、捕鱼、收获、抢险救灾等。常呈现地方性或季节性特点，如果大量人群在流行区与疫水接触后，可呈暴发性或流行性特点。

3）食物传播　食物传播有两种情况：一种是食物本身含有病原体，另一种是在不同的条件下食物被病原体污染。

可经食物传播的疾病很多，所有的肠道传染病、部分的寄生虫病和呼吸道疾病均可经食物传播。本身含有病原体的食物，如感染绦虫、囊虫的牛和猪，患炭疽病的牛、羊，患结核或布氏杆菌病的奶牛产的奶，沙门杆菌感染的家畜、家禽和蛋，携带甲型肝炎病毒的毛蚶、牡蛎、蛤、贝壳等水生动物，若食用未煮熟或未经消毒的上述食物，就可被感染。

随着社会的进步，人类生活节奏越来越快，速食食品应运而生，食品加工行业也越来越火。只要进入超市就能见到货架上琳琅满目的包装食品。虽然在一定程度上能有效地节约时间，但是它也凸现了许多弊端。食品在生产、加工、运输、储存与销售的各个环节都有可能被污染而引发传染病。

4）接触传播　接触传播可分为直接传播和间接传播两种方式。直接传播指传染源与易感者接触而未经任何外界因素所造成的传播，如性传播疾病、狂犬病、鼠咬热等都为直接传播的疾病。间接传播是指易感者接触被感染的排泄物或分泌物污染的日常生活用品而造成的传播。被污染的手在间接接触传播中起着特别重要的作用。例如，接触被肠道传染病患者的手污染的食品经口可传播痢疾、伤寒、霍乱、甲型肝炎；被污染的衣服、被褥、帽子可传播疥疮、癣等；儿童玩具、餐具、文具可传播白喉、猩红热；用被污染的毛巾洗脸可传播沙眼、急性出血性结膜炎；便器可传播痢疾、阴道毛滴虫病；动物的皮毛可传播炭疽、布氏杆菌病等。

5）媒介节肢动物传播　媒介节肢动物传播主要是指经节肢动物叮咬、

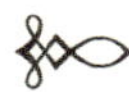

吸血或机械携带而传播的传染病。例如，苍蝇、蟑螂可携带肠道传染病病原体，蟑螂一般只能存活2～5天，它们觅食时接触食物、反吐或随其粪便将病原体排出体外，使食物污染，人们食用被污染的食物后而被感染。吸血节肢动物叮咬立克次体病、病毒病、原虫病的宿主，使病原体随宿主的血液进入节肢动物肠腔或体腔内；经过发育及（或）繁殖后，才能感染易感者。病原体在节肢动物体内有的经过繁殖，如流行性乙型脑炎病毒在蚊体内；有的经过发育，如丝虫病的微丝蚴在蚊体内数量上不增加，但需要经过一定的发育阶段；有的既经发育又经繁殖，如疟原虫的雌雄配子在按蚊体内经发育完全后，完成受精作用形成合子，这样才能感染易感者。经吸血节肢动物传播的疾病，除鼠疫、疟疾、丝虫病、流行性乙型脑炎、登革热等疾病外，还包括200多种虫媒病毒传染病。同时该类传染病暴发常与动物孳生条件和繁殖季节的影响有关，故具一定的地区性和季节性。如暴雨后蚊虫增加导致疟疾暴发，冬天不能勤洗澡换衣，集体生活人群中易引起斑疹伤寒暴发。

6）垂直传播　　垂直传播是指在怀孕期孕妇将病原体传给胎儿的传播方式，此传播方式是在孕妇与胎儿两代之间传播的。如经胎盘传播，受感染的孕妇经胎盘血液使胎儿受感染，可经此途径传播的病原体有：风疹、乙型肝炎、腮腺炎、麻疹、水痘、巨细胞病毒感染及虫媒病毒感染、梅毒等病的病原体。如果病原体经孕妇阴道通过子宫颈口到达绒毛膜或胎盘引起胎儿感染，即会形成上行性传播，葡萄球菌、链球菌、大肠杆菌、肺炎球菌及白色念珠菌等感染都可形成上行性传播。若胎儿从无菌的羊膜腔经母亲严重污染的产道时，胎儿的皮肤、呼吸道、肠道均存在受病原体感染的可能。如孕妇产道被淋球菌、结膜炎包涵体及疱疹病毒等感染时，则有可能导致胎儿相应的感染。

7）其他传播　　其他传播如经血液、体液传播等。埃博拉病毒可通过接触被感染的人或者动物血液、分泌物、器官或者其他体液传播，艾滋病可通过血液传播。病原体如何从传染源传播到易感人群的过程在不同的传染病发生发展过程中差异很大，有些传染病具有多种传播途径。如霍乱等腹泻病主要是通过接触或食用了受污染的水源或食物而传播，结核病等呼吸道传染病也可通过空气等途径传播。

3. 易感人群

易感人群是指对病原体缺乏抵抗力，若接触病原体后可能会受到感染或发病的人群。一般为老、弱、病、孕妇、伤病员、医护人员等。如果人群的易感性高，就为传染病的暴发或流行准备了条件。影响人群易感性升高的因素有：新生儿人口增加、免疫人口死亡、人群的免疫力低下或是有易感人群的迁入。

5.2 种类及特征

5.2.1 传染病的种类

《中华人民共和国传染病防治法》规定管理的传染病，根据其暴发、流行情况和危害程度，分甲类、乙类、丙类三类。

（1）甲类传染病：鼠疫、霍乱两种。

（2）乙类传染病：传染性非典型肺炎、艾滋病、病毒性肝炎、脊髓灰质炎、人感染高致病性禽流感、麻疹、流行性出血热、狂犬病、流行性乙型脑炎、登革热、炭疽、细菌性和阿米巴性痢疾、肺结核、伤寒和副伤寒、流行性脑脊髓膜炎、百日咳、白喉、新生儿破伤风、猩红热、布鲁氏菌病、淋病、梅毒、钩端螺旋体病、血吸虫病、疟疾。

（3）丙类传染病：流行性感冒、流行性腮腺炎、风疹、急性出血性结膜炎、麻风病、流行性和地方性斑疹伤寒、黑热病、包虫病、丝虫病，除霍乱、细菌性和阿米巴性痢疾、伤寒和副伤寒以外的感染性腹泻病、手足口病。

5.2.2 传染病的基本特征

1. 传染性

任何传染病都有一定的传染性。例如，自 2014 年 2 月开始暴发于西非的埃博拉病毒疫情，在短短几个月的时间内，就波及几内亚、利比里亚、塞拉利昂、尼日利亚四个国家，并且首次超出边远的丛林村庄，蔓延至人口密集的大城市；据俄罗斯之声 11 月 27 日报道，世界卫生组织（WHO）当天宣布，埃博拉病毒致死数已超过 5600 人，此外，还有 1.6 万人被感染，世界卫生组织同时指出，实际死亡人数可能远远超出其公布的数字，目前还无法获得该病毒传播的全部信息。

若传染病在发病初期没有得到有效的防治，尤其是急性传染病，一暴发就犹如洪水决堤般的势态向前发展，一发不可收拾。然而易混淆我们视觉的是一些严重的慢性传染病，因为它们传播较慢、患者在人群中的比例较少，直至它们出现暴发流行或病死率较高时才引起人们的注意，对社会有较大影响，如同星火燎原，这类疾病在目前有很多已经很严重，如艾滋病、甲型肝炎、幽门螺杆菌病、丙型肝炎等都造成了极大的负担。

2. 突发性

大部分的传染病疫情暴发都具有突发性，变化快，而且在灾害和社会动乱时，极易暴发流行。公元前 430 年，雅典暴发瘟疫，城邦 1/4 的人被夺走了生命，结果导致雅典霸业急剧衰落。公元 165～180 年，天花（图 5.2）的流行席卷罗马，导致约 2500 万人感染死亡。1347～1351 年，黑死病横扫欧洲，约有 2400 万人罹难，当时几乎是欧洲总人口的 1/4～1/3。1957～1958 年，亚洲流感的世界大流行，造成至少 100 万人死亡。1968～1969 年暴发的香港流感，至少波及 55 个国家与地区，造成全球 150 万～200 万人死亡。

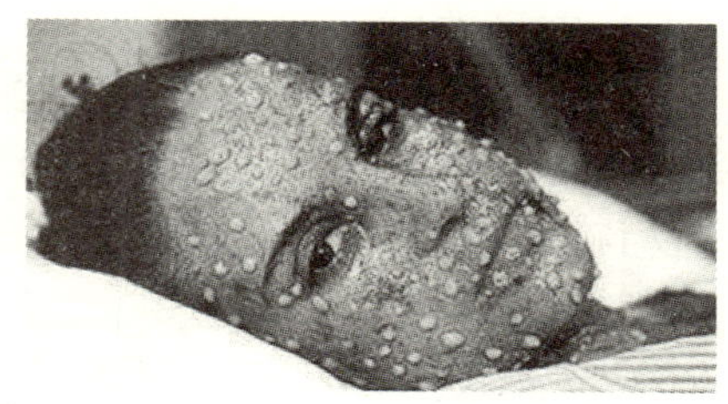

图 5.2　天花患者

（引自 http://tieba.baidu.com/p/1817329607?pn=1）

3. 地域分布性和人群分布性

许多传染病的暴发都呈现出一定的地域分布性，一些疾病也常发于特定的人群中。通常通过食物传播或水源传播的传染病，大多呈现出地域性暴发的特征，如霍乱、鼠疫等。但是随着人类文明的发展，人类各类商业、文化交流等活动的日益增加，疾病的传播速度也在与时俱进。霍乱最早的故乡是印度恒河三角洲地区，在 2000 多年前，这里由于地理和交通条件的限制，印度与世界各国相对隔绝，霍乱的传播速度较慢，直到 19 世纪初，也仅限于东南亚次大陆，直到世界贸易的进一步发展，各国人员的交流日益频繁，霍乱才肆无忌惮地蔓延，在短短的 100 多年间，就暴发了 6 次世界性的霍乱大流行。

传染病的地域暴发性在一定程度上也决定了人群的分布性，一般暴发疫情的地区被感染的人群分布更密集；此外，免疫力低下的人群，如儿童、青少年、孕妇、老、弱、病者易被感染；人群的易感程度也存在基因差异和职业差异。疟疾是一种被疟原虫感染而患病的疾病，正常人被携带有疟原虫的蚊子叮咬后即可感染疟疾，而因基因突变患镰刀形贫血病（图 5.3）的人被感染后则不会患疟疾。也有一些传染病与患者从事的职业息息相关，如肺炎、肝炎、梅毒、淋病等。

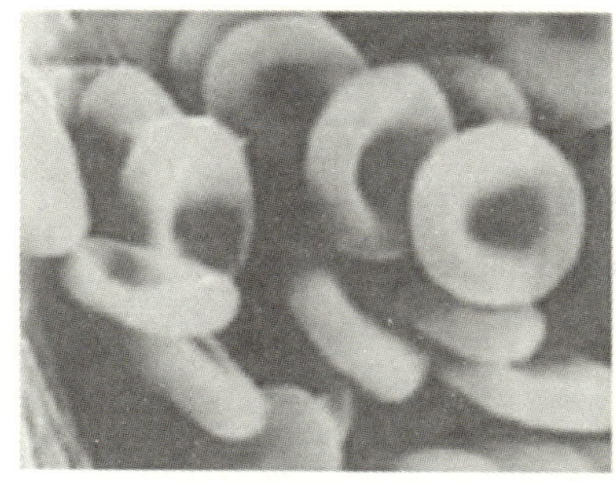

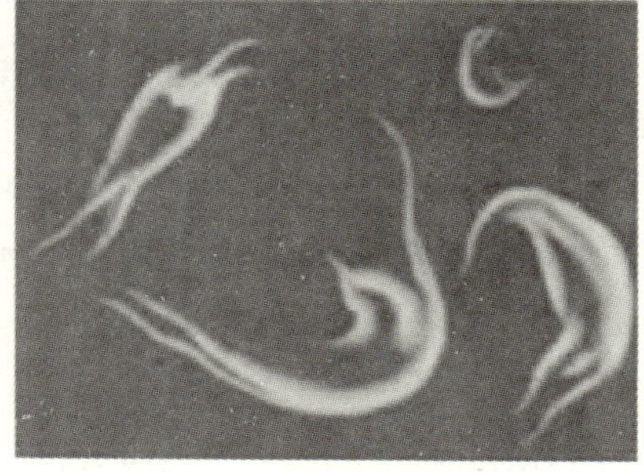

图 5.3　正常红细胞和镰刀形贫血症红细胞

（引自 http://www.qiyeku.com/xinwen494142.html）

4. 季节性

部分传染病呈季节性暴发。这主要是受温度、光照、风向等条件的影响。例如，流感常发于冬春季，夏秋季节零星发生；疟疾的发生必须经蚊子叮咬传播，所以其急性患者仅会出现在较炎热的季节。

5. 症状表现

大多数传染病的主要症状特点有：食欲不振、腹泻、发热、盗汗、头疼、咳嗽、精神萎靡、乏力、行动缓慢等。

5.3 预防和就诊指南

5.3.1 流行过程

传染病的流行必须具备三个基本条件，即传染源、传播途径与易感染人群。这三个环节相互依赖、相互联系，缺少其中任何一个环节，传染病的流行就不会发生（图 5.4）。例如，流行性乙型脑炎，经蚊叮咬传播，使正常人被感染。

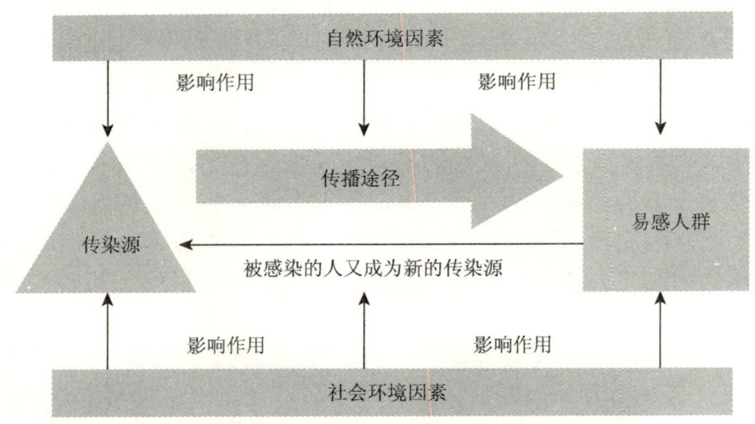

图 5.4 传染病的流行过程

（引自 http://jw.nju.edu.cn/jk/content/chapter6/lesson8/ch6b1.htm）

5.3.2 预防措施

在日常生活中我们常被告诫“细节决定成败”，其实不光是为人处世要如此，对于传染病的预防也应如此，大部分传染病的暴发都与我们的生活习惯息息相关，所以我们有必要注重养成良好的生活习惯，以益于自己、家人、朋友的健康。

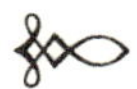

对于常见的传染病的防治，分未发生与已发生传染病两种情况，其分别的措施与注意事项如下。

1. 未发生传染病

（1）规范个人正常的生活习惯。讲究个人卫生，培养良好的卫生习惯，如饭前便后洗手、不随地吐痰、不乱扔垃圾、科学地锻炼身体、合理饮食、不喝生水、不随意生吃瓜果、肉类、水产品等。

（2）注意维持一个健康的居住和工作环境。常整理衣物，换洗家具用品；经常开窗通风透气，并且定期对室内进行消毒处理，经常对餐具消毒；定期开展灭蚊、灭鼠、灭虫及清除卫生死角的工作。

（3）自觉进行预防接种。如注射天花疫苗、乙肝疫苗，防止被该类病毒感染而患病。

（4）多了解、学习一些常见的传染病防治的知识，提高自身的防护意识。

2. 已发生传染病

1）控制传染源　当一种传染病暴发时，对于传染病防御工作者的首要任务是第一时间发现并立即采取措施控制传染源。控制传染源的措施：隔离患者，防止疫情的进一步扩散，对于甲类传染病，必须隔离其接触的医务工作者及其他与患者有接触的对象，必须对其进行严格的医学观察，同时还需限制行动自由，在指定的地点进行留验；对疫源区进行消毒、疫源排查处理，如改善农村的卫生条件，厕所的设置和粪便、污水、污物的管理。

2）切断传播途径　包括大家熟知的保持通风、勤洗手、戴口罩、不吃被污染的食物、不喝污染的水，医务人员和研究人员应管理好医疗器械、病原体等；对艾滋病等性传播疾病的预防则是洁身自好、避免不安全的性行为，使用一次性针头、不到不正规的机构进行献血或非法采血；对通过蚊虫传播的疾病则要注意消除蚊虫，常灭蚊、灭蝇、灭虫；对通过动物传播的疾病，应及时对潜在的感染、携带病原体的动物进行集中处理等。

3）降低人群的易感度　对于降低人体的易感度的实质就是提高机体的免疫能力。主要可通过注射疫苗，进行药物预防；同时也应增强锻炼，增强体质，以提高机体的免疫力。

4）加强疫情的检测和信息的沟通　主要针对医务工作者和研究者，当疫情发生时，应及时处理疫况，并向上一级医疗机构报送情况，积极配合上级机构的工作安排，管理好患者和接触者；努力控制疫情的传播，使患者得到及时和最好的治疗。

5.3.3 治疗手段和费用

在传染病暴发期间，作为非医疗人员，我们也可能成为患者、疑病患者、患者家属和负责人等，所以我们有权利和义务去知悉与疾病治疗相关事宜。

1. 常规治疗手段

常规的治疗手段：补液，使用抗生素、抗病毒药物、激素等，注射疫苗。

1）补液　　补液是疾病治疗过程中最基本而重要的治疗手段，包括口服补液和静脉补液。应用原则为能口服补液，就不静脉补液。目前临床使用的口服补液盐是非常完善的配方，有利于各种营养物质的吸收且价廉，没有毒性作用。一般只有在患者难以口服补液或口服不足的情况下才能选择静脉补液。静脉补液的缺点有继发感染、输液反应、输液成分和量的掌握更复杂、费用更高等。补液的液体可分为营养液、无机盐、治疗药物等。例如，因感染霍乱、菌痢等肠道传染病而致严重呕吐、腹泻，以致机体脱水、水盐失衡，甚至休克的患者，应及时合理足量补液，纠正水、电解质失衡及酸中毒。

2）抗生素　　抗生素的使用必须严谨，严格参照其使用原则：可用可不用的，选择不用；可口服给药，可静脉给药的，选择口服；可低级可高级的，选择低级；能使用窄谱抗生素的，不用广谱抗生素；能使用单类药物的，不联合用药。目前，世界各国都存在滥用、误用抗生素的现象，而我国是全球抗生素滥用最严重的国家之一。国家卫生部数据显示，中国已成为世界第一抗生素使用“超级大国”，平均每年每人要“挂 8 瓶水”，是国际平均水平的 3 倍，发达国家的 10 倍。全国每年有 8 万人直接或间接死于滥用抗生素，滥用抗生素所造成的病菌耐药性的严重后果，更是无法估量。我国每年因抗生素滥用导致 800 亿元医疗费用空耗，而研制一个新抗生素大约需要 10 年，细菌产生耐药菌素却在两年之内，未来呈无药可治的可怕趋势。

抗生素以前被称为抗菌素，事实上它不仅能杀灭细菌，而且对霉菌、支原体、衣原体等其他致病微生物也有良好的抑制和杀灭作用，近年来通常将抗菌素改称为抗生素。抗生素的抑菌或杀菌作用，主要是针对细菌有而人（或其他高等动植物）没有的机制进行杀伤。

从 1910 年埃尔利希发明阿斯凡纳明算起，到 2005 年，抗生素家族成员已经增加到 133 个，它们都为人类征服疾病做出了巨大的贡献。然而随着人们越来越广泛地使用抗生素，抗生素所带来的危害也不少。

（1）药物不良反应。抗生素进入人体后，发挥治疗作用的同时，也会引起不良反应。药物越多，引起不良反应的机会就越高。抗生素的种类比较多，引起的不良反应或者是严重的不良反应涉及身体的每一个系统。有报道称，我国 7 岁以下儿童因为不合理使用抗生素造成耳聋的数量多达 30 万，占总体聋哑儿童的比例高达 30%～40%。

（2）使细菌产生耐药性。当药物作用于细菌时，细菌会自卫、防御、反击，最后的结果就是对抗生素产生抵抗力，也就是产生了耐药性。例如，结核病是结

 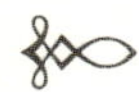

核杆菌引起的传染病，很多年前结核杆菌对抗生素很敏感，结核病控制得非常好。但是，现在耐药的结核杆菌多了，治疗起来非常棘手，这不但引起死亡率的增加，同时也增加了治疗成本，造成严重的社会负担。

（3）引起菌群失调二重感染。在人体的开放部位，如皮肤、肠道、鼻咽部、口腔等，存在着许多不同种类的细菌，在正常情况下，相互制约处于一个平衡状态，人体对这种状态是适应的，不会发生疾病，但当长期使用某种抗生素后，其中的某类细菌被杀死，而另外的细菌在没有制约的情况下，就会大量繁殖、生长，引起人体的感染，这种感染也叫二重感染。

3）*抗病毒药物*　　抗病毒药物是指一些具有抑制病毒的药物。对病毒性传染病的防治也存在滥用药物的情况，目前并没有特效的杀病毒药物，现有的抗病毒药物均不能彻底地消灭体内的病毒，同时其毒性作用相对比较大，因此，医务工作者用药时要有针对性，不可滥用、误用。

4）*激素*　　在传染病的治疗中，激素有两方面的作用：一是抑制局部炎症反应，减轻症状；二是降低机体免疫力，如糖皮质激素能抑制感染性炎症，减轻充血、降低毛细血管的通透性，抑制炎症细胞向炎症部位移动，抑制吞噬细胞的功能，抑制炎症后组织损伤的修复等。虽然激素在传染病的防治中起着重要的作用，但是也必须慎用；使用时必须考虑适应证、时机、剂量、疗程等因素。如果长期大量外用激素类外用药，可造成多种皮肤疾病；较长时间或短时间大剂量注射或内服激素，可对肾脏造成损害，如加重肾小球疾病蛋白尿、加重肾小球硬化、易致肾钙化或肾结石，诱发或加重肾脏感染性疾病、引起低钾性肾病与多囊性肾病等。较长时间给予较大剂量的激素还会引起机体糖、蛋白质、脂肪及水电解质等一系列物质代谢紊乱与体温调节紊乱，会破坏机体的防卫系统和抑制免疫反应能力，严重抑制下丘脑—垂体—肾上腺轴，进而可引起一系列更严重的副作用和并发症，有些并发症可以直接威胁到患者的生命。

5）*疫苗*　　疫苗是目前人类可以彻底控制某一传染病的唯一武器。自 200 多年前牛痘疫苗的发明到今，全球疫苗市场的发展迅速，疫苗的种类十分繁多。我国法定接种的传染病疫苗现有 14 种，包括儿童常规接种疫苗和重点人群接种疫苗。免疫接种在减少儿童传染病的发生、减少死亡、增加人均寿命等方面起重要的作用。免疫计划从 1978 年实施至 2009 年，共减少了麻疹、百日咳、白喉、脊髓灰质炎、结核、破伤风 6 种疾病人数约 3 亿人。减少死亡 400 万人，减少住院费用 400 多亿元。

2. 诊断思路

诊断思路如图 5.5 所示。

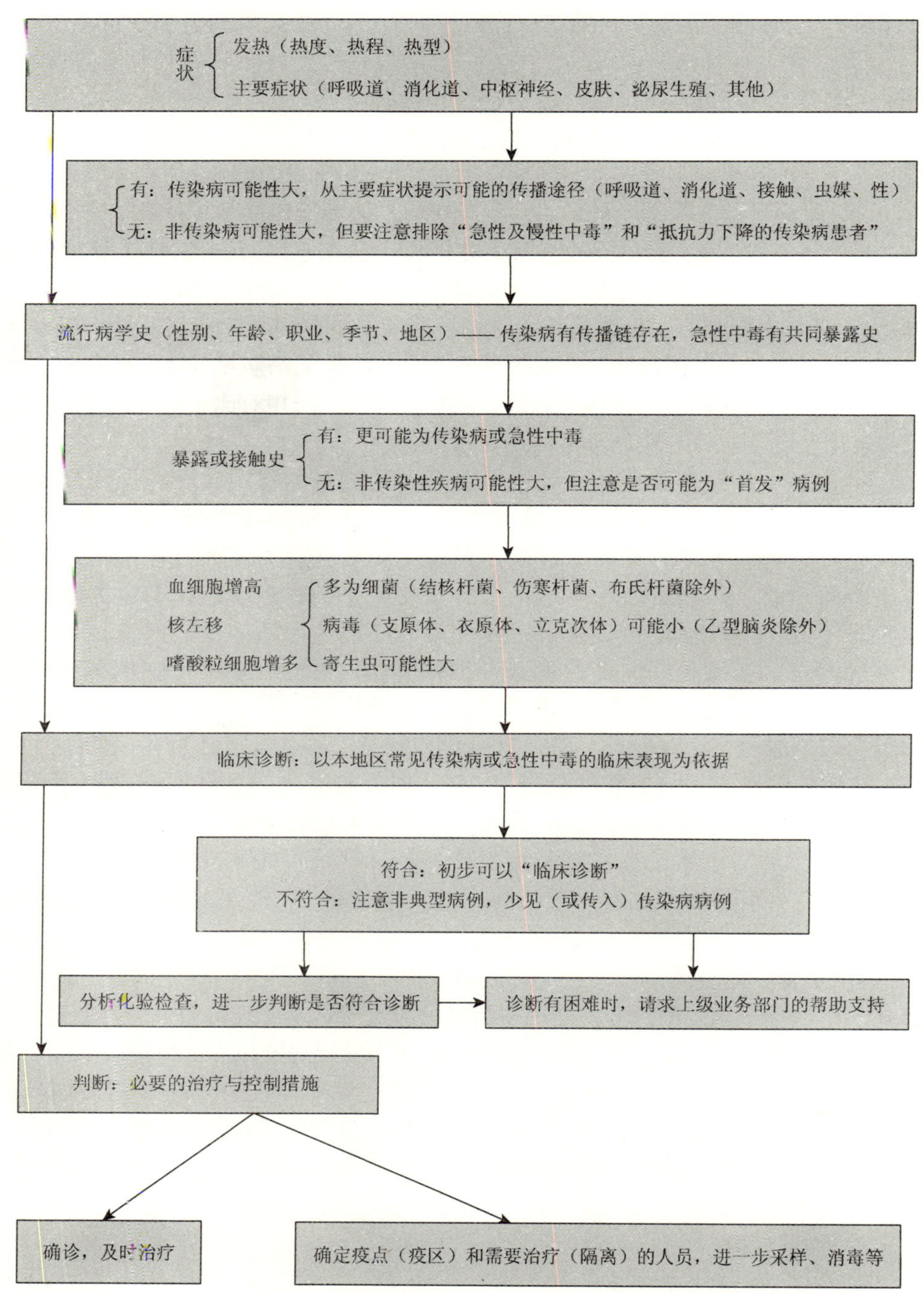

图 5.5　传染病与急性中毒的诊断思路

 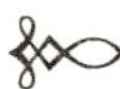

3. 医疗水平和国家政策

现在，对于传染病治疗费用，我国仍然是以患者自身负担为主，只有属于特别贫困或无业人口的患者，才由政府有关部门给予救济补助。《中华人民共和国传染病防治法》规定对患有特定传染病的困难人群实行医疗救助。法定实行医疗救治减免医疗费用的病种有结核病、艾滋病、非典等，困难人群主要涉及城镇失业工人、农村居民（含进城务工农民）、学生、城镇未参保的困难群众等。关于艾滋病防治工作，按照中央领导的指示，卫生部会同有关部门研究提出了对农民和城市中经济困难的艾滋病患者免费发放抗病毒药物、在重点地区实行免费匿名检测、免费实行母婴筛查和阻断，对艾滋病患者的孤儿免收上学费用，对经济困难的艾滋病患者给予经济救助的“四免一关怀”政策。对城乡困难患者进行重点救助，救治费用的补助由同级财政负担，上级财政对负担较重的地区要给予适当补助，省级财政要切实负起责任。

目前，中央政府和许多省市政府都设立了专项基金用于大型传染病的防治工作。“十一五”期间，我国传染病防治专项投入总经费约 34 亿元，其中中央财政投入约 30 亿元，其他渠道投入累计超过 4 亿元，主要用于艾滋病、结核病、病毒性肝炎等大型传染病的研究与防治。

5.4 常见传染病简介

5.4.1 病毒性肝炎

病毒性肝炎是由嗜肝性病毒（图 5.6）侵入肝脏而引发的肝炎。人类至少已发现了 8 种，其中的甲型、乙型、丙型、戊型肝炎病毒均可引起急性重型肝炎，死亡率较高。

1. 病毒性肝炎患者的常见症状

①发热。如甲型肝炎在发病初期常发热，并伴有咽部不适、鼻塞等症状，常容易被误诊为感冒。②乏力。这是病毒性肝炎发病的常见症状之一，但轻重程度不同，有的仅感觉体力不如以前，有的则四肢酸软，严重者浑身无力，只想躺在床上（慢性肝炎患者的常见症状）。③食欲不振。患者食欲下降，厌食油腻，食量下降等。④恶心呕吐。大多先有恶心，再有呕吐，也有患者只有恶心，无呕吐。⑤腹痛腹胀。主

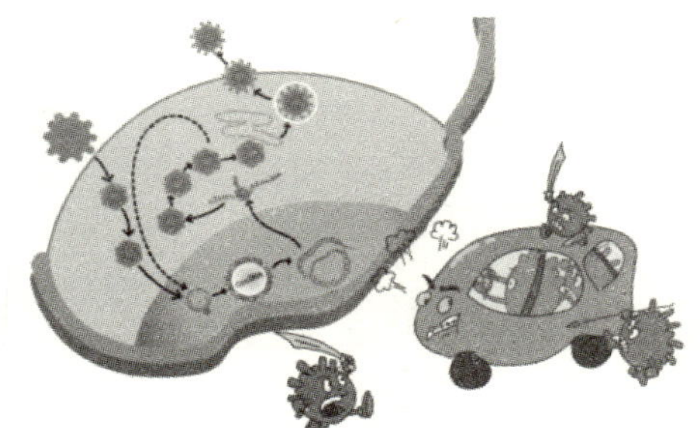

图 5.6 肝炎病毒

（引自 http://www.kansp.com/zixun/zonghe/2014/1013/168892.html）

要表现为右上腹疼痛，多呈持续性；阵发性的绞痛，常常由胆系病变或肠道痉挛引起；腹胀，有的是因肠道功能紊乱、消化不良引起，也有可能是腹水所致。⑥黄疸。⑦肝脾肿大。乙肝患者的主要临床表现为肝区疼痛、肝脏肿大、肝功能异常，有的出现黄疸。

2. 危害性

一般的病毒性肝炎患者只要及时治疗，其发展成慢性肝炎、肝硬化的概率微乎其微。特别是甲型和戊型肝炎经过一段时间后就会自然痊愈。只有被感染了乙肝病毒才有可能转化为慢性肝炎、肝硬化。但并不等于患上乙肝就会得慢性肝炎、肝硬化。事实上，在患急性乙肝的患者中，只有 15%左右的患者会转为慢性肝炎。若慢性肝炎治疗不当或未得到及时治疗，就会向肝硬化发展。丙型肝炎与乙型肝炎相似，但丙型比乙型更容易慢性化，发展成肝硬化的比例也比乙肝高。与此不同的是甲型肝炎感染不会造成慢性肝病，也很少致命，但会出现使人衰弱的症状，并可引致高死亡率重型肝炎（急性肝衰竭）。例如，1988 年在上海发生的流行疫情影响了大约 30 万人。据世界卫生组织估计，每年有 140 万甲型肝炎新发病例。

3. 并发症

病毒性肝炎患者常出现的并发症：肝性脑病、脑水肿、出血、肝肾综合征等。

4. 防治措施

1）养成良好的生活习惯　消除蚊蝇，妥善保管食物，不生吃蔬菜和贝类食品，不喝生水，注意卫生，不随处大小便，到正规医务机构接受输血或注射药物，必须切断母婴、血液、性接触传播途径。

2)注意餐具的清洁与消毒　乙肝病毒对热的抵抗力较强，其在 60℃的条件下经 1 小时仍有生命力，不过煮沸 15～20 分钟却可将其完全杀灭，因此，应定期将餐具用沸水煮 15～20 分钟进行消毒处理。对于室内、疫病区等的消毒，可以用 0.3%～0.5%的过氧乙酸、3%的漂白粉喷洒(图 5.7)。

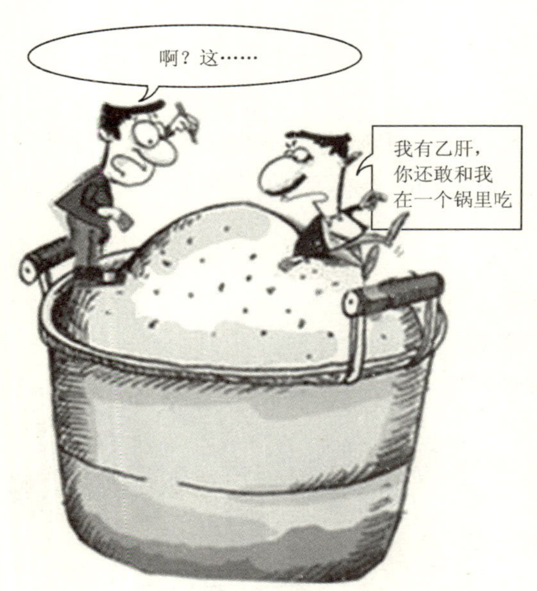

图 5.7　乙肝会通过餐具传染吗？

（引自 http://www.baike.com/wiki/病毒性肝炎）

3）预防接种　注射相应的肝炎疫苗，如乙肝疫苗。

4）及时就诊　对疫区的人群

尽快接种疫苗，对一经确认的患者应马上隔离，对周围接触人群进行病原学检查，防止暴发流行，对患者所用过的器具、衣物要进行及时消毒。

5）饮食平衡，作息有序　　日常饮食要丰富、多样化，以维持肝脏正常的代谢、合成和解毒功能，如果饮食单一或营养不良都会使肝脏受损，给病毒的入侵造成可乘之机；适当参加劳动和体育运动提高机体的免疫力；要戒烟少饮酒，勿过度疲劳，合理安排作息时间，使机体保持正常的免疫力。

6）健康教育，卫生宣传

【案例】

1988年1月，上海暴发甲肝大流行，据当时市卫生防疫站统计，从1月19日开始发病人数与日俱增，到2月1日，日发病量最高达19 013例。流行期间的1月30日至2月14日，每天发病人数均超过1万例。截至5月13日，共有310 746人患病，其中31人死亡。到3月才基本控制疫情，4月后发病率才逐日下降。此次急性肝炎暴发流行的特点：来势凶猛、发病多、分布集中，发病者多为青壮年，且大部分患者都有食用毛蚶史，销售毛蚶多的地区发病多。大部分患者的谷丙转氨酶指数在1000以上，并有70%的患者伴有黄疸。在甲肝流行期间，上海市的人民的生活、生产等社会活动基本停止，交通、商业交往等社会秩序几近混乱。同时，甲肝流行后，为了防止疾病的继续蔓延，政府和各部门、各单位投入大量的人力、物力、财力，给人民和生活都造成了巨大的物质损失。上海甲肝大流行的主要原因是市民生食了来自江苏省启东县被污染的带有甲肝病毒的不洁毛蚶，以及某些市民不良的饮食卫生习惯。

5.4.2 艾滋病

获得性免疫缺陷综合征（acquired immunodeficiency syndrome，AIDS），简称艾滋病，是由人类免疫缺陷病毒（human immunodeficiency virus，HIV）感染所引起的以全身性严重免疫缺陷为主要特征的致命性传染病。本病传播迅速、发病缓慢、病死率极高。AIDS的潜伏期为2～10年。总死亡率几乎为100%，90%在诊断后两年内死亡。HIV由皮肤、黏膜的创口及针孔进入人体血液，HIV攻击体内的免疫细胞，在HIV直接和间接作用下，免疫细胞功能受损及大量被破坏，致使细胞免疫缺陷，使机体的免疫平衡被破坏，从而使人体逐渐丧失抵御感染和疾病的能力，以致机体并发多种机会性感染和恶性肿瘤，直至最终死亡（图5.8）。

1. 传播途径

HIV很脆弱，可被一般的消毒剂和清洁剂所灭活，病毒在干燥环境不能存活，

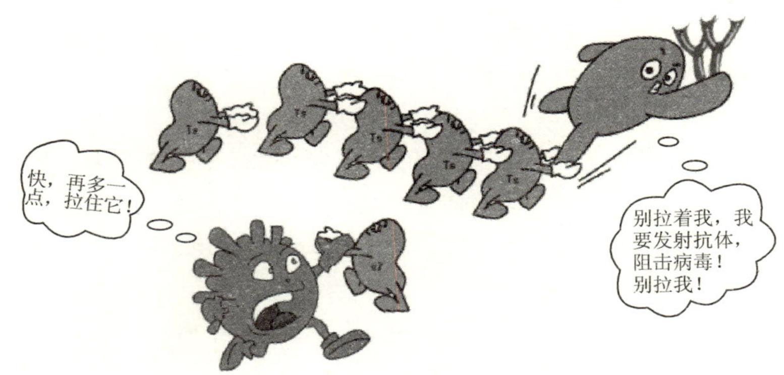

图 5.8　艾滋病病毒攻击免疫细胞

（引自 http://www.0851gbw.com/ganyan/3328.html）

因此限制了 HIV 的传播方式，一般不经食物、水、昆虫或无意接触而传播。HIV 主要存在于患者的血液、精液、阴道分泌物、皮肤黏膜破损或炎症溃疡的渗出液里，具有很强的传染性；乳汁也含病毒，有传染性。唾液、泪水、汗液和尿液中也能发现病毒，但很少且传染性不大。

艾滋病主要通过以下三条途径传播（图 5.9）。

图 5.9　艾滋病的传播途径

（引自 http://aids.h.baike.com/article-110995.html）

（1）性传播。流行病学资料表明，HIV 的传播 70%通过性途径。包括同性及异性之间的性接触。艾滋病感染者的精液或阴道分泌物中有大量的病毒，在性活动时，由于性交部位的摩擦，很容易造成生殖器黏膜的细微破损，这时，病毒就会乘虚而入，进入未感染者的血液中。

（2）血液传播是感染艾滋病最直接的途径。输入被病毒污染的血液或血液制品，使用了被 HIV 污染而又未经严格消毒的注射器、针灸针、拔牙工具，都是十分危险的。同时，如果与艾滋病病毒感染者共用其他医疗器械（如一支未消毒的注射器）或生活用具（如与感染者共用牙刷、剃刀）也可能经破损处传染。另外，注射器和针头消毒不彻底或不消毒，特别是儿童预防注射未做到一人一针一管危险更大；口腔科器械、接生器械、外科手术器械、吸毒、针刺治疗用针消毒不严密或不消毒；理发、美容（如文眉、穿耳）、文身等的刀具、针具、浴室的修脚刀不消毒；和他人共用刮脸刀、剃须刀或共用牙刷；输用未经艾滋病病毒抗体检查的供血者的血或血液制品，以及类似情况下的输骨髓和器官移植；救护流血的伤员时，救护者本身破损的皮肤接触伤员的血液（图 5.10）。

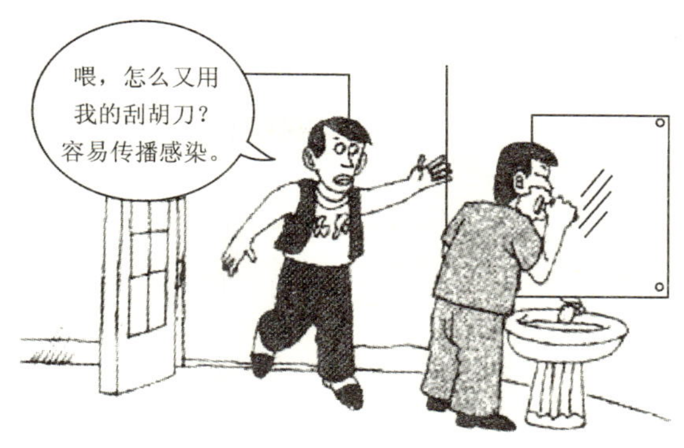

图 5.10　血液传播艾滋病病毒

（引自 http://tag.120ask.com/jingyan/81wvu5crx3wvaobtne.html）

（3）母婴传播也称产期传播，即感染了 HIV 的母亲在妊娠、分娩过程中及产后不久都可能将 HIV 传染给了胎儿或婴儿。如果母亲是艾滋病感染者，那么她很有可能会在怀孕、分娩时通过产道或是通过母乳喂养使她的孩子受到感染。根据 2011 年的数据，这些儿童多数生活在南撒哈拉非洲，由艾滋病病毒阳性的母亲在妊娠、分娩或母乳喂养期间使其发生感染。每天有 900 多名儿童新感染艾滋病病毒。

（4）其他途径如器官移植、医务人员的职业性感染等。

2. 常见症状

发病初期的主要症状：长期发热、疲乏、盗汗、消瘦、身体各部位出现淋巴结慢性肿大。随着病期的发展，患者可出现不明原因的渐进性消瘦、乏力，继发机会性感染，如肺孢子虫肺炎、卡波济氏肉瘤、念珠病菌、肺结核、细菌性肺炎、同形孢子球虫病、隐孢子虫病等。艾滋病后期发病快、死亡快。目前尚无有效的根治方法。患者一旦发病就要承受巨大的痛苦，周身溃烂、疼痛难忍、筋疲力尽、枯瘦如柴。同时，可能受到家人和社会的嫌弃和歧视，在精神上承受巨大的压力。

3. 危害性

艾滋病病毒是世界上主要的传染病杀手，根据世卫组织和联合国艾滋病规划署的估计，截至 2012 年底，约有 3530 万艾滋病病毒感染者。同年，约 230 万人新感染了艾滋病病毒，160 万人死于艾滋病。艾滋病不仅吞噬人类的生命，而且对一个国家、民族、社会、经济的长远发展都产生了巨大的影响。近些年，全球每年直接用于艾滋病的经费约 50 亿美元，间接损失则是其 10 倍。而在未来的几年间，因艾滋病的流行，全世界每年将要付出 5000 亿美元的代价。艾滋病对一些发展中国家的经济带来的了近乎毁灭性的重创。乌干达，发展落后的非洲国家，因为国内 1/3 的劳动力是艾滋病病毒感染者，国民生产总值已下降了 30%；泰国，由于艾滋病的严重流行，专家估计，其经济损失达 85 亿泰铢，国内生产总值将降低 20%。并且感染艾滋病的人平均寿命从原来的 60 岁左右减少到了 30 多岁，严重影响了世界发展中国家（如乌干达、刚果、肯尼亚、津巴布韦等非洲国家）的社会稳定和经济文化的发展，威胁到这些国家和民族的生存和繁衍。

4. 并发症

（1）肺孢子虫肺炎。卡氏肺孢子虫在患者的肺组织内大量繁殖，充满肺泡，从而引发肺炎，其病症主要有体重减轻、呼吸短促、干咳、呼吸困难，最终患者因缺氧而死。

（2）肺结核。每年约 25 万艾滋病病毒感染者死于结核病。结核病是非洲艾滋病病毒感染者的头号杀手，也是全球艾滋病病毒感染者的主要死因。在 2010 年，有 35 万多名艾滋病病毒感染者死于结核病，是该年艾滋病死亡病例（估计有 180 万）的 1/5。在 2011 年，约有 43 万名艾滋病病毒感染者死于结核病，占该年 170 万艾滋病死亡病例的 1/4。同时患有艾滋病和结核病的大多数人居住在南撒哈拉非洲（约占全世界病例数的 79%）。

（3）卡波济氏肉瘤是一种罕见的网状内皮细胞恶性肿瘤，可发生与 HIV 感染的各个阶段，可侵入皮肤、黏膜、胃肠道，甚至侵入淋巴结、心脏、肺、脑，最终死亡。此并发症多见于男性同性恋和异性恋人群中的 HIV 感染者。

（4）念珠病菌可侵入患者的口腔、全身器官，可使患者口腔黏膜和全身脏器上布满乳白色如发霉样的斑点，令患者痛苦不堪。

5. 防治措施

预防艾滋病毒传播的关键方法有：①采用安全的性行为，如使用避孕套，及早治疗并治愈性病；②对感染艾滋病病毒的孕产妇及时采取抗病毒药物干预，减少生产时损伤性操作，避免母乳喂养；③避免注射药物，或者在注射时一定要使用新的一次性针头和针管确保可能需要的任何血液或血液制品都经过艾滋病病毒检测；④洁身自爱，遵守性道德；⑤拒绝毒品，珍爱生命。

但是，预防干预措施的可获得性在多数低收入和中等收入国家仍然很低。防止母婴传播是艾滋病预防工作的一项主要任务。2007 年估计有 42 万儿童新感染艾滋病病毒，绝大多数是在妊娠或分娩时通过母亲或者通过母乳喂养而遭受感染。在 2010 年，有 48%感染艾滋病病毒的孕妇获得了有效治疗（根据世卫组织的建议），预防病毒在母婴间的传播。在 2011 年，56%已感染艾滋病病毒的孕妇获得了世卫组织推荐的能够最有效预防艾滋病病毒母婴传播的药物治疗。

目前，对于艾滋病患者尚未找到有效的治疗方法与治疗药物；其治疗的切入点是使用抗病毒药物。纳米比亚卡图图拉国立医院于 2003 年开始提供抗逆转录病毒治疗，其相关部门负责人表示，目前艾滋病病毒阳性者中约有 5000 名成人和 1100 名儿童能定期获得抗逆转录病毒药物治疗，每月新增加 80～120 名患者。截至 2012 年底，在低收入和中等收入国家有 970 万艾滋病病毒感染者获得抗逆

 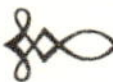

转录病毒治疗，并且估计在150万携带艾滋病病毒孕妇中，有62%的孕妇获得了有效的抗逆转录病毒药物，防止传给儿童，这比2010年的48%有所上升。“鸡尾酒”疗法是美籍华裔何大一于1996年宣布的，其实质是蛋白质酶抑制剂混合多种抗艾滋病药物（俗称“鸡尾酒”）。该疗法主要对感染艾滋病病毒3个月以内的患者有显著疗效。现在的研究主要集中在制备艾滋病的疫苗。2003年，研究者在肯尼亚的马金戈的性工作者体内发现抗艾滋病病毒的抗体。

6. 关爱艾滋病患者，促进和谐发展

如果艾滋病患者坚持抗逆转录病毒治疗，艾滋病病毒在体内的进展可以放缓到几近停止的水平；艾滋病病毒感染者可保持良好状态，保持劳动能力，延长生命时间。除了抗逆转录病毒治疗外，艾滋病病毒感染者还经常需要获得咨询和心理支持、获得良好的营养、安全的饮用水和基本的卫生条件也可以帮助艾滋病病毒感染者保持高质量的生活。

虽然艾滋病是我们的敌人，但艾滋病患者是我们的朋友！作为中华儿女，我们有责任为抗艾滋病付出努力，应该关爱艾滋病患者，可以与他们拥抱、握手或是一起用餐，不要害怕，也不要歧视，向艾滋病患者伸出一把手，与他们共同抵抗病魔。

【案例】

结合上面学习的知识，浏览以下的例子，你认为他们的做法合理吗？

美国丹佛市一位艾滋病患者，在大街上遭遇车祸，流血不止。救护人员从头到脚都严密地包裹好后，才把伤员抬走。紧接着消防人员封锁现场，用消毒剂反复进行冲洗。而肇事司机因担心被感染，直接弃车而去。

1988年7月2日，埃及首都开罗，一名艾滋病患者从阿巴西亚区的一所医院中逃跑，被警卫开枪击毙。结果，司法机关将此事作为特殊案件处理，并未追究开枪警卫的法律责任。

在法国，几位艾滋病患者利用假日回家探亲。他们的亲人闻此消息，要么搬家，要么在门上贴出“不许入内”的纸条。有的开门发现是患艾滋病的亲人，竟像见了恶魔一般赶紧把门关上，说什么也不开门。

美国青年史蒂夫也是艾滋病患者，他的处境更令人啼笑皆非。他到游泳池游泳后，该游泳池被迫关闭；家人对他不理不睬；无论走到哪儿，人们都歧视他，甚至把他当做发泄的对象，砸碎他的汽车玻璃，扎破他的汽车轮胎。人们恶意误伤他：用舌头舔超市的水果、把唾沫吐在饭店的色拉上……史蒂夫忍无可忍，搞了一次恶作剧，在街上胡乱开车，被警察逮住。当警察得知他是艾滋病患者时，不仅押解他的警察不敢给他戴手铐，而且连法官都宣布取消他的刑期。

5.4.3 肺结核

肺结核是由结核分枝杆菌引起的慢性呼吸道传染病。健康人感染结核杆菌并不一定发病，只有在机体免疫力下降时才发病。世界卫生组织（WHO）统计表明，全世界每年发生结核病 800 万～1000 万例，每年约有 300 万人死于结核病，是造成死亡人数最多的单一病原体传染病。1993 年 WHO 宣布进入全球结核病紧急状态，认为结核病已成为全世界重要的公共卫生问题。我国是世界上结核疫情最严重的国家之一。

1. 传播途径

结核分枝杆菌的传染源主要是带菌的肺结核患者，其主要有两条传播途径：空气传播和食物传播（图 5.11）。

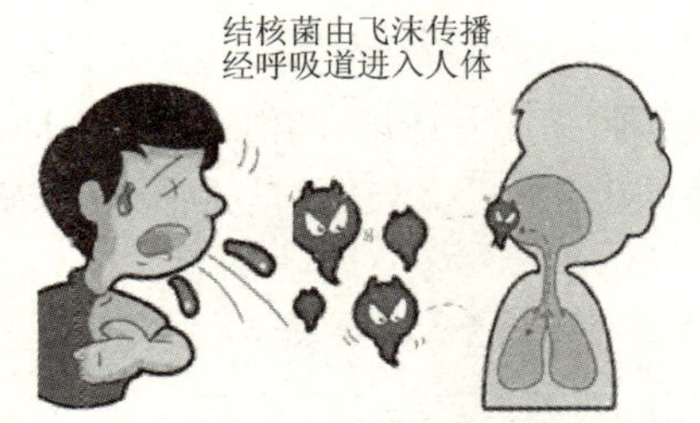

(引自http://91zhinan.h.baike.com/article-392255.html)

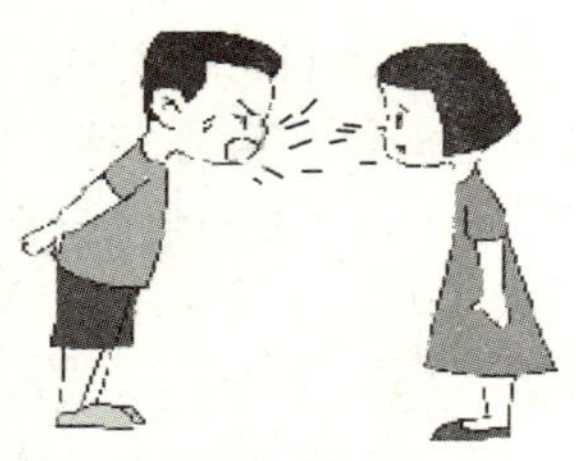

(引自http://hbv.voc.com.cn/yxgy/ygdsy/201208/14345.html)

图 5.11 肺结核的传播途径

1）空气传播　　结核分枝杆菌主要通过呼吸道传染，活动性肺结核患者咳嗽、喷嚏或大声说话时，会形成以单个结核杆菌为核心的飞沫核悬浮于空气中，从而感染新的宿主。据统计，肺结核患者一次咳嗽大约可以向空气中放出 3500 个飞沫，而一次性打喷嚏放出的飞沫数目更多。此外，患者咳嗽排出的结核杆菌干燥后附着在尘土上，形成带菌尘埃，亦可侵入人体使其感染。

2）食物传播　　结核杆菌抗性强，在外界阴暗的环境中，能存活几周甚至几个月之久。经结核病患者吃剩的食物、用过的餐具都含有大量的病菌，如不经严格消毒就可能被感染。

2. 常见症状

结核病是一种慢性传染病，发病时全身症状有疲乏、食欲减退、低热、盗汗、月经不调及植物神经功能紊乱等。早期主要表现为干咳无痰或少量黏液痰；越接近后期，可有脓性痰，痰中带血，或单纯咯血，呈鲜红色；并伴有胸痛、气急，渐至呼吸困难，甚至出现发绀。从外表看，肺结核患者常常面色苍白，身体一天天消瘦，逐渐衰竭直至死亡。患者的普遍主要症状表现有发热、消瘦、乏力及咳

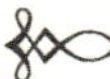

嗽、咳痰、胸痛、咯血等（图 5.12）。

3. 危害性

结核病危害极大，仅仅是继艾滋病之后，在全世界由单一病原体引起传染的最大杀手。2010 年，有 880 万人罹患结核病，140 万人死于结核病。95%以上的结核病患者死亡发生在低收入和中等收入国家，它还是导致 15～44 岁女性死亡的三大原因之一。2009 年，约有 1000 万名儿童因父母死于结核病而成为孤儿。结核病是艾滋病病毒携带者的首要死因，占后者死亡总数的 1/4。耐药结核病几乎在所有接受调查的国家都存在。但是随着医疗研究的不断进步，每年罹患结核病的估计人数正在不断下降，虽然降幅很小，但意味着这个世界正在按计划实现“到 2015 年扭转结核病蔓延”的千年发展目标。1990～2010 年，结核病死亡率已下降了 40%。

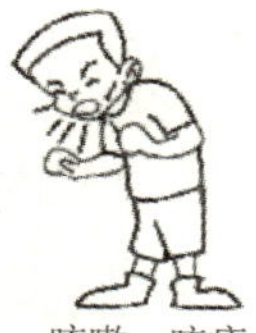
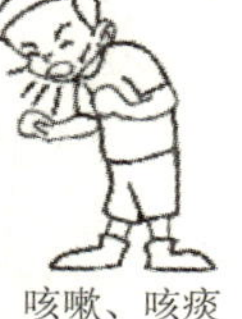

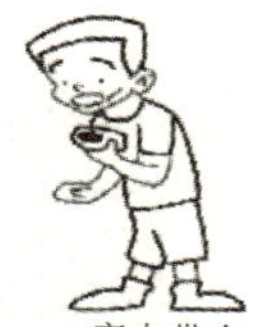

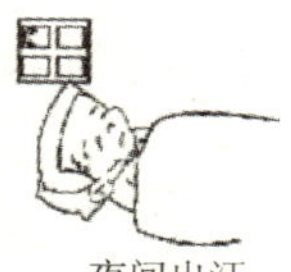

图 5.12　肺结核的常见症状

（引自 http://baojian.9939.com/jbbj/qtjb/2011/0317/1405490.shtml）

4. 并发症

1）咯血　　肺结核咯血原因多为渗出和空洞病变存在或支气管结核及局部结核病变引起支气管变形、扭曲和扩张。肺结核患者咯血可引起窒息、失血性休克、肺不张、结核性支气管播散和吸入性肺炎等严重并发症。

2）肺部继发感染　　当患者肺脏出现结核空洞（尤其纤维空洞）、胸膜肥厚、结核纤维病变引起的支气管扩张、肺不张及支气管结核所致气道阻塞时，肺部易发生继发性细菌感染，感染的细菌以革兰氏阴性杆菌为主，但大多都为复合感染。

3）自发性气胸　　肺结核常会诱发气胸。多种肺结核病变均可引起气胸：胸膜下病灶或空洞破入胸腔；结核病灶纤维化或瘢痕化导致肺气肿或肺大疱破裂；粟粒型肺结核的病变位于肺间质，也可引起间质性肺气肿性肺大疱破裂。病灶或空洞破入胸腔，胸腔常见渗出液体多，可形成液气胸、脓气胸。

4）支气管扩张　　肺结核病灶破坏支气管壁及支气管周围组织、支气管结核本身也可导致支气管变形和扩张，称为结核性支气管扩张，可伴有咯血。

5. 防治措施（图 5.13）

1）控制传染源是控制结核病流行的关键环节　　主要是通过肺结核病例的早发现、早治疗，加强肺结核的化学治疗管理，使带菌的肺结核患者失去传染性，保护健康人群免受结核菌感染。

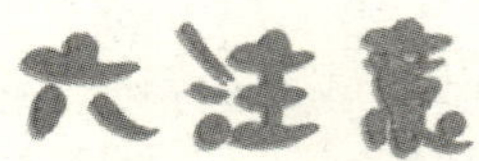

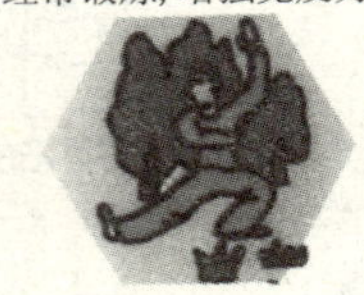

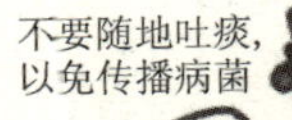

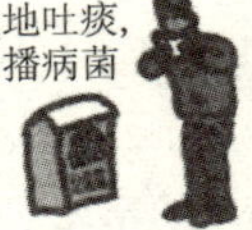

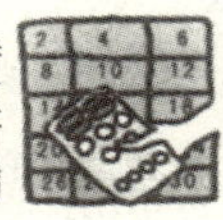

图 5.13　肺结核的防治措施

（引自 http://www.dazhihui008.cn/tupianwang/3dzq076fi7zy98b05g91d05518.html）

针对感染结核杆菌并存在发病高危因素的人群进行药物预防，如糖尿病、矽肺、肿瘤、器官移植、长期使用免疫抑制药物或者皮质激素者易伴发结核病；HIV 感染者，可单用 INH 口服，成人 0.3 克/日，儿童 8～10 毫克/（千克·日），服用 6～12 个月。

2）预防接种　目前，仍未研制出一种能有效预防结核杆菌感染的疫苗，可以使用的疫苗是卡介苗（bacillus calmette-guerin，BCG），卡介苗是一种无毒牛型结核杆菌的活菌疫苗，接种后人体获得一定的免疫力，对结核病有一定的特异性抵抗力。BCG 在预防儿童结核病，特别是那些可能危及儿童生命的严重类型，如结核性脑膜炎、血行播散型结核等方面具有相当好的效果，但对成人的保护有限，不足以预防感染和发病。

3）建立完善的结核病防治体系　政府承诺，各级卫生行政部门统一监督管理；各级结核病防治机构具体实施国家结核病防治规划，对结核病进行预防和治疗并进行执法监督；将结核病纳入初级基层卫生保健，使防治工作在广大农村和社区得到落实。

小知识

肺结核的历史

结核病是一种古老的疾病，也是危害人类的主要杀手。人类患结核病的历史悠久，自有人类以来就有了结核病的存在。中国俗称“痨病”。除中外医学著作上有记载外，许多的文学作品中也有其影子。我国四大名著之一《红楼梦》，曹雪芹笔下那个让人不禁怜惜的林妹妹，因患肺结核，不仅丧失了美满的姻缘，而且年纪轻轻就失去了生命，使读者为之感到惋惜。鲁迅先生的《药》中，华小栓即使吃了人血馒头也未能治愈此病。法国小仲马《茶花女》的主人公玛格丽特也因肺结核，身体消瘦显得“高挑”，周身荡漾着一种“难以描绘的风韵”。

巴黎巴斯德研究所的科学家研究发现，肺结核这种呼吸系统疾病有着悠久的历史，大约在 300 万年前就存在着导致肺结核病的病原体。公元 3 世纪前，我国古代医学家也认识到该病可能是一种极为严重的慢性传染病。20世纪70年代我国考古学家发现，在距今2000多年的湖南长沙马王堆汉墓出土的女尸上，发现了左肺及左肺门上有结核病的钙化灶。国外也曾发现过感染了结核病的木乃伊。

在历史上结核病被称为“白色瘟疫”。直到1882年科霍发现了结核病的病原菌为结核杆菌，人类对结核病的认识才取得革命性的飞跃，但由于没有有效的药物治疗，结核病仍在全球广泛流行。自1945年有效抗结核药物链霉素发明并应用于结核病的治疗以来，结核病不再是不治之症，结核病的治疗才有革命性的进步。此后，人类经过不断努力，陆续研制成功不少有效的抗结核药物（如氨水杨酸、异烟肼乙、氨丁醇、利福平等）。特别是几种结核药的联合使用，使全球肺结核患者的人数大幅减少，结核病的控制取得了很大的进步。

5.4.4 流感

小知识

流感的历史

自1580年人类首次对流感暴发有详尽记载以来，流感的大暴发呈现周期性特征，一般为二三十年暴发一次，最长的间隔为39年。

1918～1919年西班牙流感（病毒类型 H1N1） 1918年第一次世界大战西班牙以同盟国的战败而结束，这次大战给人类带来了巨大的灾难，1500多万人死亡，大量的人无家可归。但是战火结束并未把苦难带走，接着暴发了史无前例的“西班牙大流感”。据统计，这次流感流行，全世界共有2100万人失去了生命。其遍及全球，给人类致命一击。这次流感呈现出一个相当奇怪的特征，以往的流感总是容易杀死年老体衰的人和儿童，这次20～40岁的青壮年也成了死神追逐的对象。

1957～1958年亚洲流感（病毒类型 H2N2） 1957年2月22日，首发于中国贵州，3～4月席卷中国，5～6月袭击了日本及东南亚各国，7～8月流行于中东、非洲，美国在9月开始流行，10月加拿大和前苏联也遭侵袭。这次世界性的大流感造成全球至少100万人死于这场灾难。

1968～1969年香港流感（病毒类型 H3N2） 1968年7月，香港突然暴发流感，发病人数多达50万，8月，流感传入新加坡、印度、澳大利亚、日本和美国。这次流感使美国5100万人染病，超过3.4万人死亡。接着又传入前苏联和欧洲。根据国际红十字会组织统计，这场流感至少波及世界55个国家和地区，造成全球150万～200万人死亡。

1977～1978 年俄罗斯流感（病毒类型 H1N1） 1977 年 11 月至 1978 年 1 月在苏联俄罗斯流感流行，至 1978 年冬，其他国家也纷纷出现流感流行。此次俄罗斯流感大不同于以往历次流感，引发此次流感的致病病毒为 1950 年流行的 H1N1 病毒株的变异体，因此，在该病毒株流行期生活过的人，对于 1977～1978 年再次出现的甲型流感病毒 H1N1 病毒株感染具有免疫力和抵抗力。所以，绝大多数有关 1977～1978 年流感流行的报告均指出，尽管此次流行为典型的暴发流行，但成年人均为轻微感染，而在校青少年发病率很高。

1997 年 一种新甲型流感病毒出现，有史以来首次通过密切接触直接由鸡传染给人，造成 18 人感染，6 人死亡。

1999 年 香港分离出的新甲型病毒导致两名儿童感染，传染源估计为鸡。

2002 年 美国福尼亚发现新病毒亚型，首先是家禽感染，随后在鸡场的一名工作人员中发现该病毒。

2003 年 H5N1 病毒再现亚洲，导致香港一个家庭全体住院，其中一位年龄 33 岁的男子死亡。同年在荷兰一家鸡场有 89 名工人集体感染 H7N7 病毒，出现眼部感染等类流感症状。

2004 年 泰国和越南 44 人感染，32 人死亡，科学家开始担心该病毒极具杀伤力，在亚洲形成大范围流行。该年在加拿大发现两名鸡场工作人员感染 H7N1 病毒，在埃及发现两名儿童感染 H10N7 病毒。

2005 年 10 月至 2006 年 2 月 17 日，中国内地发生人感染高致病性禽流感确诊病例共 12 例。中国未发现禽流感病毒与人流感病毒发生重组或者重配的证据，没有证据显示病毒变异已经适应。中国卫生部 11 月 16 日通报，中国内地确定两例人感染高致病性禽流感 H5N1 病例。两名确诊患者为湖南省湘潭市湘潭县 9 岁男孩贺某某和安徽省安庆市枞阳县 24 岁周某某。贺某某已于 11 月 12 日痊愈出院，周某某于 11 月 10 日因呼吸衰竭，抢救无效死亡。

流行性感冒简称流感，是由流行性感冒病毒引起的急性呼吸道传染病，传染性强，发病率高，冬季和春季容易引起暴发流行或大流行。流感病毒不耐热，100℃ 1 分钟或 56℃ 30 分钟可灭活；对紫外线和常用消毒剂（1%甲醛、过氧乙酸、含氯消毒剂等）均很敏感；但对干燥和低温有一定的耐受力，真空干燥或–20℃以下仍可存活。流行感冒病毒可分为甲、乙、丙三型，其特点是容易发生变异，甲型流感病毒最容易发生变异，可感染人和多种动物，为人类流感的主要病原，常引起大流行和中小流行；乙型流感病毒变异较少，可感染人类，引起暴发或小流行；丙型较稳定，可感染人类，多为散发病例，目前发现猪也可被感染。

1. 传播途径

流感的主要传染源是患者和隐性感染的病毒携带者。流感主要通过空气和直接接触传播，即流感患者在讲话、咳嗽或打喷嚏的过程中，将含有流感病毒的飞沫排放到空气中被周围人群吸入而引起传播，也可通过口腔、鼻腔、眼睛等处黏膜直接或间接接触传播。接触患者的呼吸道分泌物、体液和病毒污染的物品也可能引起感染。人群对流感普遍易感，病后有一定的免疫力，但人对于不同的病毒种类之间没有交叉免疫。如 1968 年香港暴发的 H3N2 亚型病毒，是从家禽身上传播给人类的，而人类对此类型病毒毫无抵抗力，所以这类流感一暴发就很快传播。

2. 常见症状

流感发病时常见症状有突然发病、寒战、骤变高热、头疼、头晕、全身肌肉酸痛、乏力、恶心、多汗、眼结膜充血、流泪和怕光等。

1）单纯型流感　最常见，常突然起病，畏寒高热，体温可达 39～40℃，多伴头痛、全身肌肉关节酸痛、极度乏力、食欲减退等全身症状，常有咽喉痛、干咳，可有鼻塞、流涕、胸骨后不适等。颜面潮红，眼结膜外眦轻度充血。如无并发症呈自限性过程，多于发病 3～4 天后体温逐渐消退，全身症状好转，但咳嗽、体力恢复常需 1～2 周。轻症流感与普通感冒相似，症状轻，2～3 天可恢复。

2）肺炎型流感　实质上就是并发流感病毒性肺炎，多见于老年人、儿童、原有心肺疾病的人群。主要表现为高热持续不退、剧烈咳嗽、咳血痰或脓性痰、呼吸急促、发绀，肺部可闻及湿啰音。胸片提示两肺有散在的絮状阴影。痰培养无致病细菌生长，可分离出流感病毒。可因呼吸循环衰竭而死亡，病死率高。

3）中毒型流感　极少见，表现为高热、休克、呼吸衰竭、中枢神经系统损害及弥散性血管内凝血（DIC）等严重症状，病死率高。

4）胃肠型流感　除发热外，以呕吐、腹痛、腹泻为显著特点，儿童多于成人，2～3 天即可恢复。

3. 危害性

小儿及体弱多病者易并发肺炎、心肌炎，如不及时治疗，就会危及生命。超过 60 岁的老年人由于机体免疫功能和呼吸道防御功能减退，如原患有慢性支气管炎，更容易并发细菌性肺炎；如有心脏病，还会促发心力衰竭。并且甲型流感病毒经常发生抗原变异，传染性大，传播迅速，极易发生大范围流行，死亡率高。

4. 并发症和后遗症

1）细菌性肺炎　发生率为 5%～15%。流感发病后 2～4 天病情进一步加重，或在流感恢复期后病情反而加重，出现高热、剧烈咳嗽、脓性痰、呼吸困难，肺部湿性啰音及肺实变体征。外周血白细胞总数和中性粒细胞显著增多，以肺炎链球菌、金黄色葡萄球菌，尤其是耐甲氧西林金黄色葡萄球菌（methicillin-resistant staphylococcus aureus，MRSA）、肺炎链球菌或流感嗜血杆菌等为主。

2）其他病原菌感染所致肺炎　包括衣原体、支原体、嗜肺军团菌、真菌（曲霉菌）等，对流感患者的肺炎经常规抗感染治疗无效时，应考虑到真菌感染的可能。

3）其他病毒性肺炎　常见的有鼻病毒、冠状病毒、呼吸道合胞病毒、副流感病毒等，在慢性阻塞性肺部疾病（chronic obstructive pulmonary disease，COPD）患者中发生率高，并可使病情加重，临床上难以和流感病毒引起的肺炎相区别，相关病原学和血清学检测有助于鉴别诊断。

4）Reye 综合征（瑞氏综合征）　偶见于 14 岁以下的儿童，尤其是使用阿司匹林等水杨酸类解热镇痛药物者。主要表现为退热后出现恶心、呕吐、继之嗜睡、昏迷、惊厥等神经系统症状，肝肿大，无黄疸，脑脊液检查正常。发病机制不清楚。

5）心脏损害　心脏损伤不常见，主要有心肌炎、心包炎。可见肌酸激酶（creatine kinase，CK）升高、心电图异常，而肌钙蛋白异常少见，多可恢复。重症病例可出现心力衰竭。

6）神经系统损伤　包括脑脊髓炎、横断性脊髓炎、无菌性脑膜炎、局灶性神经功能紊乱、急性感染性脱髓鞘性多发性神经根神经病（格林巴利综合征，Guillain-Barre syndrome）。

7）肌炎和横纹肌溶解综合征　在流感中罕见，主要症状有肌无力、肾衰竭，CK 升高。

5. 防治措施

注意保暖
户外运动
经常洗手
注射疫苗
开窗通风

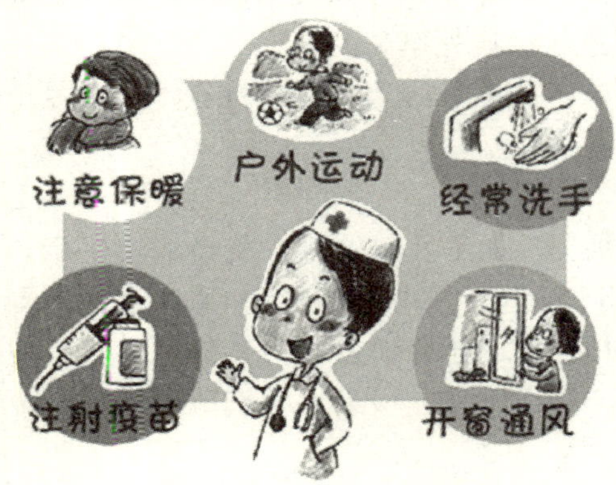

图 5.14　流感的防治措施

（引自 http://news.hexun.com/2013-04-06/152853946.html）

对于已发现确诊的流感患者，应该尽早治疗并隔离患者。在流感流行期间，人们应尽量减少公共活动。积极接种流感疫苗是预防流感最重要的措施，一般而言，从未接种过流感疫苗或前一年仅接种 1 剂的 6 月龄至 9 岁儿童应接种 2 剂，间隔 4 周；以后每年在流感高发季节前接种 1 剂。其他人群每年 1 剂。接种途径为肌内注射或深度皮下注射，建议婴幼儿选择大腿外侧肌内注射。即便如此，流感疫苗也不能产生百分之百的效果，一般只能保护人群的 80%左右。更甚的是，流感病毒易变异，在一种新流感病毒被确认后，至少需要 3 个月的时间才能研制出疫苗，这段时间将会给人类带来极大的危害。

目前，对付流感的有效方法是积极预防并对症治疗，同时要加强锻炼以提高机体的免疫力。

保持室内空气流通，流行高峰期避免去人群聚集场所。咳嗽、打喷嚏时应使用纸巾等，避免飞沫传播。经常彻底洗手，避免脏手接触口、眼、鼻。流行期间如出现流感样症状及时就医，并减少接触他人，尽量居家休息。流感患者应隔离 1 周或至主要症状消失。患者用具及分泌物要彻底消毒。加强锻炼，秋冬气候多变，注意加减衣服（图 5.14）。

【案例】

2012 年 9 月 9 日，据中国之声《全国新闻联播》报道，越南出现一种新型高致病性禽流感病毒，正在全国快速蔓延。新型病毒 7 月出现在越南，8 月就已经蔓延到越南北部和中部。越南农业部官员称，这种新型禽流感很可能是去年暴发的 H5N1 病毒的变种。目前，在越南，被捕杀的被感染家禽多达 18 万只。越南中央兽医诊断中心也即将对现有的疫苗进行检验。

新华社驻越南记者李丹：据越南农业和农村发展部的官员说，这种新型的H5N1病毒与2011年在越南暴发的禽流感病毒属于同一分支下的不同种类，2012 年的新型病毒比 2011 年的病毒对人类的危害更大，致死率更高。截至 9 月 8 日，这种新型的禽流感病毒已经袭击了越南的 7 个省份和城市，其中海防市和青化省的疫情已经得到了有效控制，21 天没有新的疫情发生。在接下来的两个月，病毒在越南北部和中部的传播将达到顶峰，形势将更加严峻。而截止到目前，越南已经有 4 人感染 H5N1 病毒，其中有 2 人死亡。

小知识

聚焦禽流感

禽流感，全名鸟禽类流行性感冒，是由病毒引起的动物传染病，通常只感染鸟类，少见情况会感染猪。禽流感病毒高度针对特定物种，但在罕有情况下会跨越物种障碍感染人。自从 1997 年在香港发现人类也会感染禽流感之后，此病症引起全世界卫生组织的高度关注。其后，该病一直在亚洲地区零星暴发，2003 年 12 月开始，禽流感在东亚多国，主要在越南、韩国、泰国严重暴发，并造成越南多名患者丧生。2012 年 3 月，台湾首度发生 H5N2 高致病性禽流感，引发重视。2012 年 9月 18 日广东省农业厅通报，湛江发生高致病性禽流感。2013 年 3 月，上海、安徽发生 3 例人感染 H7N9 禽流感确诊病例。

5.4.5 手足口病

手足口病是由多种肠道病毒引起的一种常见传染病，其病原体有 20 多种，以柯萨奇病毒和肠道病毒 71 型（EV-71）最为常见。该病的主要发病群体为 1～5 岁儿童，10 岁左右儿童也可发病。可引起手、足、口腔等部位的疱疹，少数患儿可引起心肌炎、肺水肿、无菌性脑膜脑炎等并发症。个别重症患儿如果病情发展快，甚至死亡。手足口病一年四季都可发生，常见于春末夏初，发病高峰主要为 5～7 月，冬季的发病较为少见。

1. 传播途径

手足口病的传染源是患者和隐性感染者。流行期间，患者是主要传染源。手足口病病毒具有传染性，手足口病的传播途径有接触、空气、食物传播。

接触传播是手足口病最主要的传播方式，患者咽喉分泌物及唾液中的病毒可通过空气飞沫传播。而患者分泌的唾液、疱疹液、粪便中含有病毒，儿童可通过接触传播而污染的手、毛巾、手绢、牙杯、玩具、食具、奶具及床上用品、内衣等被感染。孩子通过饮用或食入被病毒污染的水、食物也可被感染。感染者在生病第一周传染性最强，但传染期可以持续数周。宠物或其他动物不传播手足口病。不应将手足口病与动物口蹄疫相混淆。

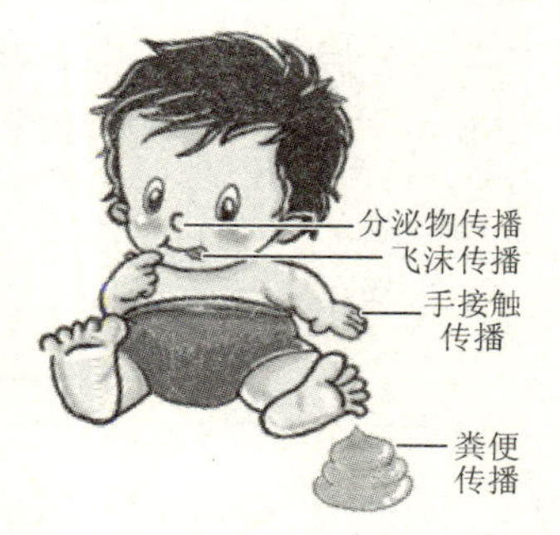

图 5.15 手足口病传播的主要途径

（引自 http://www.jiankang.com/detail//17415.shtml）

2. 常见症状

手足口病（图 5.15）是一种常见的婴幼儿传染病。常见症状有发烧、口腔痛疮及手、足和臀部疱疹等。

手足口病主要发生在 10 岁以下儿童中。从感染到出现疾病症状通常为 3～7 天。发病初期通常发烧、食欲不振、全身乏力，并常伴有咽喉痛。出现发烧症状后一两天内口腔生出痛疮。口疮开始为小红水疱，继而变成溃疡。口疮通常位于舌部、牙龈和脸颊内侧。一两天后出现皮疹，皮疹不痒，为扁平或凸起的红斑，有的伴有水疱。皮疹通常位于手掌和脚掌，也可发生在臀部及生殖器上。手足口病患者不一定有症状，或可能只有皮疹或口腔溃疡。少数发病儿童可能突然发热，出现神经系统和呼吸系统混合症状，并迅速死亡（图 5.16）。

3. 危害性、并发症和后遗症

目前西太平洋区域许多国家都在高度警戒儿童中的手足口病和严重并发症。手足口病流行季节多见于夏秋季节。以散发为主，也可引起局部流行和大流行。

据卫生计生委公布，2014年4月（2014年4月1日零时至4月30日24时），全国（不含港澳台，下同）共报告法定传染病836 954例，死亡1281人。其中，丙类传染病发病511 001例，死亡74人，发病数居前3位的病种依次为手足口病、其他感染性腹泻病和流行性腮腺炎。

2008年5月1日至2012年4月29日报告的因肠道病毒（EV-71）引起的手足口病1884例，其中包括20例死亡病例，婴幼儿死亡均是由于严重并发症引起，如神经源性肺水肿。

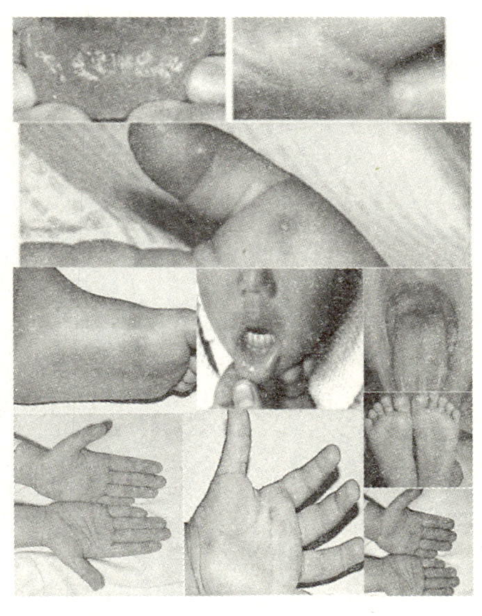

图 5.16 手足口病疱疹

（引自 http://www.wdly.zgyey.com/131511.html）

4. 防治措施

对于手足口病患者而言，目前并无特定的手足口病治疗方案。患者应饮用大量水或其他液体，但可能需要针对症状进行治疗。卫生人员应根据患者的症状对症治疗，治疗时应避免使用类固醇药物。家长应留意观察孩子的病症表现，如果发现婴幼儿有以上不适症状建议到正规医院就诊，以免延误病情，错失治疗良机。现在最有效的对策是做好预防工作，把一切都遏制在摇篮中，家长、孩子应做好以下各方面的预防工作。

①养成良好的个人卫生习惯，勤洗手（图 5.17）；②不要喝生水，多喝白开水，不吃生冷食物；③家长接触宝宝前、更换尿布和处理粪便后要认真洗手，并妥善处理污物；④奶瓶、奶嘴使用前后应清洗、消毒，哺乳的母亲要勤洗澡、勤换衣服，喂奶前要清洗奶头；⑤流行期间不宜带儿童到人群聚集、空气流通差的公共场所，以减少被感染的概率；⑥注意营养，多吃新鲜蔬菜和瓜果；⑦注意多进行户外活动，并避免日光曝晒；⑧防止过度疲劳，以免降低机体的抵抗力；⑨注意保持家庭环境卫生，要经常通风，勤晒衣被、玩具

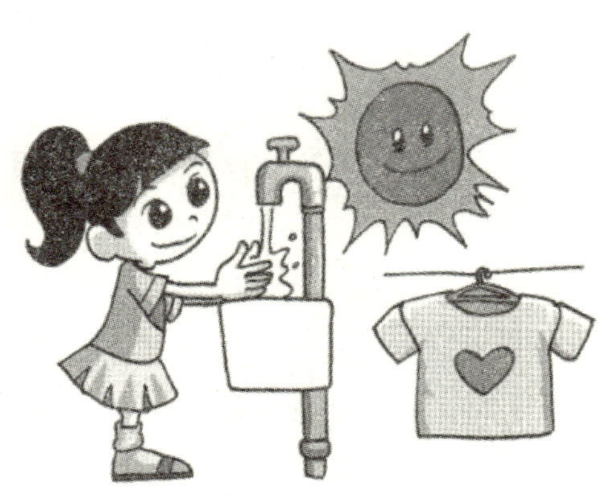

图 5.17 勤洗手

（引自 http://www.xjxnw.gov.cn/zx/qxfw/qxzs/qxyjk/05/1045341.shtml）

（图 5.18）；⑩避免孩子与患者亲密接触（如接吻、拥抱、共用餐具等），咳嗽或打喷嚏时，要掩住口鼻。

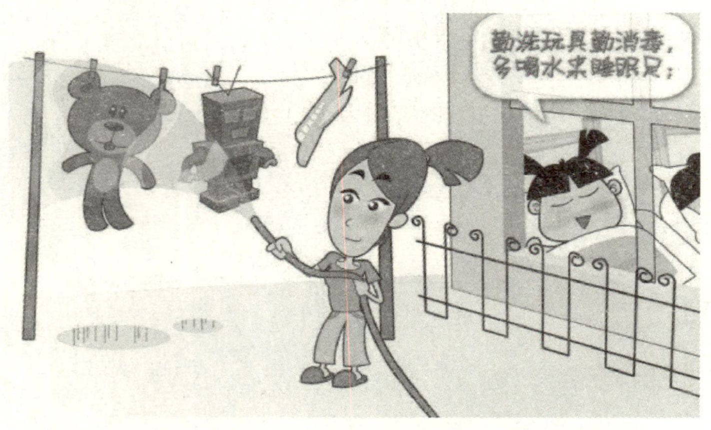

图 5.18　养成良好的生活习惯

（引自 http://www.kaixinoo1.com/repaste/1237630_8218841516.html）

【案例】

2012 年 7 月 9 日，柬埔寨国家卫生部继续调查一未知疾病，并在最后审查入院就医的疑似病例中发现: 在 4 月至 7 月 5 日期间又新增两个病例，这一时期病童总数增至 59 人，其中 52 名儿童死亡。患者年龄从 3 个月至 11 岁不等，多数患者不足 3 岁，男女比例为 1.3∶1。由于能够适当取样的多数患者已死亡，未能获得多数病例的检验样本。根据最新的实验室检测结果，相当比例的样本显示 71 型肠道病毒（EV-71）阳性。71 型肠道病毒可导致手足口病，经证实往往还可造成一些患者出现严重并发症。此外，在一些样本中还检出一些其他病原体，如登革病毒和猪链球菌等。样本显示 H5N1 和其他流感病毒及 SARS 和尼帕病毒阴性。进一步调查和对照临床、实验室和流行病学信息，证明此疾病为手足口病。

☆思考题☆

1. 简述传染病的定义和特征。
2. 简述传染病流行的基本条件。
3. 试以今年流行的传染病为例，论述传染病的防治措施。

参考文献

蔡纪明. 2004. 常见传染病与急性中毒预防和控制手册. 北京：北京大学医学出版社
陈谦明. 2009. 口腔黏膜病学. 3 版. 北京：人民卫生出版社
杜巍. 2007. 食品安全与疾病. 北京：人民军医出版社
胡素芬. 2006. 传染病流行的新态势.职业与健康，22（17）：1373
黄建始，任賨静. 2004. 对禽流感流行及有关传染病应对策略的思考. 中华预防医学杂志，38（2）：125-127
李建中. 2004. 世纪大疫情. 上海：学林出版社
李立明. 2003. 流行病学. 北京：人民卫生出版社
肖和平. 2004. 结核病防治新进展. 上海：复旦大学出版社
徐俊萍. 2012. 防控传染病的对策研究.中国中医药咨讯，4（3）：294
张建中. 2004. 传染病的预防. 北京：化学工业出版社

第6章

乱吃有风险，入口需谨慎

——话说寄生虫病

“我没想到生吃鱼蟹会这么危险。”2007 年年初，当 17 岁的少女看着湖南湘雅二医院大夫从自己脑部取出的长达 18 厘米的寄生虫时，后怕不已。3 年来，这个少女反复发作癫痫。湘雅二医院神经外科检查后，发现她脑内有一条罕见的脑裂头蚴。经过手术，医生从其左额叶脑组织中完整分离出一条乳白色、长 18 厘米、直径 1 毫米的“长虫”。将其放入生理盐水中，虫子的头节竟然在水中游动起来！据该院神经外科主任蒋宇钢介绍，人体感染脑裂头蚴有三种方式：局部敷贴生蛙肉；吞食生的或未煮熟的蛙肉、蛇肉、鸡肉或者猪肉；误食感染的剑水蚤、饮用生水或游泳误饮湖塘水。这个少女儿时爱生食鱼蟹，结果让脑裂头蚴寄生在自己大脑里！吃其他水产品也有可能感染寄生虫病。例如，食用生鱼片和未煮熟的鱼可能感染颚口线虫病。颚口线虫进入人体后，如果在皮肤、内脏移行，会引起发烧、局部肿块，如果钻进脏器则会引起严重病变。近 10 年来，全国感染颚口线虫的病例已经增加 3 倍多。食用其他海产品可能导致肺吸虫病。据专家介绍，肺吸虫病主要是食用淡水螃蟹和虫刺蛄引起的。感染肺吸虫病会咳嗽、胸痛，引起胸部积液和胸膜炎。那么关于寄生虫病我们究竟知道多少呢？

联合国开发计划署、世界银行和世界卫生组织联合倡议的热带病特别规划要求防治的六类主要热带病中，除麻风病外，其余五类都是寄生虫病，即疟疾、血吸虫病、丝虫病、利什曼病和锥虫病，而这五类病又称为“五大寄生虫病”。其中按蚊传播的疟疾是热带病中最严重的一种寄生虫病。据估计，目前尚有 3 亿多人生活在未有任何特殊抗疟措施的非保护区，非洲大部分地区为非保护区，仅在非洲每年至少有 100 万 14 岁以下的儿童死于伴有营养不良和其他健康问题的疟疾。血吸虫流行于 76 个国家和地区，大约有 2 亿血吸虫病患者，5 亿~6 亿人受感染的威胁。蚊虫传播的利什曼病主要在热带和亚热带地区，呈世界性分布，该病在东非正在扩散。

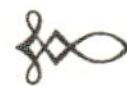

6.1　什么是寄生虫病

6.1.1　寄生虫

寄生虫是一种将其一生的大多数时间寄居在另外一种动物身上的生物，其生活方式称为寄生。其特征是：寄生在宿主体内或附着于体外以获取维持其生存、发育或者繁殖所需的营养或者庇护。从广义上来说，细菌和病毒也属于寄生虫。

6.1.2　寄生虫特征

从自然生活演化为寄生生活，寄生虫经历了漫长的适应宿主环境的过程。寄生虫长期适应寄生环境，在不同程度上丧失了独立生活的能力。寄生虫对营养和空间依赖性越大，其自主生活的能力就越弱。寄生生活历史越长，适应能力越强，依赖性越大。寄生虫只能选择性地寄生于某种或某类宿主，对宿主的这种选择性称为宿主特异性，实际反映了寄生虫对所寄生的内环境适应力的增强。

寄生虫可因寄生环境的影响而发生形态结构变化。某些器官退化或消失，如寄生历史漫长的肠内绦虫，依靠其体壁吸收营养，其消化器官已退化；某些器官发达，如体内寄生线虫的生殖器官极为发达，几乎占原体腔全部，雌蛔虫的卵巢和子宫的长度为体长的 15～20 倍，以增强产卵能力，有的吸血节肢动物消化道长度大为增加，以利大量吸血，如软蜱饱吸一次血可耐饥数年之久；同时，可伴有新器官的产生，如吸虫和绦虫，由于定居和附着需要，演化产生了吸盘为固着器官。

肠道寄生蛔虫，其体壁和原体腔液内存在对胰蛋白酶和糜蛋白酶有抑制作用的物质，存在虫体角皮内的这些酶抑制物能保护虫体免受宿主小肠内蛋白酶的作用。许多消化道内的寄生虫能在低氧环境中以酵解的方式获取能量。雌蛔虫每日产卵约 24 万个；牛带绦虫每日产卵约 72 万个；日本血吸虫每个虫卵孵出毛蚴进入螺体内，经无性的蚴体增殖可产生数万条蚴；单细胞原虫的增殖能力更大。

6.2　寄生虫病及常见寄生虫

寄生虫病是寄生虫寄生在人和动物的身体里所引起的疾病。寄生虫病是世界上分布广、种类多、危害严重的一类疾病。寄生虫病有蛔虫病、蛲虫病等种类。现在常见的寄生虫主要有以下几种。

（1）吸虫纲的片形吸虫，如华支睾吸虫等，宿主动物为水生动物、牛、羊、人。

（2）绦虫纲的囊虫，如米猪肉与囊尾蚴病，宿主动物为猪、牛。猪囊虫是有钩绦虫的幼虫。

（3）线虫纲的旋毛虫，宿主动物为猪、狗、羊。

（4）棘头虫纲的大棘头虫，宿主为猪。

（5）孢子虫纲的弓形虫，宿主为猪、牛、羊。

6.3 寄生虫的分类

6.3.1 根据寄生虫的生物种类进行分类

1. 原生生物

此类寄生生物分布很广泛，常见的如疟疾原虫（*Plasmodium* sp.）、贾第鞭毛虫（*Giardia lamblia*）（图 6.1）等。

2. 无脊椎动物

此类寄生虫从数量和种类上都是最多的，甚至许多门的无脊椎动物是专性营寄生的。常见的如营内寄生的扁形动物猪肉绦虫（*Taenia solium*）（图 6.2）、中华肝吸虫（*Clonorchis sinensis*）和营外寄生节肢动物的阴虱（*Phthirus pubis*）、头虱（*Pediculus humanus capitis*）、库蚊（*Culex*）。

3. 脊椎动物

此类寄生生物很罕见。盲鳗（*Myxine*）（图 6.3）是脊椎动物中唯一的内寄生动物。在亚马逊流域有种鱼名为牙签鱼（*Vandellia cirrhosa*），它会钻进水中作业的渔民的生殖器中，可达 13 厘米长。

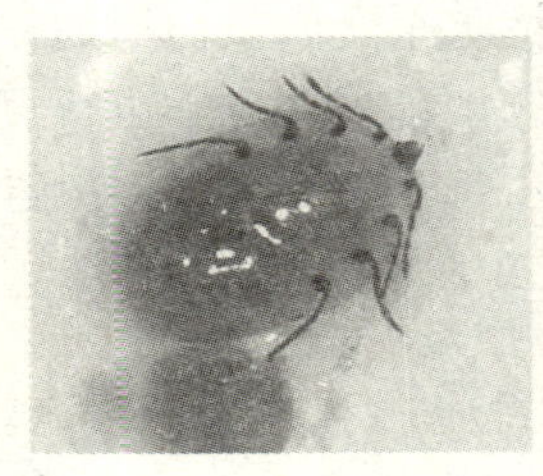

图 6.1　贾第鞭毛虫

（引自 http://niaolei.org.cn）

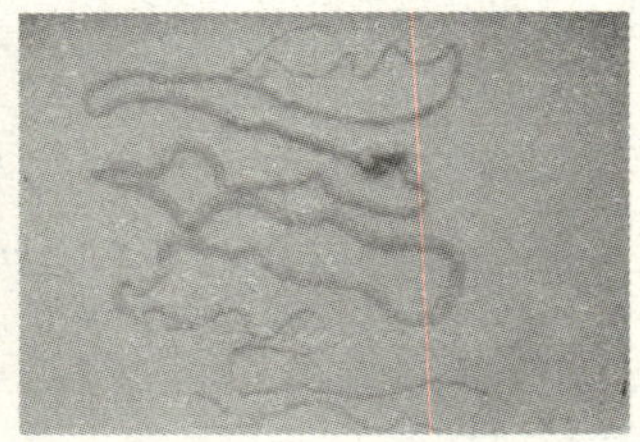

图 6.2　猪肉绦虫

（引自 http://www.yz88.cn/news）

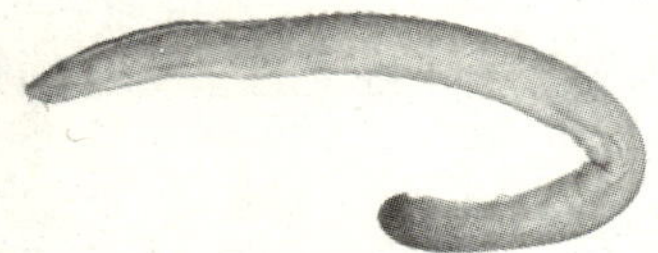

图 6.3　盲鳗

（引自 http://tupian.baike.com）

6.3.2 根据发病的急缓进行分类

1. 急性寄生虫病

急性肠阿米巴病是典型的急性寄生虫病，在盲肠、升结肠、乙状结肠和直肠等部位容易发病。其病变为灶性坏死性结肠炎，以口小底大的烧瓶状溃疡为病变特点。该寄生虫病以蝇虫、蟑螂为重要的传播媒介，将患者和包囊携带者的病原体从粪便中传播。

2. 慢性寄生虫病

禽鳞足螨病是常见的慢性外寄生虫病，它是由鳞足螨（突变膝螨）寄生于腿部鳞片下面，引起腿部特征性皮炎病变的一种慢性外寄生虫病。鳞足螨寄生于禽腿无毛处皮下，鳞片翻起，使皮肤发炎增生，表面粗糙，并发生裂缝。患肢皮肤粗糙，有白色渗出物。常因瘙痒而损伤，严重者病禽行走困难。

6.3.3 根据传播情况进行分类

1. 人源性人兽共患病

以人类间互相传播为主，也可传给其他动物，称为人源性人兽共患病。人兽共患寄生虫病是由共同的寄生虫在人类与兽类之间自然传播所引起的寄生虫病。这类寄生虫病具有以下两个特点：其一，既能适应于兽类寄生，又能使人类感染，在人与兽之间具有流行病学上的关联；其二，它们的宿主谱一般很广，表现为多宿主适应性，能寄生于多种兽类并且分布广泛。

2. 兽源性人兽共患病

以动物中互相传播为主，但可经常传染给人的称为兽源性人兽共患病。包括从脊椎动物直接获得感染的，通过节肢动物或软体动物中间寄主传播的如美洲锥虫病等。近年来，一些新发的严重流行的宠物源人兽共患病不断地被发现，病种不断地增多，宠物源人兽共患病的病原体主要包括细菌、病毒、立克次体、衣原体、真菌、寄生虫等。其中病毒和细菌所占比例较高。这些疾病对人体健康造成的损害轻重不一，但大多数病原体的传染性和致病力较强，而且部分病原体的致死率很高。例如，2003年美国首次暴发的猴痘病毒感染就是由非洲进口的啮齿类动物带入的。其他的兽源性人兽共患病还包括狂犬病、尼帕病毒病、流行性出血（汉坦病毒引起）、淋巴细胞脉络丛脑炎等。

6.3.4 根据在寄主体内寄生的部位不同进行分类

1. 皮肤寄生虫病

皮肤寄生虫病是指寄生虫（原虫、蠕虫及昆虫）以不同方式侵袭人体引起的皮肤病。依寄生虫的种类和数量不同、人体（寄主）状况和受侵器官不同，表现为各种不同的疾病。引起的原因主要有：①寄生虫的机械性刺激作用，如滴虫及蛲虫皮炎；②寄生虫毒性产物的作用，如昆虫毒素引起的红肿等炎症反应；③免疫性反应，如寄生虫感染后引起的皮肤红斑、荨麻疹、发热等。临床表现为有的皮肤寄生虫病是全身性疾病的一部分。例如，弓形虫病的全身表现突出，可表现为肝炎、肺炎、心肌炎、脑膜脑炎、脉络膜视网膜炎、多发性肌炎等，还可有 IgM 与 IgG 抗体滴度增高，而皮肤的斑丘疹性和紫癜性发疹仅为感染的皮肤表现。皮肤阿米巴病、皮肤病、包虫病、皮下蝇蛆病等也都为全身性疾病的一部分。

2. 肠道寄生虫病

肠道寄生虫病就是寄生虫在人体肠道内寄生而引起的疾病。常见的有原虫类和蠕虫类。肠道寄生虫的种类多，在人体内寄生过程复杂，其各发育期不一定都在肠道，因此，引起的病变也就并不限于肠道。肠道寄生虫的危害性很大，会导致消瘦和严重程度不等的胃肠道症状，如腹痛、呕吐、消化不良等。不同的肠道寄生虫还会造成不同的危害。大多数肠道寄生虫感染总是同当地的卫生条件、生活习惯、健康意识、经济水平和家庭聚集性等因素有关。自然界的气温、雨量及人们的生产和生活习惯是流行病学上的重要的因素。其传播方式主要有直接传播、土源性传播、生物源性传播等。

3. 脑寄生虫病

脑寄生虫病是由寄生虫虫体、虫卵或幼虫侵入脑内引起过敏炎症、肉芽肿形成或脑血管阻塞的脑病。原为寄生虫病患者，病程中出现脑病症状有：①脑血管吸虫病（图 6.4），虫卵随血行入脑而起；②脑囊虫病，猪绦虫幼虫囊尾蚴寄生于脑引起；③颅内包虫病，犬绦虫幼虫蚴寄生于颅内所致；④脑肺吸虫病，成虫侵入脑内并在脑内移行引起；⑤脑型疟疾，疟原虫阻塞脑内毛细血管引起，可为急性脑膜脑炎，或为局限性癫痫发作或伴有定位体征的颅内高压症，亦可为智能衰退或精神障碍。

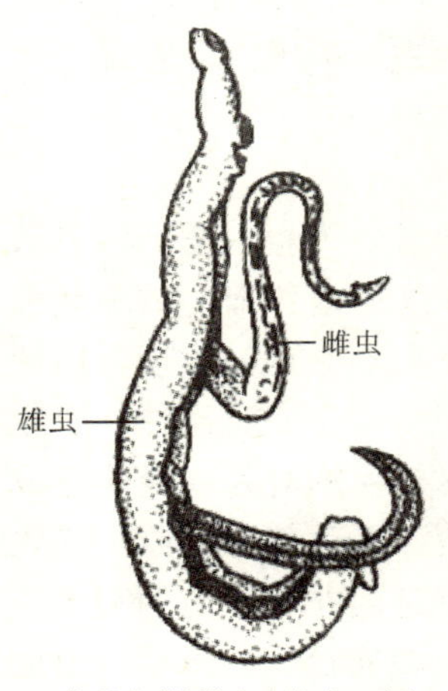

血吸虫（雌雄虫合抱在一起）

图 6.4　血吸虫

（引自 http://www.eku.cc/xzy/sctx/132860.htm）

4. 肺寄生虫病

肺部致病性寄生虫有原虫（阿米巴、弓浆虫和在分类学仍有争议但多数主张划归原虫的卡氏肺孢子虫）、蠕虫（圆形线虫——蛔虫、钩虫、粪类圆线虫、旋毛虫、丝虫、比翼线虫；扁形线虫——肺吸虫、棘球蚴虫、囊尾蚴虫、后睾吸虫、血吸虫）、节肢动物五口吸虫和螨。临床症状仅表现为胸膜积液或气胸，还可侵犯呼吸肌引起通气衰竭。

5. 血液及淋巴系统内寄生虫病

血液及淋巴系统内寄生虫病是指寄生于动物体血液或血细胞及淋巴系统中的寄生虫。一般可能会造成血黏稠度增高，造成血栓，脑供血不足，贫血、营养不良，对健康危害极大。凡寄生于血液或血细胞及淋巴系统中的寄生虫均可在血液或淋巴中查到，有些原虫和丝虫寄生于人的血液中和红细胞内，需通过血液检查或骨髓检查来进行确诊。

6.3.5 根据寄生环境进行分类

体内寄生生物，即一切寄生在寄主体内的寄生生物。寄生于人类消化道、肺、肝脏、血管，甚至是脑组织和眼球。体内寄生虫又分为：消化道内寄生虫，如蛔虫；腔道内寄生虫，如阴道毛滴虫；肝脏内寄生虫，如肝吸虫和棘球蚴；肺内寄生虫，如卫斯特曼氏并殖吸虫；脑组织寄生虫，如猪囊尾蚴；血管内寄生虫，如血吸虫；淋巴管内寄生虫，如丝虫；肌肉组织寄生虫，如旋毛虫幼虫；细胞内寄生虫，如疟原虫和杜氏利什曼氏原虫（图 6.5）；组织寄生虫，如包虫；皮肤寄生虫，如疥螨和毛囊蠕形螨（图 6.6）；眼内寄生虫，如吸吮线虫和猪囊虫。

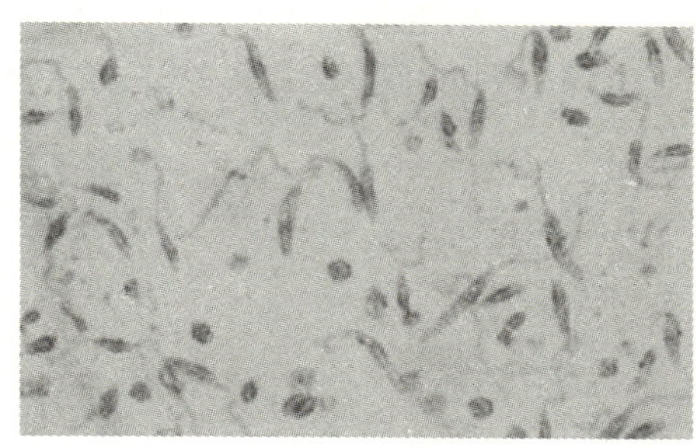

图 6.5 杜氏利什曼氏原虫

（引自 http://ch.sysu.edu.cn）

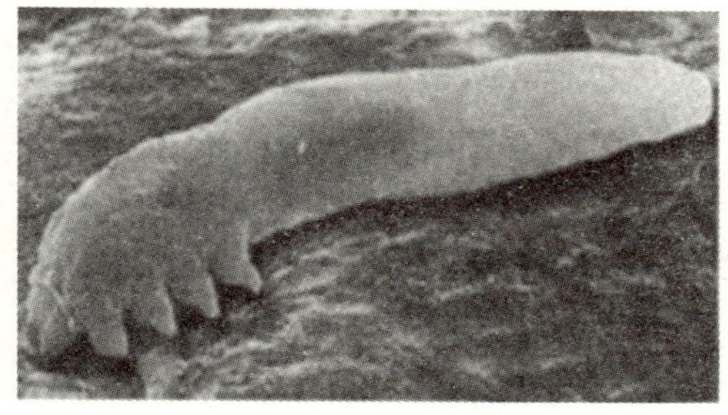

图 6.6 毛囊蠕形螨

（引自 http://discover.163.com）

体外寄生生物，即一切寄生在寄主体外的寄生生物。例如，在人类衣物和皮肤之间寄生，甚至是寄生在人的皮肤底下、鼻孔、阴茎等腔道内。

6.4 寄生虫病的危害

寄生虫在宿主的细胞、组织或腔道内寄生，引起一系列的损伤，这不仅见于原虫、蠕虫的成虫，而且也见于移行中的幼虫，它们对宿主的危害是多方面的。

1. 夺取营养

寄生虫在宿主体内生长、发育和繁殖所需的物质主要来源于宿主，寄生的虫数越多，被夺取的营养也就越多。例如，蛔虫和绦虫在肠道内寄生，夺取大量营养并影响肠道吸收功能，引起宿主营养不良。

2. 机械性损伤

寄生虫对所寄生的部位及其附近组织和器官可产生损害或压迫作用，尤其有些寄生虫个体较大，数量较多会产生相当严重的危害。例如，蛔虫幼虫在肺内移行时穿破肺泡壁毛细血管，可引起出血；棘球蚴寄生在肝脏内，起初没有明显症状，以后逐渐长大压迫肝组织及腹腔内其他器官，发生明显的压迫症状。

3. 毒性和抗原物质的作用

寄生虫的分泌物、排泄物和死虫的分解物都具有抗原性，可使宿主致敏，引起局部或全身变态反应，对宿主均有毒性作用，这是寄生虫危害宿主方式中最重要的一个类型。例如，溶组织内阿米巴侵入肠黏膜和肝时会分泌溶组织酶溶解组织、细胞，引起宿主肠壁溃疡和肝脓肿；血吸虫卵内毛蚴分泌物引起周围组织发生免疫病理变化——虫卵肉芽肿，这是血吸虫病最基本的病变，也是主要致病因素；棘球蚴囊壁破裂，囊液进入腹腔，可以引起宿主发生过敏性休克，甚至死亡。

6.5 流行环节

寄生虫病的流行必须同时具备传播源、传播途径和易感人群三个环节才会致病。

6.5.1 传播源

寄生虫病传播源包括带虫（囊）者、储存寄主和转续寄主。如阿米巴带囊者、黑热病患者均可作为疾病的传染来源；家犬可作为黑热病的储存寄主；野猪则可作为肺并殖吸虫的转续寄主而传播疾病。

6.5.2 传播途径

寄生虫病传播途径可分为：经口感染、经皮肤感染、通过吸血的媒介昆虫传播、其他方式。

1. 经过口传染

寄生虫的感染性阶段，如蠕虫的感染性虫卵、幼虫，原虫的感染性卵囊、包囊等，一般不能单独入侵宿主，需借助载体引起传播。其中间接发育的寄生虫，以其含有感染性阶段的中间宿主作为食品或被污染而误食引起传播；直接发育的寄生虫，则其感染性阶段往往伴随被污染的食品或饮水入侵宿主引起传播。其传播方式如下。

①以兽类中间宿主的肉作为食品，经口传染，引起传播。②人兽之间交替互为感染源，任缺其一，即中断其生活史，如猪带绦虫病、牛带绦虫病、人牛肉孢子虫病、热门猪肉孢子虫病。③寄生虫幼虫期、成虫期均在同一宿主体内发育，但必须更换宿主才能完成其生活史，兽类为感染源，传播给人成为死角宿主，如旋毛虫病。④以猫为终宿主，其他兽类为中间宿主，在猫与其他兽类之间，兽类之间均可传播，传播给人成为死角宿主，如弓形虫病。⑤以水产食品为第二中间宿主经口感染，引起传播。在兽类之间、人兽之间、人群之间均可引起传播。兽与人均为感染源，但以兽为主，如华支睾吸虫病、并殖吸虫病、猫后睾吸虫病、异性吸虫病等。

2. 经过皮肤传染

有的寄生虫在其感染期主动地经皮肤侵入人体，如土壤中的钩虫丝状蚴、水中的血吸虫尾蚴及疥螨、蠕形螨等。有的寄生虫通过吸血的节肢动物媒介的刺叮经皮肤进入人体，如蚊传播疟原虫、丝虫，白蛉传播利什曼原虫。

3. 经过吸血的媒介昆虫传染

疟原虫为疟疾病原体，通过蚊子传播，常见的疟原虫有间日疟、三日疟和恶性疟三种。我国常见的丝虫感染有班氏丝虫和马来丝虫两种，均通过蚊子传播。回归热螺旋体为回归热的病原体，通过人虱传播。脑血管吸虫病，虫卵随血行入脑而引起。

4. 其他方式传染

如输血可感染疟原虫，脑囊虫病是由猪绦虫幼虫囊尾蚴寄生于脑引起，颅内包虫病是由犬绦虫幼虫蚴寄生于颅内所致，脑肺吸虫病是成虫侵入脑内并在脑内移行引起，脑型疝疾是疝原虫阻塞脑内毛细血管引起等。

6.5.3 易感人群

易感者是指对寄生虫缺乏免疫力的人。人体感染寄生虫后，通常可产生获得性免疫，但多属于带虫免疫，当寄生虫从人体消失以后，免疫力即逐渐下降、消退。因此，当有感染机会即易于感染该寄生虫。非流行区或在本地已根除寄生虫病的地区的人进入寄生虫病病区后，由于缺乏特异性免疫力而成为易感者。无免疫力的人群或免疫力较低的儿童均易感染当地流行的寄生虫病。例如，大量移民自非流行区迁入疟疾流行区时，往往会出现疟疾的暴发流行。一些社会经济因素如经济、生活条件、风俗习惯等均可影响某一流行环节而影响传播。

此外，寄生虫病的传播需要具备一定的条件才能发生流行：①媒介昆虫或中间寄主的存在，如疟原虫、丝虫等需要在特定的昆虫（按蚊、库蚊）体内发育繁殖后才能传播，有的寄生虫需在2个或2个以上中间寄主体内发育后才能感染人，如中华分支睾吸虫需在淡水螺体内发育成尾蚴后才能感染某些淡水鱼，在鱼体内发育为囊蚴才能感染人，因此这些寄生虫病的流行区受媒介昆虫及中间寄主分布范围的影响；②适宜的发育环境，如蛔虫卵需在土壤中，经适宜的温度、湿度和有氧条件下发育成感染性虫卵；③不良的卫生和饮食习惯，有些地区有生食（如食生鱼粥、醉蟹）的习惯而感染中华分支睾吸虫病。

6.6 发病特点

寄生虫发病主要取决于侵入体内的寄生虫数量和毒力及寄主的免疫力。寄生虫一旦侵入寄主后便会产生一系列的病理变化，最终使寄主致病甚至死亡。

6.6.1 寄生虫数量和毒力

侵入的虫体数量越多、毒力越强，发病的机会就越多，病情也较重。

6.6.2 寄主的免疫力

寄生虫侵入寄主所产生的病理变化主要包括虫体对寄主组织的机械性损伤引起的损害，虫体分泌的毒素或酶引起的组织坏死，以及寄主反应引起的嗜酸粒细胞和其他炎性细胞的浸润，甚至形成嗜酸粒细胞性脓肿和对幼虫或虫卵产生的嗜酸粒细胞性肉芽肿。

6.6.3 常见寄生虫病

1. 疟疾

疟疾又名“打摆子”、“打脚寒”，是目前全球广泛关注的三大疾病之一。我国政府决定在2010年全面开展消除疟疾工作，到2015年大部分地区消除疟疾，到2020年实现全国消除疟疾的目标。

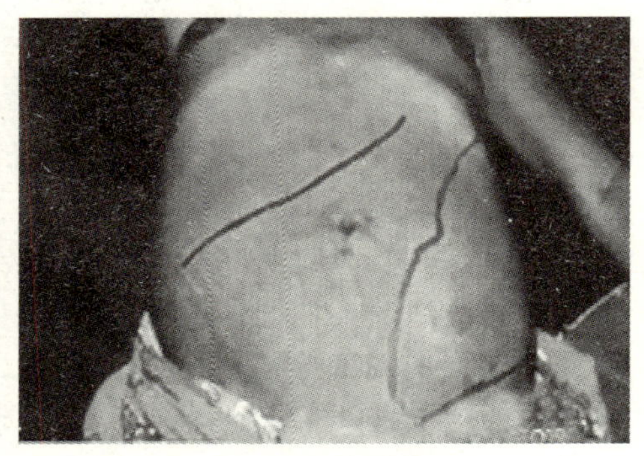

图 6.7 疟疾患者

（引自 http://course.bnu.edu.cn/course/zoology/html/internet/zhuan/zhuan_nie.files/frame.htm）

疟疾是由疟原虫经按蚊叮咬传播的传染病（图 6.7），当蚊子叮咬疟疾患者，病原体疟原虫进入蚊体并在其体内发育后，蚊子再次叮咬健康人时，将蚊体内的疟原虫传给健康人。在疟疾发作前，不少患者有前驱症状，感到疲倦乏力、头痛、肌肉酸痛、食欲不振、坐卧不安，但也有前驱症状不明显者。疟疾的典型急性发作过程可分为发冷期、发热期和出汗期，四种人体疟疾基本相似。

1）发冷期　患者感到怕冷，逐渐寒战，全身发抖，持续时间10分钟至1～2小时，常发作到寒冷难耐，虽然在炎热的夏天，盖上几条棉被，仍感寒战不止。同时全身酸痛，面色苍白，口唇和指甲青紫。此时脉搏加快，体温上升。

2）发热期　患者的寒冷感觉消失继而全身发热，面色由苍白转红，口唇和指甲青紫消失，感到头痛、口渴、脉搏快速有力，呼吸急促，体温可达40℃。持续2～3小时或更长。有些病例烦躁不安、呻吟，甚至抽搐、谵语。

3）出汗期　高热后全身出汗，逐渐大汗淋漓，衣衫尽湿。体温迅速下降，可能降至正常体温以下，各种伴随症状亦消失。患者感到疲乏、欲睡，经过休息后，一般都能恢复常态。

2. 各种疟疾的症状

1）间日疟（vivax malaria）　初次发作可能不典型，无寒战，少数病例有稽留热或不规则的间歇热，几天后才出现隔日有规则的发作。发作次数多少因人而异。经多次发作后，由于人体产生一定程度的免疫力，发作自动停止。国内学者曾于20世纪60年代在江苏北部观察，一般发作5～7次便会停止，也有次数较少或较多的，但症状逐渐减轻。应该指出，在选择间日疟病例进行治疗效果观察时，必须注意治疗前的发作次数，以初次发作的病例最佳。在停止发作后，有部分患者血液内仍带疟原虫。虽然血检时可能查不到疟原虫，但若不彻底治愈，往后可能再燃。

2）恶性疟（falciparum malaria）　患者有冷感，但多无间日疟那样恶寒战栗，体温逐渐上升，而不是突然升得很高。热型不规则，为稽留热或弛张热，比较常见的是每天发热，可持续20小时以上，两次发作间隔时间较短，或不完全退热而成为低热。如不及早治疗，经反复发作，常常发展成为重症疟疾。

3）三日疟（quartan malaria）　发作时有寒冷感，但多无寒战，一般症状较间日疟轻，发作全过程为4～5小时，隔72小时发作一次的周期较规则。国内偶尔在输血感染病例中发现三日疟原虫。据文献记载，经过几十年之后三日疟原虫竟然会在血内查见，并且会发病。

4）卵形疟（oval malaria）　临床症状近似于间日疟，而又较间日疟轻。出现间日热型，热度较低，一般发作5～6次可停止。较易治愈，远期复发者少，无三日疟原虫经多年仍可再出现的现象。

5）混合感染（mixed malaria）　过去在国内的高疟区中可遇到混合感染病例，以恶性疟与间日疟两种疟原虫混合感染较易见到。患者热型复杂，但常表现为每天发热，将恶性疟治愈后，出现典型的隔天发热症状。近年国内有输血后出现混合感染的病例。

疟疾急性发作后，有几种常见的并发症。①脾肿大：初发患者，以脾充血为主，毛细血管和窦状隙内有许多被疟原虫寄生的红细胞，脾质软。多次感染后，结缔组织增生，脾纤维化而增大，而且硬度增加。在热带地区，可出现巨脾综合征。②贫血：疟原虫破坏大量红细胞是贫血的主要原因。有些学者认为，脾脏吞噬细胞功能强化，不仅吞噬被疟原虫寄生的红细胞，同时吞噬正常的红细胞；疟原虫抗原抗体复合物的作用；骨髓造血功能从代偿性增生到受抑制都是造成贫血的因素。③黄疸：患恶性疟而红细胞被破坏过多时，可发生溶血性黄疸。④肾病综合征：可出现于长期未治愈的三日疟患者，尿中有蛋白质及红细胞。已证明是由抗原抗体复合物而引起的，多发生于有高水平 IgM 的患者。

在预防上，我们要做到切断传播途径，主要是消灭按蚊，防止被按蚊叮咬。清除按蚊幼虫孳生场所及使用杀虫药物。个人防护可应用驱避剂或蚊帐等，避免被蚊虫叮咬。

3. 血吸虫病

血吸虫病是由于人或牛、羊、猪等哺乳动物感染血吸虫所引起的一种寄生虫病。我国流行的是日本血吸虫（简称血吸虫）病，我国第一例日本血吸虫病是由美籍医生 Logan 于 1905 年在湖南常德经虫卵检查确诊的。

血吸虫病的临床表现视患者的病期、感染度、虫卵沉积部位、免疫状态、营养状况、治疗是否及时等因素不同而异。临床上可分为急性、慢性和晚期三种类型及异位损害。

4. 急性血吸虫病

急性血吸虫病往往是人们在短期内接触含有大量尾蚴的水体所致，常发生于对血吸虫感染无免疫力的初次感染者，但亦可发生于再次感染大量尾蚴的慢性甚至晚期血吸虫病患者。急性血吸虫病患者均有明确的疫水接触史，发病多在夏秋季，以 6～10 月为高峰，潜伏期大多为 30～60 天，平均约 40 天。患者常因游泳、捕鱼、摸蟹、打湖草、防汛等大面积接触疫水而感染。其间可出现接触疫水处的皮肤发痒或红色小丘疹，咳嗽、胸痛等尾蚴性皮炎和童虫移行损伤的表现。常因症状轻微而被忽视。起病急，有发热等全身症状。其主要临床表现如下。

1）*尾蚴性皮炎*　多数患者在接触疫水后数小时出现粟粒至黄豆大小的丘疹，痒、无痛，数小时至 2～3 天内消失。

2）*发热*　发热为急性血吸虫病的主要症状，全身其他症状的轻重大致与发热平行。热退后患者自我感觉良好。各种抗生素对血吸虫病发热均无效，而经抗血吸虫治疗后，发热可迅速消退。

3）腹部症状　急性血吸虫病患者还可以出现食欲减退、恶心、呕吐、腹泻、脓血便等消化道症状。半数以上患者病程中有腹痛、腹泻，每天 2～5 次，粪便稀薄，可带血和黏液，部分患者可有便秘。重症患者粪便呈果酱状，多伴有腹痛，偶有腹部压痛，肠鸣音亢进，少数患者可出现腹水。

4）肝脾肿大　90%以上患者有肝脏肿大，体检可发现肝脏肿大，伴不同程度压痛，尤以左叶为著。半数患者有脾肿大，无压痛。

5）肺部表现　大多轻微，仅有轻度咳嗽、痰少。体征不明显，可有少许干湿啰音。X 射线胸部检查可见肺纹理增加、散在性点状、粟粒样浸润阴影、边缘模糊，以中下肺部为多。胸膜变化亦常见。一般于 3～6 月内逐渐吸收消散，未见钙化现象。

6）肾脏损害　少数患者有蛋白尿，管型和细胞则不多见。

5. 慢性血吸虫病

轻度感染者、急性血吸虫病（图 6.8）经过治疗未愈或未治自行退热，演变为慢性血吸虫病。轻者无症状，或每天腹泻 2～3 次。重者可有腹痛、里急后重，同时患者有不同程度的乏力、贫血、消瘦、营养不良和劳动力减弱的症状。在流行区，90%以上的血吸虫病患者为慢性血吸虫病。多数患者无明显症状和不适，也可能处于亚临床状态，不定期出现腹泻、粪中带有黏液及脓血、肝脾肿大、贫血和消瘦等。

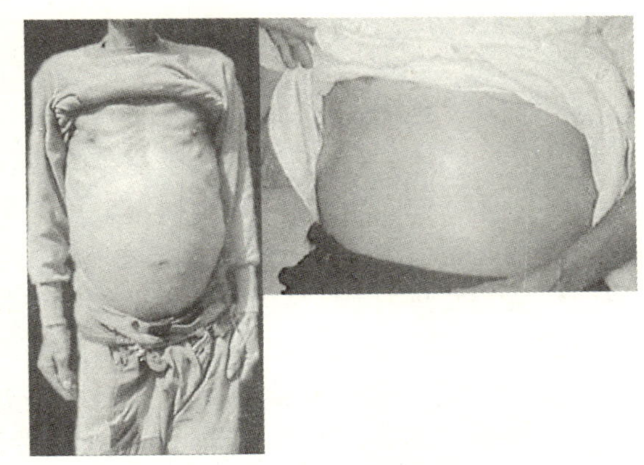

图 6.8　血吸虫病患者

（引自 http://www.baike.com.wikdoc）

1）无症状患者　无任何症状或体征，常于粪便普查或因其他疾病就医时发现，患者劳动力不受明显影响。

2）有症状者　主要为慢性血吸虫性肉芽肿肝炎和结肠炎。最常见症状为腹泻、腹痛。轻度者腹泻，每天 2～3 次，便稀、偶带血，重者有脓血便，伴里急后重。常有肝脾肿大，早期以肝肿大为主，尤以左叶为甚。随着病情进展，脾脏渐增大，一般在肋下 2～3cm，无脾功能亢进和门脉高压征象。但随病变进展，有乏力、消瘦、劳动力减退等表现。

6. 晚期血吸虫病

反复或重度感染者，未经及时、彻底的治疗，经过较长时期（5～15 年）的病理发展过程，在长期、广泛的肝纤维化病理基础上，演变为肝硬化并出现相应的临床表现及并发症，即为晚期血吸虫病。晚期血吸虫病患者常有不规则的腹痛、腹泻或大便不规则、食欲不振、食后上腹部饱胀感等症状。时有低热、消瘦、乏力，劳动力减退，常伴有性功能减退。肝肿大、质硬，无压痛。脾肿大明显，可达脐下。腹壁静脉曲张。进一步发展可并发上消化道出血、腹水、黄疸，甚至出现肝性脑病。患者可因免疫功能低下，易并发病毒性肝炎而明显加重病情。根据其主要临床表现，晚期血吸虫病可分为巨脾型、腹水型、结肠增殖型和侏儒型。

做好血吸虫病的个人防护主要是不要在流行区的河中下水游泳、玩水或洗衣，必须与疫水接触时，皮肤上可涂擦邻苯二甲酸二丁酯及苯甲酸苄酯原液，有驱避尾蚴作用。也可用1%氯硝柳胺碱性溶液浸泡面料和衣服或2%氯硝柳胺脂肪酸制剂涂肤，穿上浸过药的衣服至少半年内有防御尾蚴的效果，涂肤后有10小时的避驱尾蚴效果。

7. 丝虫病

由丝虫（由吸血节肢动物传播的一类寄生性线虫）寄生在脊椎动物终宿主的淋巴系统、皮下组织、腹腔、胸腔等处所引起，目前已知寄生在人体的丝虫共8种。但在我国流行的只有班氏丝虫（*Wuchereria bancrofti*）和马来丝虫（*Brugia malayi*）两种，前者主要由库蚊传播，后者由中华按蚊传播。两者生活史基本相似。两种丝虫引起的丝虫病的临床表现很相似，急性期为反复发作的淋巴管炎、淋巴结炎和发热，慢性期为淋巴水肿和象皮肿，严重危害流行区居民的健康和经济发展。其主要临床表现症状如下。

1）急性期过敏和炎症反应　幼虫和成虫的分泌物、代谢产物及虫体分解产物及雌虫子宫排出物等均可刺激机体产生局部和全身性反应。早期在淋巴管可出现内膜肿胀、内皮细胞增生，随之管壁及周围组织发生炎症细胞浸润，导致淋巴管壁增厚，瓣膜功能受损，管内形成淋巴栓。浸润的细胞中有大量的嗜酸粒细胞。

2）慢性期阻塞性病变　淋巴系统阻塞是引起丝虫病慢性体征的重要因素。由于成虫的刺激，淋巴管扩张，瓣膜关闭不全，淋巴液淤积，出现凹陷性淋巴液肿。之后淋巴管壁出现炎症细胞浸润、内皮细胞增生、管腔变窄而导致淋巴管闭塞。以死亡的成虫和微丝蚴为中心，周期浸润大量炎症细胞、巨噬细胞、浆细胞和嗜酸粒细胞等而形成丝虫性肉芽肿，最终导致淋巴管栓塞。阻塞部位远端的淋巴管内压力增高，形成淋巴管曲张甚至破裂，淋巴液流入周期组织。由于阻塞部位不同，患者产生的临床表现也因之而异，主要有以下几种。

（1）象皮肿（elephantiasis）是晚期丝虫病最多见的体征。象皮肿（图 6.9）的初期为淋巴液肿。若在肢体，大多为压凹性水肿，提高肢体位置，可消退。继之，组织纤维化，出现非压凹性水肿，提高肢体位置不能消退，皮肤弹性消失。最后发展为象皮肿，肢体体积增大，有大量纤维组织和脂肪及扩张的淋巴管和积留的淋巴液，皮肤的上皮角化或出现疣样肥厚。

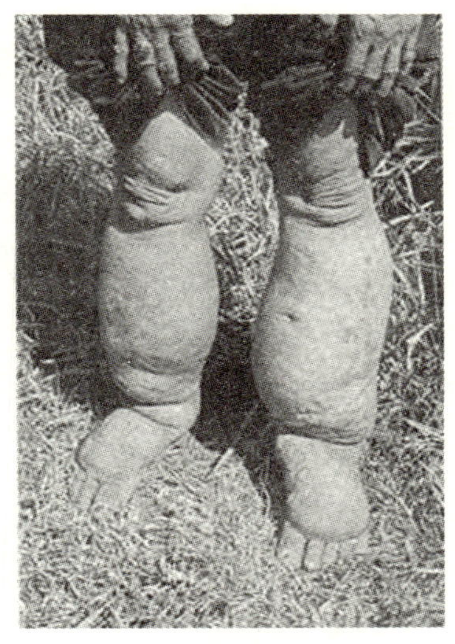

图 6.9 象皮肿

（引自 http://baike.pingxiaow.com/index.php?doc-view-233535.html）

（2）睾丸鞘膜积液（hydroceletestis）。由于精索、睾丸的淋巴管阻塞，使淋巴液流入鞘膜腔内，引起睾丸鞘膜积液。但也有少数患者系由于急性炎症反应所致，故在消炎后即可恢复。

（3）乳糜尿（chyluria）是班氏丝虫病患者的泌尿及腹部淋巴管阻塞后所致的病变。

除上述病变外，女性乳房的丝虫结节在流行区并不少见。此外，丝虫还偶可引起眼部丝虫病，脾、胸、背、颈、臂等部位的丝虫性肉芽肿，丝虫性心包炎、乳糜胸腔积液，乳糜血痰，以及骨髓内微丝蚴症等。丝虫病主要的传播途径是蚊虫叮咬，预防蚊虫叮咬可以有效地控制丝虫病的传播。

8. 蛔虫病

该病为人体肠道常见寄生虫病。人因生食未洗净的瓜果、蔬菜，饮用污染的生水，或污染的手指将虫卵带入口内而感染。患者可不产生任何症状，但儿童、体弱或营养不良者症状出现机会多。以反复发作的脐周痛较常见。有时伴食欲不振、恶心、呕吐、腹泻及便秘。严重感染者，特别是儿童，常可引起营养不良、智力和发育障碍。有时尚可出现精神不安、烦躁、磨牙、瘙痒、惊厥等。部分患者可出现过敏反应，如血管神经性水肿、顽固性荨麻疹等。除以上症状外，有时可引起严重的并发症，如胆道蛔虫病、肠梗阻、肠穿孔和腹膜炎等。

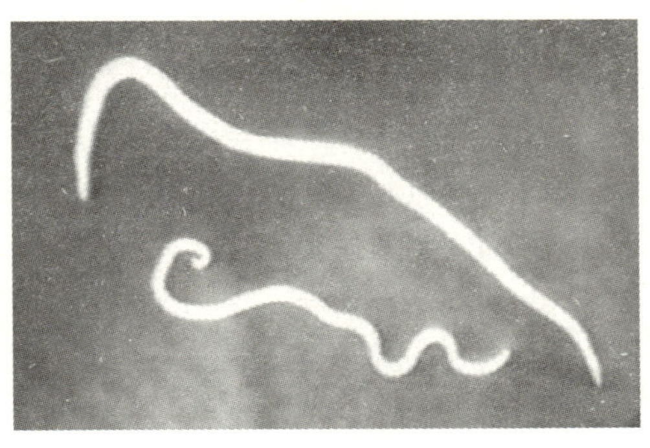

图 6.10 蛔虫成虫

（引自 http://tupian.baike.com/a4_23_70_013000020119912252770136226_jpg.html&prd=so_tupian）

患蛔虫病（图 6.10）后，要及时诊断和进行驱虫治疗，以防并发症的发生，并做好预防。特别是儿童应防止长期反复感染，否则会影响儿童的正常发育。

预防本病除了要注意个人和饮食卫生外，对于明确有蛔虫感染的人还需要予以驱虫治疗，以预防并发症。体内蛔虫较多者，可以每半年驱虫一次。蛔虫卵的感染有其高峰季节及其演变规律。一般盛夏时节人们吃生冷食品，如蔬菜、瓜果、冷饮。不要直接用手接触食物，否则就会增加相互感染的机会。从感染虫卵到演变成虫一般要经历两个多月时间，这个时候刚好到了秋凉时节，此时用药效果最佳。

9. 钩虫病

该病为人体常见且危害较严重的肠道寄生虫病，在我国，寄生于人体的钩虫主要是十二指肠钩虫和美洲钩虫。钩虫感染几乎遍及全球，在我国除少数气候干燥、寒冷地区外，其他各省均有钩虫感染或流行，以海南、四川、云南、广东、广西、福建、浙江、江苏、湖南、安徽等地较严重。

人因赤脚在旱地或矿井下作业经皮肤感染，或生食未洗净蔬菜经口感染。钩虫的幼虫侵入皮肤后进入人体，并在人体内移行，最后到达小肠发育成为成虫。感染初期，感染处有奇痒和烧灼感，继而出现小出血点、丘疹或小疱疹，俗称“粪毒”，数日内可消失，抓痒可继发细菌感染、局部淋巴结肿大。受染后 3～5 天，患者常有咳嗽、喉痒、声哑等，重者有剧烈干咳和哮喘等呼吸系统症状，大多持续数日自行消失，长者可达 1～2 月。患者初期尚有上腹部不适、隐痛等，后期常因贫血出现恶心、呕吐、腹痛、腹泻、顽固性便秘或大便潜血等消化系统症状。有些患者喜食生米、生豆，甚至泥土、碎纸等，通常称为“异嗜症”。贫血为钩虫病的主要症状，重度贫血患者皮肤蜡黄，黏膜苍白，并可导致头昏、乏力、心悸、水肿等心功能不全症状。儿童重症患者可致发育障碍。

钩虫病的治疗，可采取驱除肠道成虫和杀灭在组织中移行的早期幼虫的病原治疗。常用的驱虫药物有阿苯达唑、甲苯达唑、噻嘧啶等。近年我国合成的新药三苯双脒，则对驱除美洲钩虫的效果更好。另外，可口服硫酸亚铁片或葡萄糖酸铁等补充铁剂，有助于改善贫血和心功能。严重贫血者可输血。

减少和控制钩虫病必须坚持采取驱虫治疗、加强粪便管理、保证饮用水的清洁卫生等措施。另外，广泛宣传普及钩虫病防治知识，养成良好的卫生习惯，不饮生水，生食瓜果蔬菜要反复清洗，尤其要改变赤足下地劳动的不良习惯，增强自我保健意识。

10. 弓形虫病

人因食入被猫粪污染的瓜果、蔬菜，喝污染的生水，或经污染的手指而感染；或者因生吃或半生吃肉类而感染；或者通过胎盘感染胎儿。大多为隐性感染，临床症状多由新近感染或潜在病灶活化所致。胎内感染，可引起死产、早产和胎儿畸形。但多数婴儿出生时无症状，于数月或数年后发生视网膜脉络膜炎、斜视、失明、癫痫、精神及智力发育障碍等。成人感染后病情轻重不一，轻型病例主要为淋巴结肿大，重型病例多见于恶性肿瘤、艾滋病患者及实验室工作人员等，常出现显著全身症状，如高热、斑丘疹、肌痛、关节痛、头痛、呕吐、谵妄，并可发生视网膜脉络膜炎、脑炎、心肌炎、肺炎、肝炎等。为预防胎内感染，应对孕妇进行血清学监测。个人预防应注意防止猫粪污染餐具、水源、食物和手；不吃生肉（猪、牛、羊、鸡、鸭、兔等）、生乳、生蛋等。

11. 猪肉绦虫病和囊虫病

如果人不慎误食生的或未煮熟的米猪肉（或称豆猪肉），则可在肠道内长出一条绦虫。虫体较大，有 2～4 米长，但患者一般没有明显的症状，少数有腹部隐痛、消化不良、腹泻、体重减轻等。粪便中发现白色片状物（节片）是最常见的求医原因。当人误食猪肉绦虫的虫卵，虫卵在人体内发育成幼虫（囊虫），就得了囊虫病。囊虫主要寄生在皮下、肌肉、眼和脑等组织内。对人的危害比绦虫大得多。侵入皮下或肌肉的囊虫形成结节，可自觉肌肉酸痛无力、发胀；寄生于脑部可引起癫痫发作、头痛、头晕、记忆力减退、肢麻、听力障碍、精神障碍等，寄生于眼的可引起视力下降甚至失明。

猪肉绦虫患者可因自体感染继而患囊虫病，且感染时间越长，感染囊虫的机会就越大。因此，无论是患了绦虫病，还是囊虫病，都应及时治疗。平时应注意饮食卫生，饭前便后勤洗手，不生吃或吃未煮熟的猪肉，及时检查并治疗绦虫病以防自体感染囊虫病。

6.7 诊断与治疗

6.7.1 寄生虫病的诊断

寄生虫病的诊断主要依据：①流行病学史，如日本血吸虫病只有在长江流域或以南流行区发生，并与疫水有接触者才能罹患；②临床表现，各种寄生虫病的临床表现常因虫种或寄生部位不同而异，但患者大多有末梢血液嗜酸粒细胞数的增多，尤其是急性期更为明显；③寄生虫学检查，在患者体液或排泄物中找到虫体、虫卵或包囊；④免疫学检查，检测抗体或抗原；⑤影像学检查。

6.7.2 寄生虫病的治疗

以消灭寄生虫为主，根据虫种采用最有效的驱虫药物。在感染较重而寄主较衰弱时，可给予支持疗法，有外科并发症时应及时进行外科处理。

6.8 寄生虫病存在与社会发展

肠道原虫和蠕虫感染严重威胁人类健康，重要种类有全球性的阿米巴病、蓝氏贾第鞭虫病、蛔虫病、钩虫病、蛲虫病等；还有一些地方性肠道蠕虫病，如猪带绦虫病、牛带绦虫病等。在亚洲、非洲、拉丁美洲，特别是农业区，以污水灌溉、施用新鲜粪便，有利于肠道寄生虫病的传播，严重影响居民健康。在不发达地区，尤其农村人群中，多种寄生虫混合感染也是常见的。肠道寄生虫病的发病率已被认为是衡量一个地区经济文化发展的基本指标，被称为“乡村病”、“贫穷病”，它与社会经济和文化的落后互为因果。从某种意义上说，寄生虫病是阻碍第三世界国家发展的重要原因。

当前寄生虫对人类危害的严重性还表现在随着寄生虫病及媒介昆虫化学防治出现的抗药性的复杂问题，而人类活动范围的不断扩大，以及现代工农业建设造成的生态环境平衡的破坏，将许多寄生虫从自然界带入人群，造成新的公共卫生问题，并可在一定条件下传播流行。现代一些医疗措施，如长期用免疫抑制剂，可造成人体医源性免疫受损，使机会致病性寄生虫异常增殖和致病力增强。这些都警示我们，寄生虫正以新的形式威胁着人类。

6.9 寄生虫病的预防

我国面积辽阔，气候多样性及生物多样性表现明显，人们的生活习惯复杂多样，使我国成为寄生虫病严重流行国家之一，特别是在广大农村，寄生虫病一直是危害人民健康的主要疾病。在寄生虫感染者中，混合感染普遍。目前，由于市场开放，家畜和肉类、鱼类等商品供应渠道增加，城乡食品卫生监督制度不健全，使一些食源性寄生虫病的流行程度在部分地区有扩大趋势。由于进出口贸易和旅游业的发展，国外一些寄生虫和媒介节肢动物的输入，给我国人民健康带来了新的威胁。总之，我国寄生虫种类之多，分布范围之广，感染人数之众，居世界之前列，我国的寄生虫防治工作面临严峻的挑战。

在这种严峻的形势下，我国应建立和完善政府领导、部门合作、全社会参与的工作机制，落实各项综合防治措施，因地制宜、分类指导，坚持预防为主、科学防治的方针；加强科学研究和国际交流，不断提高防治工作水平。由于寄生虫病的流行必须同时具备传播源、传播途径和易感人群三个环节才会致病，因此破坏以上三个环节中的任意一环就可防止寄生虫病的流行。具体的预防措施如下。

1. 饮食

熟吃食物，提防寄生虫，防止“虫从口入”。不喝生水，不吃生的或未煮熟的鱼、肉、虾、蟹，不吃米猪肉，生吃瓜果、蔬菜要洗净。对某些食品提倡熟食，改变烹调方法，也可在一定程度上防止一些食源性人兽共患寄生虫对人群的感染。最好经过严格检查，保证动物性食品中没有感染性虫体或者经过无害化处理，确保其食用安全。

2. 日常卫生及习惯

注意个人卫生，勤剪指甲，坚持饭前便后洗手。避免手、脚等处皮肤与有钩虫丝状蚴潜伏的潮湿土壤、农作物接触。

3. 环境保护

保护好水源，在血吸虫病疫区避免接触疫水。改善环境、防蚊灭蚊、杀灭传播寄生虫病的昆虫。对人兽共患寄生虫病的环境污染进行处理，主要是指人和动物粪便对水源、土壤和植物的污染。例如，人兽共患寄生虫病的感染阶段及其中间宿主生存于被污染的水池或河滩水流，如血吸虫、肝片吸虫、龙线虫、裂头绦虫、隐孢子虫等。下水道污染物对人兽共患寄生虫病的传播是全球性的重大问题。例如，在欧洲，由于用下水道污染物灌溉草地使牛群囊尾蚴病感染不断增加。许多蠕虫卵和幼虫及原虫卵囊、包囊污染水源、土壤和植被，动物通过接触污染的水源、土壤和植被及饲料而感染，人通过污染的饮食物品或者接触污染的水源、土壤而受到寄生虫的侵袭。因此我们要注意个人卫生，坚持饭前便后洗手，防止“虫从口入”，生吃瓜果、蔬菜要洗净，保护水源，改善环境。

4. 查治患者和病畜

人类的人兽共患寄生虫病的感染源大多数来自家畜（兽类宿主），做好家畜的人兽共患寄生虫病的防治，就在很大程度上有效地控制其在人群中的发生和流行。对家畜的人兽共患寄生虫病的检测和防治工作，主要由兽医部门来承担。可以采取养、防、检、治综合防治措施。以养为主，加强饲养，增强家畜抗寄生虫感染的能力；科学管理，避免或防止寄生虫的侵袭。防为手段，消灭外界环境中寄生虫的感染性阶段及其传播媒介，控制其感染与传播；也可以采取免疫预防等措施。检为依据，检测虫情动态，作为防治的依据。治病灭原，采取特效驱（杀）虫药，既治愈患畜又消灭其病原。根据各种人兽共患寄生虫病的传播方式、感染途径，考虑其流行病学的规律，提出有针对性的对策，对不同人群或地域进行有关人兽共患寄生虫病的检测，发现病例应用最新的药物和方法进行治疗，同时提出有效的预防措施，防止其传播流行。

此外，重视和加强全民健康教育，切实提高群众自我保护的意识和能力，形成群防群控的工作局面；加强食品从业人员和消费者的食品卫生安全教育，提高全民食品卫生与公共卫生意识和责任感，切实做好个人卫生和环境卫生，从而更好地保护广大人民群众的身体健康。

☆**思考题**☆

1. 怎样有效控制人兽共患寄生虫病？

2. 各种寄生虫症状较容易混淆，难以判断自己是否患有寄生虫病，我们如何采用防患于未然的方法来防治寄生虫？

参考文献

陈兴保，吴观陵，孙新，等. 2002. 现代寄生虫病学. 北京：人民军医出版社

李国清，谢明权. 2007. 高级寄生虫学. 北京：高等教育出版社

毛守白. 1984. 寄生虫学与寄生虫病学//吴征鉴. 中国医学百科全书. 寄生虫学与寄生虫病学分卷. 上海：上海科学技术出版社

王陇德. 2008. 全国人体重要寄生虫病现状调查. 北京：人民卫生出版社

徐志杰. 2000. 人体寄生虫学//邓铁涛，程之范. 中国医学通史（近代卷中篇）. 北京： 人民卫生出版社

许隆祺，余森海，徐淑惠，等. 2000. 中国人体寄生虫分布与危害. 北京：人民卫生出版社

杨毅梅. 2004. 我国常见人兽共患寄生虫病的感染与防治.中国临床医药实用杂志，（2）： 61-63

周晓农. 2011. 我国寄生虫病防治形势与今后防治科研重点.中国血吸虫病防治杂志，（23）：473-475

第7章

癌症，其实可以预防

——拒绝癌症

说起癌症，大家会很容易想到肺癌、胃癌、乳腺癌、结肠癌等癌症，它无时无刻不充斥在人们的生活中，侵蚀着人们的躯体，危害着人们的生命，破坏着人们的幸福生活，击碎了人们的美好梦想。根据中国肿瘤登记中心发布的《2012中国肿瘤登记年报》，每年新发肿瘤病例约为312万例，平均每天8550人，每分钟就有6人确诊为癌症。据估计，2015年全世界将有900万人死于癌症，并且2030年将增长到1140万人。这让我们禁不住想知道，癌症到底是一种什么病？它是怎么引起的？我们可以有效地预防癌症吗？

7.1 认识癌症

7.1.1 什么是癌症

大约2000年前，古希腊学者希波克拉底就曾对癌症症状有一些描述，因恶性肿瘤通常有一个坚实的中心，向周遭伸出一些分支，就像螃蟹或者小龙虾的形状，将其命为Karkinos，拉丁文是Cancer，Cancer一词一直使用至今，并根据体液理论进行治疗。在十六七世纪时，医生解剖尸体寻找病因，德国教授威赫姆•法布里（Wilhelm Fabry）认为乳癌是由乳汁在输乳管中造成的凝块引起；18世纪，人们使用显微镜发现了“癌毒”会从原本肿瘤生长处透过淋巴结转移到身体其他部位（远端转移）。到19世纪，无菌条件的改善使外科手术切除肿瘤成为治疗癌症的主要手段。19世纪末伦琴发现的放射线也使放射诊断和治疗癌症成为可能，20世纪化疗的加入，则使癌症治疗步入联合治疗的新阶段。

因此，我们将来自人体内胚层、外胚层的恶性肿瘤统称为癌。常见的癌有皮肤、食管、子宫颈的鳞状细胞癌；消化道腺体、唾液腺、甲状腺和乳腺的腺癌。

7.1.2 肿瘤是什么

肿瘤是一个内容很广泛的名称，包含了多种疾病，是一个总称。肿瘤是人体中正在发育的或已成熟的正常细胞在致癌因素的长期作用下，出现过度生长或异常分化而形成的。学术界一般将肿瘤分为良性和恶性两大类，但它们都有一个共同的特点，就是细胞的异常增生。其实肿瘤的良性和恶性是依据对身体的危害程度而定的（表 7.1）。

表 7.1 良性肿瘤与恶性肿瘤的主要区别

项目	良性肿瘤	恶性肿瘤（癌症）
生长速度	缓慢	迅速
生长方式	向四周膨胀生长	向四周浸润性生长
包膜	完整	多不完整
是否破坏正常组织器官	一般不	多直接破坏
转移性	不发生转移	恶性程度越高，转移越早
与正常起源细胞的相似程度	高	低
对机体的影响	多为压迫、挤压作用，除生长在重要器官处外，一般影响不大	与人体争夺营养引起恶病质，直接破坏组织器官影响机体功能甚至死亡

7.1.3 癌症的发生

癌变是一个复杂的过程。人们发现有许多因素可以诱发癌症的发生，包括物理因素、化学因素，如各种辐射、化学致癌物，生物因素如病毒等。这些致癌因素作用于细胞遗传物质（DNA），使基因发生变化，原癌基因被激活或抑癌基因失去功能，因而细胞的分裂、增殖从根本上失去了控制，会无休止地分裂、增殖，正常的结构和功能也就不复存在了，细胞就发生了癌变。

大部分癌症的形成是一个相当长的过程，大致分三个阶段：启动阶段、促进阶段和进展阶段。

启动阶段：启动易癌变细胞中的原癌基因转变成癌基因。致癌物诱发基因突变或者转变，将正常的细胞转化为易癌变细胞，整个诱发过程可在很短的时间内完成，有些可能几分钟之内就可完成。在这段时间内，该致癌物被机体摄入吸收，通过血液转运进入细胞，转变成活性中间产物，结合到 DNA 上，传给子代细胞，一旦新的子代细胞产生，启动过程就完成了。这些新的子代细胞及之后再分裂产后的新细胞，其基因结构已经发生了彻底的改变，致癌的概率大大增加。除非极少的情况，诱发过程是不可逆的。

促进阶段：新形成的癌细胞在合适的条件下开始不断的生长，一直到长成肉眼可以看见，并能检测出来的癌细胞团。这是很长的一段时间，通常在人体内这个过程需要很多年。癌细胞的生长分裂需要合适的生长环境，就像土壤中树种的发芽与生长需要充足水分及养分滋养和阳光的照耀一样，如果没有这些条件中的任何一个要素，种子可能就会进入休眠状态，等到所缺失的这个要素满足了，树种就会继续发芽生长，这是促进阶段的一个非常重要的特点。根据这个特点，为人们人为地延缓或者停止癌症的发生提供了很好的途径。通过膳食进行调节是非常有效的方法，有些膳食能促进癌症的发展，我们称之为促癌剂，还有一些膳食会延缓癌症的发展，我们称之为抗促癌剂，如果在食用的膳食中，抗促癌剂的量大于促癌剂的量，癌的发展就会延缓下来或者停止。

进展阶段或是恶化阶段：当大量晚期癌细胞进入生长期，为第三阶段开始，直到对机体造成破坏为止。发展中的癌细胞可以从原发部位扩散到周围或是更远的部位。当癌具有了这样的特性，我们称其为恶性肿。当这种癌从原发部位向其他的地方扩散时，为恶化。癌症的最后一个阶段是死亡。

7.1.4　诱发癌症的因素

癌症的发生是多因素的，主要有内在因素和物理因素、化学因素、生物因素。内在因素有神经与精神因素、内分泌因素、遗传因素和机体的自然防御机制；物理因素有X射线等；化学因素有腌制食品中的亚硝酸钠等；生物因素有寄生虫与病毒等。但癌症的发病机制都是基因功能紊乱造成的。

1）神经与精神因素　　虽然致癌的因素非常复杂，但精神因素在癌症的发生和发展上有很重要的作用。现代医学发现，长期处于精神压抑、焦虑、沮丧、苦闷、恐惧、悲哀等情绪的人易患癌症，据英国一位医学工作者对250名癌症患者调查，发现其中150名患者患癌前有明显的精神刺激史。国内学者对癌症患者心理状态进行调查，结果发现曾受精神刺激者的比例达76%。虽然精神因素并不能直接导致癌症，但它却以一种持续性的刺激来影响和降低机体的免疫能力，减弱免疫监视功能，进而影响免疫系统识别和消灭癌细胞的监视作用，易导致癌细胞转化和突变，增加癌症的发病率。另外，部分人的性格同样会提高癌症的发病率，例如，性格内向，表面上毫无怨言，逆来顺受，内心却怨气冲天，有精神创伤史；生活中的一件极小的事便可使其焦虑不安，总处于紧张状态；遇到困难，开始不去努力克服，到最后又做困兽之斗；逃避现实，害怕竞争；表面上处处以牺牲自己为别人考虑，而内心又极不情愿等心理特征。中国医学科学院心理研究所提出，长期紧张的工作和学习，人际关系不协调，生活中的重大不幸是心理致癌的三大重要因素。

2）遗传因素　部分患癌症家族可通过遗传传递原癌基因，据资料显示，这些有癌症病史的家庭更倾向于患癌症，如肝癌、鼻咽癌。但遗传因素是内因，只有20%的癌症起因于遗传，而大约80%的癌症患者是因为不健康的生活方式，紫外线、工业污染等外界因素所引起的。

3）物理因素　主要指放射性物质发出的电离辐射，如紫外线、X射线等。据估计，所有癌症患者中，有2%～3%是由电离辐射引起的。例如，居里夫人（Curie，1867～1934）在研究工作中长期被放射线损伤，导致白血病；二战期间，美国投放于日本的原子弹爆炸后使后者国内白血病的患者大大增加。放射线最易引起的癌症有白血病、乳腺癌、甲状腺癌、皮肤癌、淋巴癌等。随着社会的进步，人们对氟利昂的使用及排放，使大气平流层中臭氧层变薄，导致照到地面的紫外线增强，紫外线照射易引起人类及动物细胞中的遗传物质DNA发生突变，还可抑制皮肤的免疫功能，使突变细胞轻易逃离机体的免疫监视，这些都易引起皮肤鳞癌及基底细胞癌的发生，对引起的黑色素瘤也有影响。

4）化学因素　化学致癌物有数千种之多，性质各异，致癌强度大不相同。如石棉、砷化物、铬盐、镉化物等无机化合物，四氯化碳、苯、焦油、烯环烃、有机氯杀虫剂等有机化合物都是化学致癌因子。其中吸烟是人体摄入化学致癌物的主要途径之一，据统计，大约1/3的癌症是由吸烟引起的，从香烟的烟雾中可分析出20多种化学致癌因子，其中焦油为主要致癌因子，已成为全球戒烟，癌症预防的重要依据。

5）生物因素　生物致癌因素包括病毒、黄曲霉毒素、霉菌、寄生虫等。其中病毒与人体癌症的关系最为密切，研究也最为深入。研究发现，病毒能够引起细胞癌变，主要是因为它们含有病毒癌基因及与之有关的核酸序列。它们通过感染人的细胞，将其基因组整合进入人的基因组中，由于人体的调节，它可以潜伏在细胞里面不发病，但是一旦细胞遇上其他损害，就可能诱发癌症，也可能直接引起细胞的恶变。其中胃癌、子宫癌和肝癌三种癌症与病毒的关系最为密切。在每年发现的50多万例子宫癌中，40多万与通过性传播的乳头状瘤病毒有关。每年发现约55万个胃癌新病例，都与通过食物而传播的幽门螺杆菌有关。每年发现的43万例肝癌中，31万例是由乙型肝炎病毒引起的，11万例是由丙型肝炎病毒所引起，其余则由这两种病毒共同作用引起。控制这些微生物，切断其传染途径，将大大减少这些癌症。另外，霉变花生、大米等产生的黄曲霉毒素B1与人类肝癌的相关性已明确，因此人们在日常生活中要注意这方面的卫生。

7.1.5　癌症的危害及发展趋势

癌症不仅使患者身体承受着巨大的病痛折磨，心理也产生惊慌、恐惧、孤独等情绪，其家庭也面临着巨大的精神压力和经济压力，使许多人出现因病致贫及因病返贫等情况，社会也每年需用大量资金来治疗癌症，据 2007 年统计，我国每死亡 5 人，即有 1 人死于癌症；而在 0～64 岁人口中，每死亡 4 人，即有 1 人死于癌症。不仅严重影响劳动人口健康，而且成为医疗费用上涨的重要因素。据有关部门估算，每年用于癌症患者的医疗费用达数百亿元。此外，由于中晚期癌症患者治疗效果尚不满意，其不良影响往往波及亲友及家庭，影响社会稳定。

随着现代化进程中所引起的环境污染的加重，世界范围内人类老龄化的加剧，人们生活方式的改变，从 20 世纪 70 年代开始，癌症发病率迅速增加，到 2000 年全球新发癌症病例约 1000 万，其中死亡 620 万。2008 年全球新增癌症病例 1270 万人，760 万人死亡，预计 2020 年癌症新发病例将达 1500 万，死亡 1000 万，现患病例 3000 万。癌症正在成为 21 世纪人类的第一杀手。我国也不例外，癌症发病及死亡率自 20 世纪 70 年代开始一直呈上升趋势，至 90 年代的 20 年间，癌症死亡率上升了 29.42%。恶性肿瘤发病率在全国 35～39 岁年龄段为 87.07/10 万；40～44 岁年龄段几乎翻番，达到 154.53/10 万；50 岁以上人群发病占全部发病的 80%以上；60 岁以上癌症发病率超过 1%；80 岁达到高峰。全国肿瘤死亡率为 180.54/10 万，每年因癌症死亡病例达 270 万例。我国居民因癌症死亡的概率是 13%，即每 7～8 人中有 1 人因癌死亡。肿瘤死亡率男性高于女性，男女比为 1.68∶1。

7.2 常见癌症种类分析

人体全身部位都可以发生肿瘤，并且发生的细胞类型各不相同，同为一个系统可有多种乃至几十种主要细胞类型，即便是一种细胞类型又有多种分化程度，所以表现出的症状各不相同，其诊疗情况也各异，下面将对人类常见肿瘤的症状、诊疗情况分别叙述。

7.2.1 肺癌

肺癌是最常见的肺原发性恶性肿瘤，亦称支气管肺癌（图 7.1）。近 50 多年来，世界各国特别是发达国家的肺癌发病率和死亡率都在迅速上升，死于癌症的男性患者中肺癌常占首位。据 2006 年世界卫生组织（WHO）公布的死亡率是 130 万/年。本病多在 40 岁以上发病，发病年龄高峰为 60～79 岁，但是肺癌的发病率正在逐渐年轻化，据调查，这与早期青少年抽烟、酗酒有关，这一人群主要集中在 35～55 岁的中青年人。

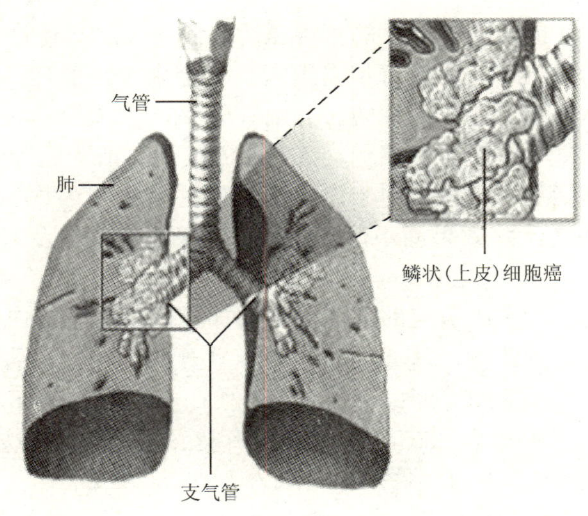

图 7.1　肺癌

（引自 http://baike.sogou.com/v53899.htm?sp=SST 肺癌）

肺癌的确切病因目前尚不清楚，但是经过多年的调查研究，抽烟是引起肺癌的重要因素，此外大气污染、家庭环境、职业地点及遗传因素等与癌症发生有关。此外人体免疫功能低下、内分泌失调、代谢活动紊乱等也对肺癌的发病起着一定的促进作用。

肺癌在不同的时期会有不同的症状，同一阶段不同的人的症状也会不尽相同，这里介绍肺癌的早期和晚期的主要症状。

早期症状：偶发性干咳，无痰或痰量少，可有少量白色泡沫样痰；咯血，有时血会出现在痰中，也有些整口吐血，甚至是大咯血；骨关节肿胀疼痛，拍 X 片可见骨膜增生，关节疼痛可以在肺癌发现前不久就表现出来，且此类症状较为多见；乏力，特别是下肢肌肉沉重无力。在身体两侧面会出现对称性红斑，有可能到医院会被诊断为皮肌炎。声音嘶哑，身体的有些部位会出现黑色素沉着，皮肤增厚增粗等症状。

晚期症状：大多数已发生胸内区域性播散的肺癌患者均有胸痛症状，较常见的是声音嘶哑，面部及颈部水肿；同时还有呼吸急促，胸腔内有积液；局限性哮鸣音，伴有头晕、胸闷、气急等症状；肩臂放射状灼热疼痛；心包积液，心律失常，气急，心功能不全等；吞咽困难；肺癌转移至肝脏、脑、肾脏、肾上腺、皮下组织等部位。体外特征主要表现为多发性神经炎，四肢关节疼痛或肥大、重症肌无力，男性乳房增生肥大、精神异常、高钙血症等。

当患者发现早期症状后，应尽早去医院做相关检查与治疗。肺癌的诊断通常是通过以下方法进行：痰液检查，大致知道是不是癌及是哪种癌细胞；拍胸片，判断癌症的位置、大小，是不是有纵隔等；CT 检测，对肺内小的肿瘤有很大帮助；另外还有核磁共振、活组织检查等手法。

7.2.2　胃癌

胃癌是来源于胃黏膜上皮癌症瘤细胞的恶性肿瘤。在全球各国都很普遍，据 1988 年统计，胃癌在全球发病率排在第一位，其中发达国家较少，而发展中国家较多。目前全球每年新发胃癌人数 100 余万，中国占了 42%，死亡约 80 万，中国占 35%，是胃癌发病率和死亡率最高的国家之一，发病率和死亡率均是世界平均水平两倍多。在 2007 年，胃癌在中国发病率为第二位，死亡率为第三位，农村的发病率是城市的 1.6 倍，死亡率是城市的 1.9 倍；男女之比为 2∶1；胃癌的发病率随着年龄的增加而显著升高，发病的高峰年龄为 50～80 岁，但已逐年呈现年轻化趋势，胃癌中 19～35 岁患者的比例 40 年来已从 1.7%升至当前的 3.3%。

与胃癌发病有关的因素有多种，但是以饮食方面为主。经调查研究发现，胃癌高发区的居民少吃新鲜的食物，经常食用腌制和熏制的食物，且常缺少蛋白质，营养不均衡及有不良的饮食习惯；另外癌前病变、抽烟酗酒、心理状态不佳、环境污染、职业因素、遗传倾向均促进了胃癌的发生与发展。

胃癌在我国如此普遍，那它有何临床表现呢？

胃癌早期：70%以上的胃癌患者在早期都毫无症状，有症状者一般也不典型，上腹轻度不适是最常见的初发症状，与消化不良或胃炎极为相似。

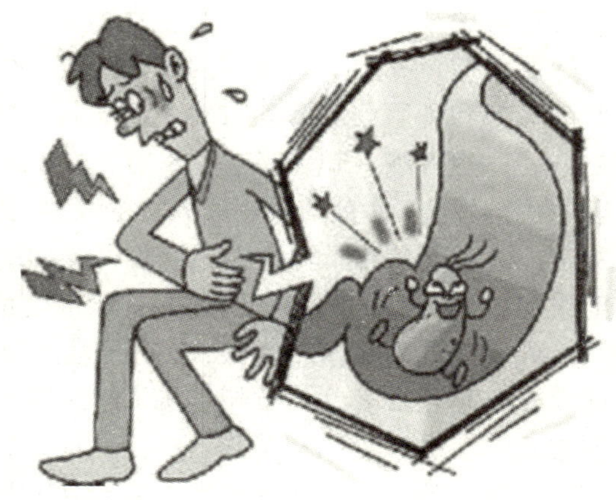

图 7.2　胃溃疡

（引自 http://news.163.com/12/0717/06/86JIFJCJ00014AED.html）

胃癌进展期：在此阶段对于无胃病史的患者，近期会出现不明原因的上腹不适或疼痛；有胃溃疡病史（图 7.2）的患者，近期上腹痛频率加快、程度加重。对于老年人会有上腹部饱胀，伴有嗳气、返酸、呕吐等症状，食欲减退、消瘦乏力、消化道出血等症状也是胃癌患者在此时期的常见症状，其中食欲明显减退，日益消瘦、乏力是 40%～60%患者就医的原因。

胃癌终末期：此期的患者明显消瘦、贫血、乏力、食欲不振、精神萎靡；且多有明显上腹持续疼痛、大量呕血、黑便、胃穿孔或胃梗阻导致的恶心呕吐、吞咽困难、上腹饱胀加剧、肢体水肿、黄疸、肝肿大等症状，最终会因癌细胞广泛转移致多种脏器，正常组织受压迫而丧失功能，大量癌细胞的生长抢夺营养资源使正常组织器官面临重度营养不良最终导致多脏器功能衰竭，引起死亡。

胃癌的疗效与病期早晚和诊治手段及方法联系密切，90 %以上患者在胃癌早期经足够的治疗后能生存 5 年以上或者治愈，而对于晚期胃癌患者，治疗后 5 年的生存率仍不足 5%。因此，早发现是提高治疗效果、提高生存率的关键因素。但是我国胃癌患者早发现者仅占 10%以下，日本则约 60%，主要因为日本患者坚持定期做胃镜检查，我国患者多在不适时才就诊，而胃癌大多数到了中晚期才会有症状。胃镜检查下，有些胃黏膜上的颜色稍有改变，或者是很小的一点浅表的糜烂，或者有一点稍稍的隆起，肉眼很难看得出；还有一些像息肉一样的隆起，上面有些糜烂；或者不像息肉一样隆起，而是一片比较局限的不规则的稍稍高于黏膜表面，或者又稍有凹陷，通过病理检查都可能是早期胃癌。

7.2.3 乳腺癌

乳腺是女性标志之一，代表着母性、生命和希望，但是乳腺也给女性带来了不幸。乳腺癌在女性朋友身上的不期而至极大地影响了女性的健康与生活，乳腺癌虽男性也有，但是较少见。过去，乳腺癌多见于欧美等高发区，但近些年来我国发病率也在逐年上升，20 世纪 90 年代与 70 年代相比，其发病增加了 50%以上。近年，上海每年新发乳腺癌患者约为 2500 人，多见于 45～55 岁的中年妇女，因此现在各国都把中年女性作为重点检查对象。

乳腺癌的病因未完全明确，但是经过多年调查发现，和激素水平有关的一些因素都和乳腺癌的发病有关。比如月经初潮过早（小于 12 岁）、绝经晚（迟于 55 岁）、生育晚（第一胎在 35 岁以后）、常服避孕药和某些保健药等均可引起乳腺癌的发生；具有乳腺癌家族史的女性，患有乳腺癌的危险性是一般人群的 2～3 倍；进食过多高脂物质也会增加乳腺癌的发病率；因其他疾病胸部接受过多放射线照射的妇女，其患乳腺癌的危险性会增加。

乳腺癌的发病率增加很快，对于乳腺癌的易发人群，特别是有乳腺癌家族史，或者没有自行哺乳、体重超重等人群，应时刻注意观察自己的乳房状况，下面我们来看一下乳腺癌的相关症状。

乳腺癌的主要症状就是乳房有肿块，有些还会伴有疼痛；乳头有溢液，乳头凹陷；乳头瘙痒、脱屑、糜烂、溃疡、结痂等湿疹样改变常为乳腺佩吉特病（Paget 病）的临床表现；乳房外面的皮肤可能有改变，变粗、变硬；乳晕部可能像湿疹，有时皮肤还会有一片炎症，发红，发热。有了这些症状的女性应去医院检查一下，有些可能不是乳腺癌，但一定要确诊，防患于未然。

对于可以自行摸到肿块或者怀疑自己得乳腺癌的患者到医院诉说病情后，经医生检查没有明确诊断的，应进行以下检查。

①做乳腺钼靶，是一种经典的检查手段，可以观察乳腺有没有肿块，和估计有没有恶性病变，此方法多用于35岁以上的女性；②乳腺B超，能够鉴别乳腺肿块是囊性还是实性病变，对于35岁以下的年轻女性，乳腺B超可作为首选的普查方法，另外，B超扫描对观察腋窝淋巴结方面效果较佳；③动态增强核磁共振，是较X射线和B超有很多优势的一种软组织分辨率最高的影像检查手段，可进行多种心性病灶的诊断，敏感性、特异性均达90%以上；④有乳腺溢液可用溢液做细胞学检查；⑤对于特别难以区分的乳腺病变性质时，也可做乳腺肿块的细针穿刺，做细胞学检查。总的来说，乳腺癌还是较易检查出来的。

乳腺癌治疗的疗效取决于确诊的病期，早发现、早治疗是提高治愈率的关键因素，在早期乳腺癌中导管原位癌的治愈率可达到95%以上，并获得更多保留乳房的机会。事实证明，定期乳腺癌普查可大大降低乳腺癌的死亡率。

7.2.4 肝癌

肝癌（图7.3）是指发生于肝脏的恶性肿瘤，包括原发性肝癌和转移性肝癌两种，人们日常说的肝癌多指原发性肝癌。东南沿海地区有不少肝癌高发点。肝癌的发病率在男性中，常居前三位，男女之比为（3～6）∶1。肝癌的死亡率极高，存活期极短，一般情况下，确诊为肝癌后，患者可存活4～8个月，少数超过1年。因此，肝癌常被人们称为“癌中之癌”。肝癌高发人群：男性大于30岁，女性大于25岁，有慢性肝史或肝硬化5年以上，直系亲属中有肝癌史者，乙型肝炎表面抗原呈阳性者。

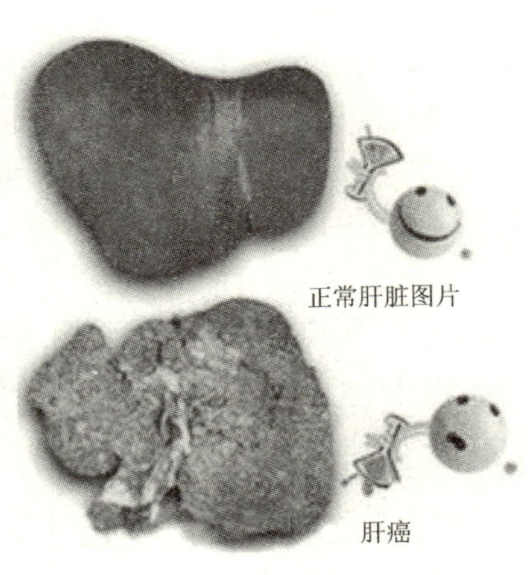

图7.3 肝与肝癌

（引自 http://www.baike.com/wiki/%E5%A4%A7%E8%82%9D%E7%99%8C&prd=so_1_doc）

导致原发性肝癌的原因大致有：肝硬化、乙型肝炎、黄曲霉毒素、亚硝胺化合物、寄生虫病、长期酗酒和水土污染等。

那肝癌的临床表现是什么呢？

肝癌的早期表现很不典型，往往容易被忽视。当感觉疲惫乏力持续不能缓解时，很可能是肝病的预兆；心窝处有沉闷感，或是腹部右上方感觉钝痛，有压迫感和不适感等；体重减轻，时有原因不明的发烧及出现黄疸，应尽早前往医院检查。

肝癌晚期症状随着病变的发展，可能出现肝区剧烈疼痛、顽固性呕吐、乏力、消瘦、牙龈出血、皮下淤血等。检查时有明显的上腹部肿块增大、腹水及黄疸。

肝癌的一些典型症状只有疾病进展到中晚期时才会发生，而那时往往已经丧失手术机会，因此平时的自我检查非常重要。医院主要检测患者血液：甲胎蛋白（AFP）的测定、肝功能检查和γ-谷氨酰转肽酶同工酶Ⅱ（γ-GTⅡ）等。

肝癌常见的治疗方法主要有：手术切除、放射治疗、化疗、介入治疗、中医药治疗和免疫治疗等。在众多的治疗方法中，早期实施手术切除是唯一有治愈可能的有效手段。外科治疗手段除了肝切除还可以选择肝移植手术，尤其对于那些合并肝硬化、肝功能失代偿的小肝癌患者，肝移植手术是最佳的选择。最近几年问世的分子靶向药物索拉非尼可以延缓肿瘤进展，能一定程度上延长生存期。

7.2.5 食管癌

食管癌系指由食管鳞状上皮或腺上皮的异常增生所形成的恶性病变。其发展一般经过上皮不典型增生、原位癌、浸润癌等阶段。目前中国是全球患食管癌死亡率最高的国家。据调查，天津市男性发病率为15/10万，女性为8/10万，平均发病率仅次于肺癌、胃癌和肝癌，居癌症发病第4位，男女发病率之比为2∶1，并以60～65岁人群高发。即便是能够接受手术治疗的食管癌患者，其5年生存率也只有30%。

长期不良的生活或饮食习惯可能是导致食管癌发生的元凶。目前认为，引起食管癌的相关危险因素主要有：进食含亚硝胺类较多的食物（如喜欢腌制酸菜）或霉变食品、长期喜进烫食（如潮汕人食管癌发病率高可能与长期喝功夫茶有关）、不良嗜好（如吸烟、饮酒）等。

食管癌起病隐匿，早期症状：食管内有异物感，或吞咽食物有迟缓、滞留或轻微哽噎感，如果该症状反复多次出现，并逐渐加重，应高度重视，也可表现为吞咽时胸骨后烧灼、针刺样或牵拉样痛。进展期食管癌则常因咽下困难就诊，吞咽困难呈进行性发展，甚至完全不能进食，常伴有呕吐、上腹痛、体重减轻等症状。病变晚期因长期摄食不足可伴有明显的营养不良、消瘦、恶病质，并可出现癌转移、压迫等并发症。

常用的食管癌检查有食管X射线钡餐造影检查、食管拉网脱落细胞检查、食管CT扫描、内镜检查和内镜超声波扫描。

食管癌与其他恶性肿瘤一样，强调早期诊断和早期治疗。胃镜检查时确认为癌前病变或早期癌可采用内镜下剥离切除或局部手术切除，如果确认癌细胞在食管壁内浸润不深可无需化疗；但癌细胞在食管壁浸润较深时，医生则会建议患者手术治疗，并推荐配合放疗或化疗。上段食管癌靠近咽喉部，做手术较困难，可以放疗为主，效果与手术切除也差不多。中下段食管癌则首选手术切除治疗，配合化疗、放疗及其他对症支持治疗。

肿瘤病变已届晚期难以切除病灶，但为了缓解症状，如解决进食问题可进行减瘤术、转瘤术或造瘘术等。早期癌切除可达根治效果，有远处转移者一般不宜手术，只能采用姑息治疗或化疗。胸腔镜下食管癌切除术对胸壁损伤小，对心肺功能影响轻，术后患者早恢复，并发症少。临床资料显示该手术对早期、中期癌能达到根治性切除的效果。手术的关键在于淋巴结清扫，与术者的经验有很大的关系。晚期食管癌不能进食，或食管狭窄或伴有食管瘘的患者，可采用内镜下支架植入术，以缓解食管梗阻。

7.3　癌症治疗及心理呵护

为了更好地对癌症进行治疗和护理，我们要先对癌症患者进行分析。

7.3.1　癌症患者的生理及心理

1）癌症患者身体症状　　多数癌症患者都会出现原因不明的消瘦、无力，上腹无规则的疼痛，食欲下降，厌食，相应身体部位出现肿块并伴有疼痛，高热等多种综合症状。不同的癌症还有不同的症状。例如，肝癌患者肝脏迅速肿大，并伴有肝区疼痛；乳腺癌患者中非怀孕和哺乳期的妇女，乳头流水或能挤出液汁；食管癌患者进食吞咽时胸骨后有异物梗塞感、刺痛感或自觉食物通过缓慢，到晚期伴有疼痛等，治疗过程中还要承受疼痛、恶心、呕吐、脱发等化疗、放疗及药物所带来的副作用。

2）癌症患者的心理状况　　当患者得知患癌症的消息后，他们的心理变得极其复杂，很大一部分患者会出现悲观失望、回避现实、情绪消沉、有负罪感、失落感和被遗弃感。其心理反应大致分五阶段：疑虑阶段、惊恐阶段、悲观阶段、认可阶段和失望或乐观阶段。表现出的心理问题主要有怀疑、否认、恐惧、抱怨、愤怒、焦虑、抑郁、自我感觉负担等。对于初次被诊断为癌症的患者，出于自我保护机制的作用，对诊断持有怀疑与否定态度，不相信事实，不相信医院，进而发展到怀疑身边的每个人。为了获得一定的心理安慰，他们到多家医院进行诊断以满足个人的逃避心理。因为我国人群健康体检意识较差，大约80%以上的癌症患者被确诊时病情都已发展到中晚期，而且受对癌症认识的传统观念影响，许多人将癌症的诊断看作为死亡，从而产生强烈的恐惧感，有些患者因为长时间处于恐惧当中，出现紧张、心灰意冷、情绪低沉等心理反应，继而会出现食欲不振、失眠、全身乏力、神经紊乱等一系列症状，甚至有些患者因为恐惧出现自损行为（自杀的念头与计划）。还有一部分患者在确诊后，会出现抱怨、情绪暴躁等现象。稍遇挫折就大发脾气，同时因为癌症的治疗要接受家人的帮助与支持，很多人会觉得“对不起家人”或者“自己不是一个有用的人”而存在挫败感、无用感、内疚感和自责感，其中有77.1%的人认为自己对家庭是一个负担，产生安乐死及自杀等想法，随着治疗的效果变好，一些患者开始积极调整心态，配合治疗，乐观地面对生活。而另外一些人心理压力更加沉重，继而出现焦虑、抑郁等心理问题。

7.3.2 癌症的诊断

目前主要诊断方法可分为三方面。

（1）借助仪器、机械，运用理化性质的定义做出诊断。有X射线透视、B超、CT、核磁共振等多种手段。

（2）医生以自己的五官、手指，借色、声、香、味、触等感觉体会、获取最正确、直接、迅速、可靠的第一手资料，借着五官、手指，一种超出机械物体的人体功能，以患者和医生两人的交流做出正确的诊断，这多半是中医的诊断方法。

（3）以四诊八纲为主、参考近代医学的检查和化验来做出诊断，也就是中西医结合的诊断方法。

7.3.3 癌症治疗的常规方法

人类与癌症抗衡已达数千年之久，在此期间，总结出了不少经验，尤其是快速发展的阶段，方法越来越多，分工越来越细，在对抗癌症的艰辛道路上，仅靠一种方法很难取得胜利，需要多种方法联合作战。就像一棵果树的一个树枝上长了虫子，这个树枝也枯了，我们要想不让虫子爬到其他树枝上去又没有办法把虫子立即杀死该怎么做呢？最快的方法就是用刀把树枝砍下来，可是虽然将枯萎的树枝及肉眼可看见的虫子用刀砍掉了，虫卵可能还会掉到其他树枝上，等到春暖花开，又会长出虫子来。所以，人体内如果长了肿瘤，最快的解决方法就是用外科手术的方法将其切掉，再用化疗、放疗和中医治疗除去“虫卵”，以防复发和转移的可能。

1）外科手术　用手术法切除肿瘤是最有效的方法。对于早期的患者，只有用手术的方法才可以将肿瘤从体内最大限度地去除，为彻底治愈癌症打下基础，对于晚期肿瘤，手术切除大部分的肿瘤组织，或者对压迫组织的肿瘤做姑息性处理，虽切除不干净，但也能改善生活质量，为延长生存期创造条件。

2）放射治疗　简称放疗，是应用各种放射源产生的电磁辐射或粒子辐射对肿瘤组织进行辐射，从而使肿瘤消退的治疗方法，就像夏天毒辣的太阳晒得人皮肤脱皮是因为阳光中的紫外线对皮肤细胞具有杀伤作用，而放疗与它的原理是相同的，它用的波长比紫外线的波长还短，能透过人体，把体外散在的射线透过皮肤，在体内集中照射肿瘤组织，通过多次长时间的照射使肿瘤的细胞发生变化，进而发生消退。该方法适合没有转移的局部肿瘤。

3）化学放疗　简称化疗，用口服或静脉点滴各种化学药物组成化疗方案来治疗恶性肿瘤的一种方法。这些药物通过血液分布于全身各处，对全身的肿瘤细胞都有直接的杀伤作用，对于全身转移的患者，它是最有力武器，但是对全身的正常组织细胞也有损伤，只有身体状态好的患者才能耐受住化疗的毒性作用。

4）中医药治疗　通过传统的辨证论治汤药、中成药、静脉点滴抗癌药、处用中药等方法的正确应用，可明显减轻临床症状，调整体内阴阳平衡，调动机体内部的正气来抵抗癌症。但是要正确理解中医，中医只能在一定程度上辅助治疗，不可完全依赖。

5）内分泌治疗　这一技术主要用于乳腺癌的治疗，雌激素与乳癌的关系极为密切。因为乳癌细胞中含有雌激素受体，阻断雌激素与其受体结合可抑制乳腺癌细胞生长。抗雌激素类药物如三苯氧胺、甲羟孕酮、甲地孕酮等药物，均可抑制癌细胞。内分泌疗法除了直接杀灭肿瘤，还可促进食欲，改善精神及体质状况，提高患者的生存质量，甚至能使许多无法耐受长期化疗的患者达到峰回路转的效果，已有人统计，发现内分泌治疗药物在用于抗肿瘤的药费中所占比例，美国为55%，日本为20%，中国台湾为23%，中国大陆仅为 4%，说明了内分泌治疗在乳癌治疗中的重要地位，在我国乳癌内分泌治疗依然任重道远。

6）生物靶向治疗　又称基因治疗，指把杀死肿瘤细胞的基因药物通过载体运输到肿瘤细胞达到治疗癌症的一种方法。目前研究已发现B细胞表面CD20抗原对B细胞淋巴瘤的缓解率可达50%，依丽萨对肺癌有50%～70%的肿瘤改善率，格列卫对胃肠间质肿瘤有较好的疗效。不过这些药物对人体有一定的副作用，如腹泻、呕吐、恶心、肌肉疼痛等，但相比较来说，副作用要小一些。

7.3.4 癌症治疗过程中的心理护理

心理护理在癌症治疗中占有非常重要的地位，良好、积极、乐观的心态能大大提高患者的治疗效果，因此医疗机构、家属、社会应给患者以良好的关爱，帮助他们积极配合癌症的治疗。

1. 医疗机构方面

1）开展健康教育，普及癌症知识　癌症患者及家属需要获得健康信息，目前还有部分癌症患者及家属存在“癌症等于死亡”、“癌症只会给家人带来无尽的负担”、“反正癌症也治不好那就不治了”等错误的理解。所以作为一个医务人员，最权威的健康知识发布者，应该承担起普及癌症知识的责任，癌症是一种慢性病，通过人的中枢神经系统、内分泌系统缓慢作用于人体，美国癌症学会提供的数据显示，癌症患者治疗后的 5 年平均生存率已达 65%，我国的一些发达地区也达到 50%左右，这说明大多数癌症患者的病程发展在时间上也在不断延长。作为慢性病，肿瘤临床工作要使预防重于治疗，通过健康教育提高患者及家属预防肿瘤的意识，传授有效的预防手段或技能改变不良生活习惯，同时获到患者的信任，使之积极配合治疗。通过开展健康教育还可使患者认识到采用合理的治疗手段，可以减慢肿瘤细胞的增殖速度，人是完全可以实现“带瘤生存”的。

2）提供心理辅导，缓解癌症心理　　癌症患者认为癌症等同于死亡，导致其产生焦虑、抑郁等心理问题。而医生作为癌症患者最大的心理支柱，一个笑容，一句肯定的话语都会给患者带来强大的信心，因此在健康教育的基础上，医务人员可通过心理咨询、认知疗法、音乐及艺术疗法等形势针对患者的各类心理问题开展康复治疗，帮助患者克服消极心理，树立自信，配合治疗，积极面对每一天，使癌症患者真正做到有尊严的生活。

2. 家属、亲人方面

1）辨别健康信息的真伪　　绝大多数癌症患者及家属除接受医疗机构传送的知识外，个人还通过书报、电视、网络和亲朋获得大量信息。在我国健康信息的传播过程中，存在着虚假现象，因此患者及家属要学会辨别相关信息真伪。包括要看信息发布的目的、信息发布者及对于非医学专业的亲朋传递的信息不可全信等方式，因为一些保健品、私人门诊打着健康教育的名义做广告，先介绍癌症相关知识，然后举出各种实例，说明某产品或者机构对癌症治疗特别有效，这样以获利为目的，描述癌症相关知识的信息往往存在着问题。亲朋出于对患者的关心，会通过各种途径打听癌症相关信息，但由于缺乏专业的判别能力，加上社会上很多人认为癌症就相当于宣判死亡，在与患者交流时带些情绪在里面，对听到的信息再无意识加工，导致患者听到的信息极有可能失真。此时患者要对信息进行筛选，尽量与医生沟通，请医疗机构帮助分辨。

2）树立信心，克服恐惧　　患者对癌症的恐惧，来自于对死亡的恐惧。目前人们已发现癌症是可防治的慢性病，这一新观念的普及对患者克服恐惧心理具有极其重要的作用。癌症患者及其家属可以积极学习癌症相关知识，正确认识癌症是慢性病的观念，配合治疗，实现人与瘤共生的最佳状态。患者家属除了照顾患者的日常起居，还要积极鼓励患者学习相关健康知识，鼓励患者从家中走出去，甚至带患者参加病友会，通过病友间的交流使患者正视癌症。例如，苹果公司前任总裁乔布斯先生在身患胰腺癌的情况下，积极治疗，乐观面对生活，患病后仍活跃在世界商业舞台之上多年，为我们起到了很好的榜样作用。

3）*自立生活，寻求支持* 中国是世界上癌症患者自杀率最高的国家之一，其自杀行为的重要原因是“自感负担重不愿拖累家庭”。对癌症患者的调查发现：91%的患者感到医疗状况是导致家人产生压力的原因，65%的患者认为自己对家人是一个负担，48%的患者感到压力来自于医疗导致的经济困境。在中国是以家庭为中心的生活模式，家人和朋友越是精心照顾，患者本人的自责感就越强烈。患者家属在照顾癌症患者的时候，不要总是将其看成是重病人，做到事无巨细，要给予患者足够的空间，鼓励他们做一些力所能及的事，自己解决身边实际问题，鼓励他们积极参与社会活动与交往，满足他们的社会归属感，从而降低自我负担感。家人也要和患者本人沟通，鼓励他们继续从事自己的工作，减轻家人的压力，同时放弃或减少个人需求，尽量不去打扰他人，试着自己解决问题等，从而减少自己的无助感。

4）*树立目标，快乐生活* 希望是人生存下去的良药，患者及家属在了解了癌症的基本知识、克服恐惧和实现了自我价值的基础上，患者可以为自己确定人生目标，家属帮助其实现个人梦想。有很多癌症晚期患者都希望过自己真正想要的生活，能和多年未见的朋友们见面，让自己活得开心点儿。家人可以在条件允许的情况下，帮助他们找到这些老朋友，和他们见见面或者通个电话，或者去他们一直向往的地方，吃一些想吃的美食，让癌症患者有健康的生活，乐观的心态也有利于癌症的治疗效果。平时生活中，患者应尽量避免不良刺激，改变不良的生活方式和工作方式，学会有意识地控制自己的消极情绪，对预防肿瘤的发生发展将会起到有益的作用。

5）*癌症治疗的费用* 癌症的治疗是一个长期而又反复的过程，现代医学的发展，为癌症患者铺设了越来越光明的道路。中国在抗癌方面也有了长足的进步，各方面的设备已达到先进水平。但是很多药物及重要设备需要从国外进口，这些均导致我国的癌症治疗费用较高，尽管国家提出了开展合作医疗等措施，一定程度上解决了我国公民“看病难，看病贵”等问题，但是癌症治疗仍然给其家庭带来了沉重的经济负担，是许多家庭因病致贫，因病无法脱贫的重要原因。

7.4 健康生活，远离癌症

癌症不但使患者身心承受无法言喻的痛苦，患者家属及社会同样承受着感情、经济压力。研究发现，癌症仅有20%是由遗传引起的，80%的癌症是由不良的生活方式引起的。对于癌症，我们应以预防为主，从小事做起，自身做起，从以下几个方面注意。

7.4.1 学习癌症知识，提高防癌意识

每个人作为社会的主体，都具有极强的学习能力，可通过电视、报纸、网络及亲朋等各种手段获得自己需要的知识，了解肿瘤的起因、早期表现、常见症状、自我检查的方法。特别重视自我检查，对自己身体现状有一个清楚的了解，身体的不适，某个部位的异常改变，最早发现的应该是自己，所以有人称自我检查是早期发现肿瘤的“第一道岗哨”。

医疗机构可定期组织人员到县、乡、镇、农村等地方宣传介绍癌症知识，开展社会普查，同时组织编写一些通俗易懂、知识全面的癌症书籍及宣传册通过电视等媒体进行宣传，大力提高人们的防癌意识，让人们懂得健康从自身做起。

7.4.2 改善生活方式，活出美丽与健康

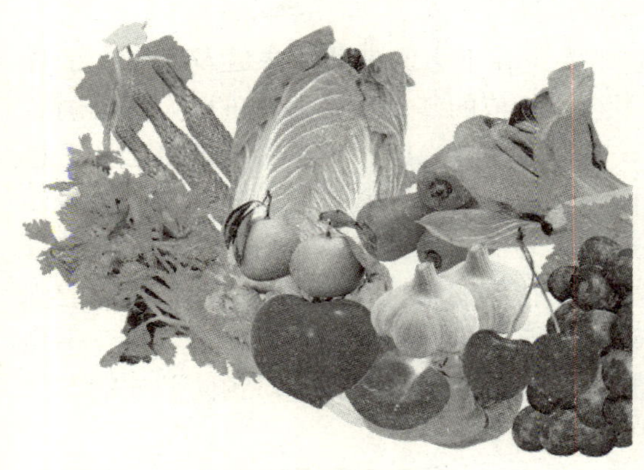

图 7.4 瓜果蔬菜

（引自 http://www.nipic.com/show/453843.html）

健康的生活方式可以给人带来无穷无尽的好处，尤其可大大降低患前列腺癌、乳腺癌及其他癌症的风险，只要我们改变原来不健康的生活方式，所得到的益处远远不止这些。

1. 合理安排饮食，养成良好饮食习惯

在日常饮食中人们饮食宜清淡，多吃各种谷类、豆类、植物根茎等植食性食物，限制肉类食品摄入。新鲜水果、蔬菜、谷类、豆类的摄入量应占 2/3 以上，每人每日果蔬食用量为 300～500 克（图 7.4）。平时人们要经常吃深绿、红色（如番茄）、深黄色（如南瓜和胡萝卜）的果蔬。研究已证明，蔬菜色越深，植物化学性越强，越能提高免疫功能。蔬菜水果中所含的维生素、荷尔蒙及纤维素有抗癌作用。蔬菜的嫩芽、花菜中的植物荷尔蒙含量高。荷尔蒙能增加体内酶的形成，增加肝脏解毒功能。玉米中含有大量赖氨酸和硒、镁均有抑制肿瘤的作用；大豆、豌豆、扁豆、绿豆、刀豆中的核酸有防癌、抗癌作用。红薯、胡萝卜、大萝卜均有很强的抗癌作用，但是在食用这些蔬菜的时候应注意，像菜花、椰菜、洋白菜等十字花科甘蓝属的蔬菜中具有抗癌作用的吲哚类物质，胡萝卜的胡萝卜素，大蒜的蒜素，番茄的番茄红素，成熟瓜果蔬菜中所含有的丰富的食物酶和抗氧化素均具有极佳的防癌作用，但是它们经过长时间煮沸结构与功能几乎全部被破坏，所以要生吃。注意肉类的摄入量，选择以鱼虾代替。因为偏食

肉类、蛋类酸性食物而造成酸性血质者是癌细胞易于繁殖的对象，酸性血液是癌细胞的温室。忌吃过多甜食，爱好吃高糖类食物者，除了可能引起肥胖、龋齿、糖尿病外，容易使自身免疫功能减退，使患癌症的机会比普通人高 4～5 倍。少吃盐，人们每日摄入的食盐量应控制在 5～6 克，最多不能超过 8 克。研究人员对约 4 万名日本男性和女性的身体状况及食物结构进行了研究分析，发现那些经常吃过咸食物的人很容易患胃癌。高盐及盐渍食物中含有大量的硝酸盐，还会容易形成具有极强致癌作用的亚硝酸胺。限制食用盐腌制、亚硝酸盐腌制、烟熏制及盐渍食物，如泡菜、烧烤等不宜多吃，泡菜的口味清脆冰爽、香辣宜人，是我国广大人民群众喜爱的一种腌渍食品，但其含有大量亚硝酸盐和其他致突变物质，具有较强的致癌作用。烧烤已经成为现代非常流行的美食，朋友聚餐中很多人已必不可少，但是其含有大量致癌物，还请大家谨慎食之。另外，做饭时不小心烧焦的食物中同样含有大量致癌物。

易腐烂的食物应当冷藏，发霉食品切忌食用，霉变食物中由黄曲霉菌产生的黄曲霉毒素，是目前发现的最强的化学致癌物质，尤其易于导致肝癌发生。家藏的花生、玉米、稻米等一定要晒干晒透，存放在干燥通风的环境中。发霉的花生、薯干、稻米等应立即丢弃，均不可食用。动植物油切忌存放太久，变质油类中含有的丙二醛，能使细胞中蛋白质的结构发生变异失去正常功能并向初期癌细胞转化。腐烂的食物也应丢弃。

培养良好的饮食习惯，人们在饮食时三餐须规律，按时进食，饥饱须得当，避免暴饮暴食，避免食物过烫、过硬，以保护食管及胃黏膜。进食时宜细嚼慢咽，避免进食过快；吃饭时宜以一种愉悦的心情来享受过程，不宜吃饭的时候生闷气。

2. 适宜运动，增强体质

适宜运动对于防癌有重要作用。德国医学家对运动和防癌之间的关系进行了多项研究，他对 450 名经常参加运动的中老年人和 450 名不常参加运动的中老年人进行 8 年跟踪调查发现，前者患癌的仅有 3 人，而后者竟高达 29 人，经常锻炼的人患了癌症，其死亡率也比缺乏运动的人低得多。体育锻炼可从以下几个方面来预防癌症：①能有效增强免疫功能，在人体内具有抗癌功能的主要是白细胞，经常参加体育锻炼的人血液中的白细胞会增加 50%左右，引起免疫功能增强，进一步使歼灭癌细胞的功能增大；②加速机体代谢能力，新陈代谢旺盛，能有效地延续衰老细胞的癌变，如果人的运动不足，体内多的热量会转化成脂肪使人体发胖，肥胖是多种疾病的诱因；③改善消化及排泄机能，经常运动的人食欲旺盛，消化能力强，就能从食物中吸收更多的营养，为机体抗癌能力提供良好的基础。坚持体育运动，可增强肠胃蠕动，排泄通畅，可以减少食物中某些致癌物质在体内的滞留时间，从而避免致癌物过久刺激肠黏膜而引发大肠癌；④可排遣不良情绪，3/5 的癌症患者在发病前都受过不良情绪的严重打击，通过体育锻炼可以有效消除人的忧郁、烦躁、焦虑等不良情绪，使之保持豁达和乐观，这样对防癌有好处。

3. 远离烟酒，远离癌症

吸烟百害而无一利，香烟里面的有害物质达 600 种之多，其中的致癌物质可直接引起癌症的就有 40 多种。香烟里面的致癌物质并不是我们所说的尼古丁，最具有代表性的致癌物质是苯并芘，将其涂到兔子耳朵上 40 天即可引起癌症。吸烟易诱发的癌症有肺癌、乳腺癌、血癌等。吸烟者在伤害自己的同时，无形中伤害自己身边的人，如果在一个家庭内，丈夫吸烟，妻子不吸烟，经常在一起生活，那么，将来妻子得肺癌的机会比丈夫不吸烟的妻子要高 1～3 倍。据统计，每年由于被动吸烟而造成的死亡人数，英国是 1000 人，美国是 4000～5000 人。

酒精与某些癌症的发生与发展有着直接的联系。西方国家的数据显示，单纯酒精的过量摄取即可令患食管癌的风险增加 20 倍，滥用酒精可使人患肝癌的风险从 1.5 倍增加到 30 倍不等，长期饮用大量酒的酗酒者患喉癌的风险增加 10 倍。酒精使人致癌的机制目前还不是很明确，但是据目前资料分析，可能因为酒精既具脂溶性，还具水溶性，本身又是热能一部分，在进入人体的同时，也帮助其他有害物质进入人体。还有人认为，可能酒精的主要代谢物乙醛和细胞核的 DNA 直接结合，造成酒精的致畸、致癌作用。如果饮酒同时吸烟的致癌可能性更大。因为烟草中的有害致癌物质能溶于酒精中，并且黏附在消化道黏膜上皮表面，对黏膜上皮产生更加强烈的危害作用。

4. 注意睡眠，劳逸结合

人在睡眠时，生理功能会减退，并产生大量抗体，增强人体的抗病能力。因此有人把保持充足的睡眠作为预防癌症的重要措施。通过睡眠，恢复体力，促进身体发育，保障大脑功能，使人保持旺盛的精力。科学睡眠首先是要有好的睡姿，右卧位，双腿弯曲，身呈弓形，为最佳睡姿。因为这种睡姿能使全身肌肉得到最大限度的松弛，使肝脏、心脏避免压迫，还可以帮助胃内食物向十二指肠输送。最好不要仰卧，因为仰卧睡眠时，人体肌肉不能放松，一旦手压胸部就会做噩梦，影响心跳与呼吸。在忙碌的时候适当休息，有助于缓解压力，提高身体的免疫功能。

5. 维持体重，保持健康

据资料显示，在成年后体重增幅变化较大者其癌症发生率要高于增幅变化较小者。对成人来说，要避免体重过重或过轻，增幅最好不超过 5 千克。一个人的体质是否合适，可能过下面体质指数（BMI）来反映，其方法为体重/身高^2（千克/米^2），体质指数在 18.5 以下时则为体重不足，18.5～23.9 时为理想体重，在 24～27.9 内为超重，28以上时即为肥胖。现在社会给予的精神压力大，人们饮食习惯不合理，很容易引起人的肥胖。少吃脂肪含量高的食物，坚持体育锻炼，如果每天很少活动或仅有轻度活动，应有约1小时的快走或类似的运动量，每星期至少还要进行1小时出汗的剧烈活动，这些是有效控制体重的重要方法。

7.4.3 定期体检

癌症并非像大多数人想的那样，一旦发病就意味着死亡，如果早发现其治愈率可大大提高。但是很多时候癌症的早期症状并不会出现疼痛等剧烈反应，很难被发现。例如，胃癌早期基本没有症状，即使有症状也是上腹轻度不适与消化不良极为类似；肺癌患者有的只有咳嗽，与感冒情况非常相似；一些消化系统癌症，很多都是腹部不适，吃药后情况就会好转，并不会出现疼痛等剧烈反应，等到情况严重时再去医院，此时已经发展到了中晚期，大大影响了癌症的疗效。定期体检将会大大提高癌症的治愈率，中国胃癌在确诊时为早期的患者仅占10%以下，而日本达到约60%，差距相当大，就是因为日本患者坚持定期胃镜检查，我国患者多因感到不适才去就诊，此时多已到了胃癌中晚期。20世纪60年代初，美国对纽约区健康人群开展乳腺普查，随访18年后发现40岁以上、50岁以上、60～64岁各年龄组的乳腺癌死亡率分别下降了25%、23%和17%，并得出了一个结论：定期乳腺癌普查能降低乳腺癌死亡率。在我国，国家的法治政策不健全、医疗机构设备不完善、人们的健康意识不强等因素使中国的健康普查低于美国、日本等国家，所以在以后的生活中，国家要完善医疗机构，普及健康知识，人们自己也要通过多个渠道了解健康知识，定期体检，使许多疾病能早发现、早治疗，提高生活质量，为自己也为了亲人及朋友。

7.4.4 调解心理，克服癌症性格

研究已经发现，具有错综复杂的心理矛盾、严重的精神创伤、长期怀有不满情绪和不安全性格的人易得癌症。培养良好的心理素质，不仅仅能预防癌症，更能使人们轻松面对生活。人们在日常生活学习中，要保证充足的睡眠，才会有一个好的心情，合理饮食，保证身体健康；经常运动可释放自己的不良情绪，解除压力；学会倾诉，多和朋友聚会、多和家人聊天等，是分散、排解和消除不良心情的妙法，通过聚会交流寻找自身的价值。觉得身心疲乏、出现胃痛、失眠等情况时选择休息及做些放松训练。采用积极的个人态度来接受生活和环境变化，沉着应对生活中的挑战，视之为人成长的垫脚石。努力改变自己能改变的事情，并接受自己不能改变的现实。做到这些，有了乐观积极的心态，身体的免疫力就会在不自觉中提高，各种疾病就会远离我们的生活。

☆思考题☆

1. 简述引起癌症发生的因素。
2. 预防癌症，我们可采取哪些措施？

参考文献

顾卫琼，王卫庆. 2011. 肥胖与癌症关系及临床. 中国实用内科杂志，31（9）：684-686

史立君，杨志红. 2009. 生活方式与癌症的预防. 黑龙江中医药，38（6）：56

王文萍. 2007. 癌症的预防与诊疗. 北京：中国中医药出版社

夏芹，谢长俊，李浴峰. 2005. 癌症患者常见心理问题及对策.《癌症流行趋势和防控策够研究》研讨会

杨宇飞，李玫戎，吴世凯. 2005. 癌症. 北京：科学出版社

于尔辛. 2004. 预防治疗癌症. 上海：科学技术文献出版社

T.Colin Campbell，Thomas M.Campbell. 2006. 中国健康调查报告. 吉林：文史出版社

第8章

幸福，从心开始

——关于心理状态健康

为什么我们有时快乐，有时悲伤，有时专心致志，有时心猿意马，有时疑信参半，有时悲喜交集？为什么我们长大了，拥有了，却觉得快乐越来越难找了，自我的满意度越来越低了，真诚的朋友越来越少了，郁闷的事越来越多了，心情越来越容易受干扰了？人的心理就像风一样，看不到摸不着，但你的确能感受到它，人的心理是如此不可思议！既然如此复杂，那我们该如何维持心理健康呢？

8.1 心理与心理现象

心理学是研究心理现象的发生、发展及其规律的科学。心理现象简单地说，就是人的感觉、知觉、记忆、想象、思维、情感、意志等心理过程和由此过程产生的需要、兴趣、理想、信念、能力、性格、气质等个性心理倾向和心理特征，以及在一定的时间内心理活动综合表现的心理状态。例如，“人逢喜事精神爽”就是人在一定的时间里感知敏锐、记忆清晰、思维活跃、情绪开朗、做事果断等。

8.2 什么是心理健康

8.2.1 真正的健康观

有人说：我们不但要活着，而且还要生活。活着是一种动物性，只求温饱，糊里糊涂；而生活则意味着更多，享受快乐，追求成功，追求生活的高质量。这一切的基础就是拥有健康。何谓健康呢？在人类社会发展的早期，劳动效率低，不足于填饱肚子，在那时，健康即等同于生命，我们称之为健康的生命观。随着劳动能力的提高和物质财富的丰富，人类才考虑预防和消除疾病，提高生活质量。因此，在很长的历史时期中，以是否患病及患病的严重程度来衡量人是否健康。

进入21世纪60年代后，现代科技与社会文化的迅猛发展，使现代社会生活中的人普遍面临着快速的节奏和激烈的竞争，前所未有的心理压力使人不堪重负，这对人类的健康产生了重要的影响。人们逐渐认识到心理、社会因素在健康与疾病及其互相转化中的不容忽视的重要作用，因而逐步确立了身心统一的健康观，即健康的全面观。第3章中提到的WHO对健康的定义，即身体没有疾病，并且有良好的生理、心理状态和社会适应能力，和关于人体健康的10大标志。

8.2.2 心理健康的定义与标志

心理健康是20世纪中叶以来，由于现代科技的飞跃与社会文化的发展，迫使人们以一种崭新、多元的视角全面看待健康的产物。但值得指出的是，关于心理健康的定义问题，在当前学术界仍是一个有争议的问题。如卡普兰所说："许多人都试图定义心理健康，但这是一个混合的领域，难以给予精确的定义，它不仅包含知识体系，也包含生活方式、价值观念及人际关系的质量"。但是我们还是能从下面的标志中发现心理健康是什么。

世界心理卫生联合会明确地指出心理健康的标志：①身体、智力、情绪调和；②适应环境；③人际关系彼此谦让；④有幸福感；⑤在工作和事业中，能充分发挥自己的能力，过着有效率的生活。

具体讲就是：①有基本的自我安全感；②能很好理解自己，并能恰当估价自己的能力；③生活理想切合实际；④不脱离周围现实环境；⑤能保持人格的完善与和谐；⑥善于从经验中学习；⑦能保持良好的人际关系；⑧能适度地宣泄情绪和控制情绪；⑨在符合团队要求的前提下，能适当地满足个人的基本要求。

于是，我们可将心理健康的概念定义为：个人能够适应当前和发展着的环境，具有完善的个性特征，认知、情绪反应、意志行动处于积极状态，并保持正常的调控能力。

8.2.3 心理健康的研究内容

出生前：优生与胎教。

婴儿期：家庭环境的心理健康。

幼儿期至儿童期：幼儿园的心理健康。

儿童期至少年期：小学生心理健康。

少年期至青年期：中学生心理健康。

青年期：大学生心理健康。

青年期至中年期：工作环境的心理健康，职业的心理健康，婚姻的心理健康和家庭的心理健康。

中年期至老年期：工作变更（升迁或失业）角色转换的心理健康。

老年期至死亡：面对疾病或死亡的心理健康。

如果以个体生命各个阶段的发展为线索，便有婴幼儿的心理健康、儿童少年心理健康、青春期心理健康、中年心理健康、更年期心理健康、老年心理健康等研究范畴。

8.3　了解你自己，心理上强大起来

8.3.1　自我意识

其实在很久以前，先人就在问“我是谁？”“我从哪里来？”、“要到哪里去？”、“今天我为什么不高兴？”等问题（图 8.1），也就是认识自己的问题，这意味人类自我意识的觉醒，人类开始关注现实人生，开始将目光从神的光彩转移到人类自身。

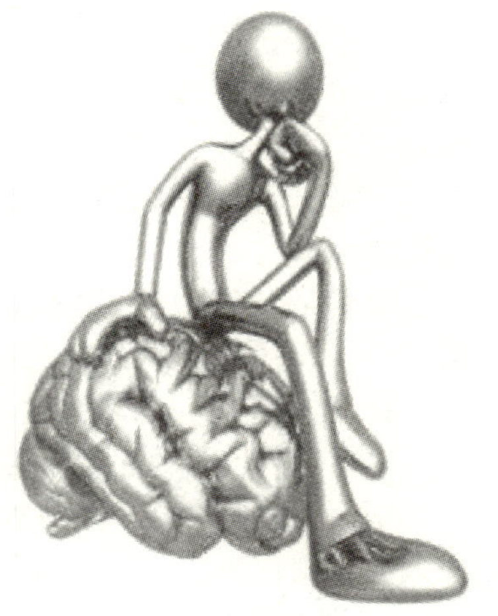

图 8.1　我是谁？

（引自 http://www.taopic.com/tuku/201112/134104.html）

老子曰：“知人者智，自知者明，胜任者有力，自胜者强。”现代人也说 “人贵有自知之明”。而要达到自知，就要建立全面、客观、恰当的自我意识。也有人说人最大的“敌人”就是自己。人只有充分了解“敌人”——自己，才能百战不殆。客观地评价自己，才能形成合理的自我期望，建立恰当的理想抱负，产生积极的自我体验，悦纳自己，并通过有效的自我控制，使自己不断成长，不断完善，同时为周围的人所接受，与环境的关系更加和谐。可见，自我意识与一个人的心理健康息息相关。

总之，一个人的自我意识从主观和客观上可以反映不同的内容，也有不同的表现形式。因此，许多心理学家把自我意识看作一个完整的多维度、多层次的心理系统（表 8.1）。

表 8.1　自我意识的分类

	自我认识	自我评价	自我控制
生理自我	对自己身体、外貌、衣着、风度、家属、所有物等的认识	英俊、漂亮、有吸引力、迷人、自我悦纳	追求身体的外表、物质欲望的满足、维持家庭的利益等
社会自我	对自己的名望、地位、角色、性别、义务、责任、力量的认识	自尊、自信、自爱、自豪、自卑、自怜、自恋	追求名誉地位，与他人竞争，争取得到他人的好感等
心理自我	对自己的智力、性格、气质、兴趣、能力、记忆、思维等特点的认识	有能力、聪明、优雅、敏感、迟钝、感情丰富、细腻	追求信仰、注意行为符合社会规范，要求智慧与能力的发展

8.3.2 如何完善自我意识

1. 正确的自我认识

全面而正确的自我认识是培养健全的自我意识的基础。自我认识是从多方位建立的，既有自己的认识与评价，也有他人的评价。我们不妨认真仔细地想一想，用尽可能多的形容词描述自己，要忠于自己的内心。在此基础上，进行第二步，他观自我的描述，描述父母眼中的我、同学眼中的我、恋人眼中的我、兄弟姐妹中的我，再寻找这些描述中共同的品质，将其归类。描述的维度越多，你就会找到比较正确的自我。

2. 客观的自我评价

一个人必须建立在正确的自我认识上，正确的自我悦纳、积极的自我体验、有效的自我控制。自我悦纳是自我意识健康发展的关键所在。悦纳自我首先要接受自己、喜欢自己、欣赏自己，体会自我的独特性，在此基础上体验价值感、幸福感、愉悦感与满足感；其次是理智与客观地对待自己的长处与不足，冷静地看待得与失。在生活中注重自我，自我意识是将注意力集中在自身的一种状态。积极的策略是：关注自己的成功，并将优势积累，每个人身上都有着无数的闪光点，重点在于寻找自己的闪光点并将其构成亮丽的人生风景线。

3. 广交朋友，积累经验

多扩展自己的生活圈子，多接触一些人和事，多交一些朋友，关心自己也多关心别人，关心社会，只有如此，才能赢得别人的喜爱和认可。一个被别人接受的人反过来也更容易接受自己。

4. 建立适合本身情况的抱负水平

抱负水平过低，虽然容易达到预期的目标，但所取得的成就并不能带来真正的满足感，而且也抑制了个人潜力的发挥，会降低自信心。因此，人们应尽可能调动自己的抱负水平，使之与自身的能力及各个方面条件相当，既能调动自己的积极性，充分挖掘自身的潜力，又有实现预定目标的可能性。

8.3.3 为不完美的自己设计一个美丽人生

假如你不能成为大道，那就甘当一条小路吧；假如你不能成为太阳，那就甘当一颗星星吧。每个人的生命都是无价之宝，因为它可以创造无限的价值。至于一个人能创造多少价值，他的人生又将如何度过，完全取决于他自己而非外界的种种条件。

所以，现实生活中，绝对完美的人是不存在的，每个人身上都是有缺点的。所谓“尺有所短，寸有所长”，世间万物都有其不足之处，同样也有其美丽的地方，一个人存在于世界上，必有其存在的价值，换句话说，每个人都是有用的。只要你愿意，你随时随地都可以为自己设计一个美丽的人生。

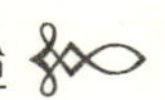

【案例】

一位女孩天生一副美丽动听的歌喉，却长着一口龅牙。有一次她去参加歌唱比赛。上了台她却只顾着掩饰难看的牙齿，让观众和评委感到好笑。最后她失败了。

有位评委却认为她的音乐潜质极佳，便到后台找到她，很认真地告诉她："你肯定会成功，但必须忘掉你的牙齿。"在"伯乐"的帮助下，女孩慢慢走出了龅牙的阴影。后来，她在一次全国性的大赛中，以极富个性的表演和歌唱倾倒了观众和评委，从而脱颖而出。她就是卡丝•戴莉，美国一位著名的歌唱家。她的龅牙同她的名字一样有名，歌迷还称她的牙很漂亮。

8.4 守护心中的那份满足

"人生最大的满足，不是对自己的地位、收入、爱情、婚姻、家庭生活的满足，而是对自己的满足。"这是刻在著名作家海明威墓碑上的一句话。

8.4.1 需要的哲学

人的欲望无止境，这是一种很自然的现象。一个沿街乞讨的流浪汉饥寒交迫，他唯一的需要就是吃饱穿暖、有地方住。如果有一天他继承一笔意外的遗产，他首先想的是买房子和各种生活必需品，以满足自己的生理需要。随后，他会逐步满足其他一些新的需要：为了安全，他雇了保镖；为了避免孤独，他交了朋友；为了获得人们的尊重，他开始乐善好施，衣着讲究；为了不虚度人生，体现个人价值，他积极投身于理想的事业之中……这就是人们需要的发展历程。马斯洛将这一历程分为五个层次：生理需要、安全需要、归属需要、尊重和被人承认的需要、自我实现需要（图8.2）。这些需要呈金字塔形分布，生理是最基本的需要，而自我实现的需要是人们最高级的需要。人的需要之间的关系是依次上升的，当低一级需要满足后，就会产高一级的需要。这就是人们常说的"人的欲望是无止境的"，当旧的欲望（需要）实现以后就会有新的欲望（需要）在"远远地招手"。需要使人生丰富多彩、充实而有意义。人的一生就是在不断追求自我价值的实现、满足永无止境的需要中度过的，需要是人生潜能的最大动力。

人的心理健康与人的需要密切相关。由于自我实现是人生的最高需要，许多心理问题往往是需要没有实现而萌生的。古语有言："少壮不努力，老大徒伤悲。"这些心中有许多遗憾的人们，常常生活在不满和追悔之中。如果他们当初接受挑战，不畏困难和失败，将失败作为励志的动力，那么，他们也许就不会这样。心理健康的人能够确立合适的目标，合理满足自己的需要，创造美好的人生。

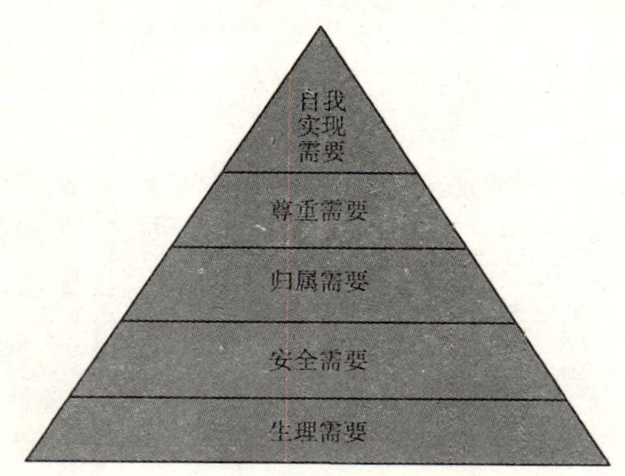

图 8.2　需要的五个层次

（根据马斯洛需求层次理论绘制）

8.4.2　品味生活的甘甜

当你得到半杯牛奶，你是怎么想的？乐观的人会说："太好了，我有半杯牛奶！"悲观的人会说："怎么只有半杯牛奶，太不幸了！"面对同样的半杯牛奶为什么会有两种不同的态度？因为他们的认识不同，心理状态不同。前者知足常乐是一个会生活的人，常与幸福结伴；后者不正视现实，怨天尤人，是不懂生活的人，常与不幸为伍。仔细观察我们的周边，你会发现这样的两种人：拿破仑虽然曾拥有天下，却认为自己并不幸福；而又聋又哑的海伦·凯勒却能从每一片叶子、每一滴露珠中品味自然的美好、生活的甘甜，这正是因为他们有着不同心态。

日常生活中，我们经常会听到朋友间的抱怨："你的生活过得真好，不像我，每天都要面对老板的唠叨……"但是，你怎会知道朋友的生活过得有多好？就像我们只看到成功者的笑容，却看不见他们在奋斗过程中流下的眼泪。不必羡慕别人成功时的笑容，那也许是苦中作乐；不必羡慕别人有佳人或才子相伴，好好爱着你身边的人，也许他（或她）平实得好像食之无味的馒头，但却可以充饥，且每一口都透着真爱与温馨。

知足常乐，不是让人满足于现状，而是让人珍惜自己的所得，感受并把握每一个今天和现在，以最佳的心态投入工作和学习，不断去创造未来。

8.5　学会管理你的情绪

情绪是人们对客观事物是否满足需要而产生的态度的表露，它反映了主客体的关系。

在生活中，情绪是人的心理状态的晴雨表，它反映着每个人内在的心理状态。无论我们是欣喜若狂，还是悲痛欲绝；是孤独不安，还是热情奔放，我们都在体验着各种各样的情绪。

情绪按照活动的强度、紧张度和持续时间可分为激情、心境和应激三种状态。激情通常是由个人生活中的重大事件、对立意识的冲突、过度的抑制或兴奋所引起的，这是一种强烈、短暂的情绪状态，如狂喜、暴怒、惊恐等。心境是一种微弱而持久的情绪状态，具有弥散性和渲染性。我们所说的心情舒畅、郁郁寡欢、恬静、烦闷等就是心境的表现。如“感时花溅泪，恨别鸟惊心”就是当时诗人的心境，“人逢喜事精神爽”也是心境的写照。应激是由出乎预料的紧迫情况所引起的急速而高度紧张的情绪状态，它有两种表现：其一是积极的，表现为机智果断的化险为夷；其二是消极的，表现为惊慌失措，无以对策。

8.5.1 处理好矛盾情绪

我们经常有这种体验，在网吧上网聊天，一方面感到很开心，一方面又感觉浪费时间，作业尚未完成；在饭店吃美味佳肴时，一方面享受食物的美味，一方面心疼花费的钱，心想这么多钱可以买多少东西回家；好不容易出门旅游，一方面在欣赏如画的美景，一方面又在后悔几个月工资没有了。

这就是情绪两极性或矛盾性。为什么会这样？因为任何事物对我们来讲都是有利有弊，如果我们两方面都能感受到，又不能很好地处理，情绪就是矛盾的，而这种矛盾的情感正是心理问题产生的温床。有些人一边花钱享受，一边心疼后悔，我们称这类人为“享受能力低下”，他们并不知道我们奋斗的落脚点就是为了享受生活，社会发展的落脚点就是为了提高人民的生活水平，也是为了提高我们享受生活的能力。所以，我们要学会享受生活，不要处在矛盾的状态中。

当我们有了情绪，特别是不良情绪时，首先容易转移的对象是谁？常常是自己身边的人，尤其是自己的亲人。所以，在生活中，我们要给自己亲人一些情绪转移的机会。例如，怎样对付女人的唠叨，当然对付男人的唠叨也是一样。如果你对对方讲“我也很烦，工作一天我也很辛苦，你别对我唠叨了！”她可能真的憋住了，但时间一长就容易出毛病，心理受到伤害，身体也受到伤害；或者她在家得不到唠叨，她就出去唠叨，而一般出去都是找异性唠叨。其实家庭有一个很重要的功能就是排解和治愈负面情绪，我们在外面受到了委屈、伤害，回家就能得到疏解、医治，这就是为什么说家是个“港湾”。家庭不是一个讲理的地方，而是讲情的地方，在家里、在亲人之间千万别太讲理。在恋人之间、朋友之间都是这样，如果你的恋人跟你发脾气，你千万不要较劲，你要知道那是他情绪的表达。如果你的恋人在你面前得不到情绪的排解，他就会出毛病，而且你也要小心你们的关系出现危机。

8.5.2 所有的情绪都是必要的

我们的任何情绪不管是高兴也好，还是痛苦也罢，都是有它的意义所在，都是必要的。就像喜剧与悲剧一样，我们在欣赏悲剧时所得到的艺术上的享受并不比欣赏喜剧时来得差。所谓悲剧，就是把人类美好的东西升华到极致，然后再把它摔得粉碎，从中让人们体验到美好的事物破灭时的感受，如影视界的票房之巅——《泰坦尼克号》。虽然我们希望生活中多点愉悦，少点痛苦，但是我们不可能只要愉悦，不要痛苦。如果一个人只有愉快，没有痛苦，会是什么样子？

对于那些必要的痛苦，我们必须要学会接纳它，与它和平共处。人们遭受重大精神创伤时，如空难、地震、水灾等，就必须让他痛哭出来，如果不痛哭出来，就会憋出毛病。

对于一些不良情绪，你越是害怕它出来，越关注它，就等于在不断给它能量，它就会越厉害，如同小孩子调皮，大人越生气，有的小孩子反而越来劲。在教育小孩时，对于孩子的不良行为除了惩罚外，还有就是忽略，对于不良情绪也是如此。但最有智慧的控制情绪的方法其实是学会跟它相处。2003 年 SARS 肆虐时，有些一线护士感染 SARS，康复之后，有的护士说：“原来我有钱总是往银行里存，我对未来想得很遥远，从不在乎自己的身体，总是省吃俭用，现在得了 SARS 以后，我觉得要珍爱生命、珍惜生活，要学会享受。”只有经历失去健康的威胁，才能真正享受到拥有健康的快乐；只有在经历一些必要的伤痛之后才能真正体会到愉快的含义。所以，我们对待痛苦和烦恼应该有一个心态：相处它、接纳它，甚至享受它。

8.5.3 如何调试你的心情

有了情绪就应该表达出来。情绪产生之后往往需要恰当的途径去宣泄。一般来说有以下的情绪调试方法。

1）积极的自我暗示　　早晨起来后先静下心来默想，我今天会高兴，我今天会遇到高兴的事，我今天笑对一切，然后一边洗漱一边听一支明快的乐曲，那么你今天就拥有一个好的心情。在我们遇到情绪问题的时候，可以利用语言的作用，用内部语言或书面语言对自身自我暗示，缓解不良情绪。例如，默想或用笔在纸上写出下列词语：冷静、三思而后行、镇定等。事实证明，这种暗示对人的不良情绪和行为有奇妙的影响和调控作用，既可以松弛过分紧张的情绪，又可以用来激励自己。

2）*转移注意力* 当出现不佳情绪时，要把注意力转移到自己感兴趣的事上去，如外出散步，看电影、电视，读书，打球，下棋，找朋友聊天，换换环境等，有助于情绪平静下来，在活动中寻找新的快乐。

3）*适度宣泄* 过分压抑只会使情绪困扰加重，而适度宣泄可以把不良情绪释放出来，从而使紧张的情绪得以缓解。宣泄一般是在背地里，在知心朋友面前进行。可以用过激的言辞抨击、谩骂、抱怨恼怒的对象；或是尽情地向至亲好友倾诉心里的不平和委屈等，一旦发泄完毕，心情就会随之平静下来；或是通过体育运动、劳动等方式来尽情发泄；或是到空旷的山林原野，拟定一个假目标大声叫喊，发泄胸中的怨气。但必须注意不能随意发泄，增强自制力，也需注意采取正确的方式，合适的场合和对象，以免引起不良后果。

4）*自我安慰法* 当一个人遇到不幸或挫折时，为了避免精神上的痛苦和不安，可以找一种合乎心理需要的理由或辩解。例如，为失败找一个合适的理由，用以安慰自己，或寻找理由强调自己所有的东西都是好的，以此冲淡内心的不安与痛苦；对于失恋者来说，想到失恋总比结婚后再离婚要好得多，便可以减轻因失恋带来的痛苦。

5）*交往调节法* 某些不良的情绪常常是由人际关系矛盾和人际交往障碍引起的。因此，当我们遇到不顺心、不如意的事，有了烦恼时，能主动地找到亲朋好友交往、谈心，比一个人自怨自艾要好得多。因此，在情绪不稳定时候，找人谈一谈，具有缓和、抚慰、稳定情绪的作用。另外，人际交往还有助于交流思想、沟通感情、增强自己战胜不良情绪的信心和勇气。

6）*情绪升华法* 升华是改变不为社会所接受的动机、欲望而使之符合社会规范和时代要求的对消极情绪的一种高水平的宣泄，是将消极情感引导到对人、对己、对社会都有利的方向去。例如，一位同学失恋而痛苦万分，但他并没有因此消沉，而是把注意力转移到学习中，立志做生活的强者，证明自己有能力。

在上述方法都失效的情况下，不要灰心，在有条件的情况下，找心理咨询老师进行咨询、倾诉，在咨询老师的指导帮助下，克服不良情绪。

8.6 抑郁就在你我身边

这几年，普通人更多是通过名人之死才知道抑郁症。究竟抑郁症是什么？

抑郁症是一类严重危害人类身心健康的常见精神疾病，主要表现为情绪的持久低落，兴趣的丧失，思维迟钝，意志行为减少，严重者伴有自杀观念和行为，部分抑郁症患者会出现幻觉和妄想。用一句话来概括：活着，是一种快乐，而那些抑郁的人，觉得生活中没有那么多乐趣，觉得活着就是受罪。

【案例】

1991 年 1 月 4 日清晨 7 时，三毛在台湾的一所医院病房的卫生间马桶旁的点滴架挂钩下自缢身亡，一只丝袜紧紧地勒住了她的喉咙，享年 48 岁。她曾经说过：“人生其实是苦多于乐，但我还是要跟它打仗，还是要让自己快乐地活下去。”但她还是没有快乐下去。

2003 年 4 月 1 日晚间，各媒体迅速传出一条惊人的噩耗：香港著名艺人张国荣于当晚 6 时在中环文华酒店坠楼身亡，身上留有一封遗书。开始人们还以为是什么人在愚人节搞恶作剧，而不久之后，经香港警方证实，张国荣是自杀身亡。关于他的死，人们有各种猜测，但据以后的报道，他的外甥女承认张国荣生前患有抑郁症。

抑郁发作的核心症状：①抑郁心境存在于一天中大多数时间里，而且几乎每天如此，基本上不受环境影响，持续至少两周；②对平时感兴趣的活动丧失兴趣和愉快感；③精力不足或过度疲劳。章节后附有抑郁症测试表，可以测试自己的情况。

抑郁症的患病率大概为 5%～10%，就是 100 个人里面中有 5～10 个人患有抑郁症。可能大家觉得这个问题离我们很远，和我们没有关系，但事实上这是个十分常见的问题。抑郁的情绪，焦虑的心情谁都有过，我们现在称抑郁症为心灵感冒，太常见了，只是不太关注。看看我们周围，仿佛患抑郁症的并不多见。其实不然，只是患者不愿意让更多的人知道自己患有抑郁症。也就是我们经常说的，抑郁患者有“耻感”，患病后羞于将真实病情告诉别人。

情绪不好不等于抑郁症。不要风声鹤唳，把书上写得抑郁症症状都与自己对号入座。抑郁经常受到外界的影响，如遇到不如意、不顺心的事情，或者是一些天灾人祸或大大小小的精神刺激。例如，逛商店让贼“惦记”上了，刚发的工资让小偷掏走了；这几个月深市、沪市一路走低，买的几万块钱股票让套牢了等，心里感到抑郁，这都是外界因素所引起的。一般的抑郁应该是时过境迁，逐渐淡化的。

抑郁症是有药可医的，效果也非常好，所以不要硬扛，不要忍着。应该像对待感冒或其他疾病一样，坦然、主动地到精神病医院，到精神科或神经内科，请专科医生帮助。千万不要认为抑郁是自己有问题，因此硬扛着；也不要以为抑郁不是病，虽然难受得要命，却自己忍着。一般来说，对抑郁症患者适时采用抗抑郁剂治疗，只要与医生配合，坚持服药，3～4 周就见效。服用时注意“足量治疗、足够剂量、足疗程”的原则。维持治疗时间越久，复发率越低。

有些患者对药物副作用出现要有思想准备，一旦出现副作用也要坚持服用，千万不要半途而废。药物治疗需要和心理治疗相结合。药物治疗就像“消防队”，可以灭火，但控制不了着火的原因，而心理治疗能解决这个问题。药物治疗在短期内可以见效；而心理治疗则包括个性的完善、应对的方式，虽然治疗速度慢，但治疗效果好。心理治疗包括精神分析疗法、行为疗法和其他方法。

8.7　你可以睡得更好

从胎儿后期开始，人就有睡眠，出生后更是如此。如果每天按 8 小时睡眠，那么 70 岁老人要睡 20 万小时之多。既然我们把生命 1/3 的时间花在一项单一的、周而复始的活动上，那这项活动肯定会有重要作用。睡眠可以消除疲劳，恢复体力；保护大脑，恢复精力；增强免疫力，康复机体；促进生长发育，特别是儿童的生长发育；延缓衰老，促进长寿；保护人的心理健康。

但是在现代快节奏的生活中，有些人却丧失了睡觉的能力，只能依靠安眠药来催眠。

8.7.1　失眠及其原因

“关关雎鸠，在河之洲。窈窕淑女，君子好逑。求之不得，辗转反侧。”《诗经》中十分形象写出了一位失眠者的苦恼。失眠可以分为三种形式，即入睡困难、凌晨早醒和睡眠时间缩短。入睡困难是指上床后 30 分钟尚未入睡者。凌晨早醒是指睡着之后突然醒来，不能再入睡者，瞪着眼睛等着天亮。睡眠时间缩短是指某些人夜间总的睡眠时间少于 6 小时者，只有以上三种表现共同存在时才算是失眠（图 8.3）。

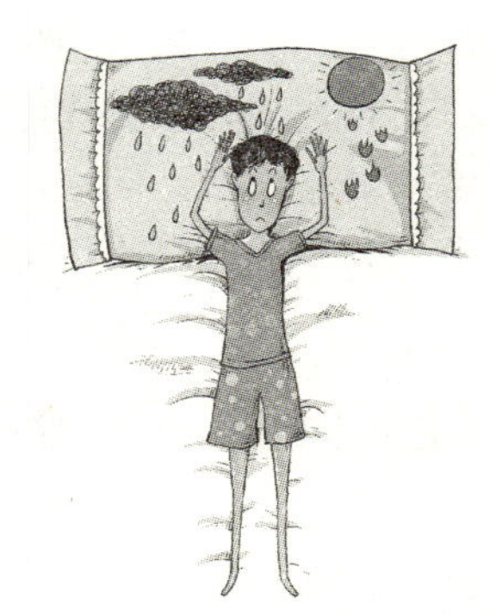

图 8.3　睡不着，咋办？

（引自 http://hb.qq.com/a/20110322/000693.htm）

引起失眠的原因可能有很多。概括起来有环境因素、躯体疾病、药物因素和心理因素四大类，有可能是其中某种因素单独或共同起作用。其中心理因素是引起失眠的最重要但最不被重视的原因。喜、怒、哀、乐、悲、恐、惊，这七种情绪中任何一种情绪的过度都可引起失眠。学习的紧张、工作的压力、与同事关系的不融洽、家庭成员之间的矛盾、夫妻关系的不和及意外事件所造成的心理伤害都会造成失眠。然后失眠后又影响人的情绪和心理状况，焦虑、紧张、担心，这些情绪反过来又会加重失眠，如此就走入了一个怪圈。

8.7.2　治疗失眠

很多人对付失眠的方法就是忍，可能挺几天就好了，也可能吃片安眠药就好了。但是遇到失眠一定要有正确的心态，大多数失眠不需要吃药就可控制，有些失眠，只要采用合理有效的药物治疗也能取得满意的效果。如何打破失眠的恶性循环？首先建议睡前一小时不要做繁重的脑力和体力劳动及锻炼，因为睡前过度运动会使血液循环加速，精神兴奋，不利于睡眠。睡前可以按照自己所喜欢的方式来放松自己，如听一段喜欢的轻音乐等。其次，会学放松自己。在睡不着时，可做自我放松操，如平躺在床上，展开四肢，让全身肌肉放松，手脚用力 3 秒钟后立即放松，如此反复。也可平卧，双手放体侧，双脚与肩同宽，全身放松，吸气时想象空气从肚脐进入，呼气时想象腹内之气散开，流经四肢从手脚心排出体外，经过这样的放松，有助于睡眠。最后，应接受失眠，顺其自然，学会与失眠和平相处。越怕越睡不着，越急越睡不着，不如试着把失眠当做生命中的一部分，随遇而安，就会把忧虑、紧张和急躁一扫而光。而治疗失眠最好的方法是日出而作，日落而息，也就是坚持良好的睡眠作息时间，定时起床，定时休息。

除了最明显的心理因素外，还有其他因素。比如饮食，俗话说“饭吃七分饱”，过饱或过饿都不利于睡眠，晚餐吃的过饱更是让人难以入眠。饮酒也与失眠有关，小酒怡情，对大脑起兴奋作用；饮酒多了，易昏昏欲睡；但饮酒过度，还会昏迷不醒，这是很危险的。同样，吸烟也会影响睡眠，常说吸烟可以提神，的确烟草中的尼古丁有类似与咖啡因的兴奋作用。

8.8 让人际关系更融洽

人是社会性动物，正如马克思所言：人的本质并不是单个人所固有的抽象物，在其现实性上，它是一切社会关系的总和。生活中，我们每个人都处在各种各样的社会关系之中，人际关系的好坏不仅是一个人心理健康水平、社会适应能力的综合表现，而且在很大程度上影响一个人的生活质量和事业成败。

人际交往也称人际关系，是个人在与他人的相互交往中所结成心理联系或情感关系。它反映着个人与他人在心理或情感上的吸引与排斥关系或远近亲疏的距离。

8.8.1 重要的人际关系

1）交往与个性发展　　交往是个性发展与人格健全的必经之路，心理学研究结果表明：儿童与其照看者之间通过积极的交往形成稳定的亲密关系，是其心理乃至身体正常发展不可缺少的条件。个体只有通过与其他个体发生联系，只有学习社会知识、技能与文化，才能取得社会生活的资格。人生在世，就必须与他人、社会交流信息、沟通感情。当遇到困难时，他人一句温暖的话语、一个真诚的关怀，会令你倍感亲切、慰藉；当面对成功时，与他人分享你的快乐与喜悦一样会令你开心、畅快。

2）交往与心理健康　研究表明，如果一个人长期缺乏与别人的积极交往，缺乏稳定良好的人际关系，那这个人往往有明显的性格缺陷。通过人际交往，个体可以获得良好的自我认识，从而保证心理健康。

3）交往与成才　21世纪是人才竞争的时代，但对于一个事业成功的佼佼者来说，想脱颖而出，不但要有出众的才华，而且更要有良好地适应社会生活的能力、良好的人际协调能力。在科技日新月异的时代，个人的能力是有限的，而积极的人际沟通与交往，是获取新知识的有效途径，所谓“独学而无友，则孤陋而寡闻”。

8.8.2 改善你的人际关系

如何改善人际关系，在人际交往中，掌握好交往的尺度，采取积极措施进行人际关系的维护也是非常重要的。

1）尽量避免争论　人与人之间的争论很正常的事。但是争论往往都以不愉快的结果而结束。事实证明，无论谁输谁赢都会很不舒服。赢者当时会有一种心理满足，但是很快会被人际关系恶化的阴影所笼罩，而输者的心理挫折感更加强烈，往往会演化为人身攻击，对于人际关系是非常有害的，争论的结果往往是两败俱伤。

2）不要直接批评、责怪和抱怨别人　直接批评、责怪和抱怨别人会使他人的自尊心和自我价值感受损，尤其是面子上感到难堪。有时候只要稍微改变方法，变直接批评、责怪和抱怨为间接地暗示和提醒，效果会好得多，这就是所谓的“坏话好说”的艺术。

3）勇于承认自己的错误　勇于承认错误是人际关系的润滑剂。当人际关系产生障碍时，承认自己的错误是明智之举。虽然承认自己的错误是一种自我否定，但是，承认错误会使自己产生道德感的满足；另外，承认自己的错误是责任感的表现，对他人也具有心理感召力，在此情况下，僵局自然就会打破。

4）学会批评　不到不得已，决不能自作聪明的批评别人。但是，有时批评是不可避免的。这时学会批评否认艺术是维护人际关系的重要策略。卡耐基总结的批评艺术是很值得借鉴的：批评从称赞和诚挚感谢入手；批评前先提到自己的错误；用暗示的方式提醒他人注意自己的错误；领导者应用启发而不是命令来提醒别人的错误，给别人留面子。

8.8.3 换位思考

如果我们希望得到别人的理解和宽容，不妨先尝试去理解和宽容别人的行为。交流的前提是理解。理解他人有助于更好地体会对方的情感和处境，与他人建立更深厚的情感。

【案例】

有位女士叫丽萨，宴请了几位要好的商界朋友。餐厅的老板赛斯是她的好朋友，他帮助丽萨完成了许多社交宴会，但这一次赛斯并未重视丽萨的宴会。

当天赛斯不在，他指派了一个一般的侍者招待丽萨他们，每次上菜都很慢，有盘菜里的肉也没煮烂。为了宴会能进行下去，丽萨强忍火气。

幸运的是，在丽萨找赛斯算账的前一天，她听了一堂有关为人处世的讲座。她听完后心想，即使她狠狠地教训了赛斯一顿也不会有实质性的作用，而且他会因此生气，选择与自己对着干，反而自己会失去一个好朋友。于是丽萨试着站在赛斯的立场来看待这件事：那些菜并非是他去买的，当然也不是他亲自烧的，主要是他的那些手下太笨了，这个问题也没办法。或许是自己要求太过严厉，火气也大了点，赛斯本身也没犯什么错误。想到这里，丽萨非但不准备责备赛斯，反而决定用一种赞扬的方式来开场。

第三天，丽萨见到了赛斯，很显然，他也知道丽萨对宴会不满意。丽萨开口说："哦，赛斯，今天我想让你知道，那天宴会如果你在的话一定会更完美，你对我而言有多重要我非常明白，我相信你是个不错的朋友。那些菜不是你买的，也不是你烧的，所以你也无法挽回。"当丽萨说完这些话时，赛斯的表情开始放松了。"的确，丽萨夫人，那些问题出在厨房，出乎我的意料。"赛斯微笑着说。

"赛斯，我过几天还有个宴会，因为经验不足，我需要你的建议。你认为我们是否应该再给厨房一次机会呢？"丽萨继续说。赛斯连忙保证，上次的情况不会再次发生了。结果，到了丽萨再次宴请的那天，赛斯亲自在场打理一切宴会相关事宜，这次服务很完美，食物也很精致，且富有特色。

这就是换位思考，丽萨知道赛斯的错误，且能控制情绪，并尝试理解赛斯的行为，这样不仅保全了赛斯的面子，也留给赛斯一个思考问题的时间，两人之间矛盾爆发的可能性就很小了。这样不但化解了矛盾，也为日后的顺利合作奠定了良好基础。

8.9 执子之手，与子偕老

爱情是人类永恒的主题，也是人类精神世界不竭的动力之一。爱与美、爱与人生、爱与永恒紧密相关。

8.9.1 爱情为何物

爱是元好问所说的"问世间情为何物？直教生死相许"吗？人本主义心理学

家卡尔·罗杰斯说：“爱是深深地理解和接受。”马斯洛认为：“爱的需要涉及给予和接受，我们必须懂得爱，必须能教会爱、创造爱、预测爱。”心理学家海德说：“爱是深度的喜欢。”

恋爱是男女情侣之间相互依恋、爱慕的情感及其行为表现，也是爱情的具体体现（图 8.4）。相互理解的爱情，是最深刻的爱，是最沁人心脾的爱，因而也是真正的爱。建立在互相信任基础上的爱情是巨大力量的源泉。

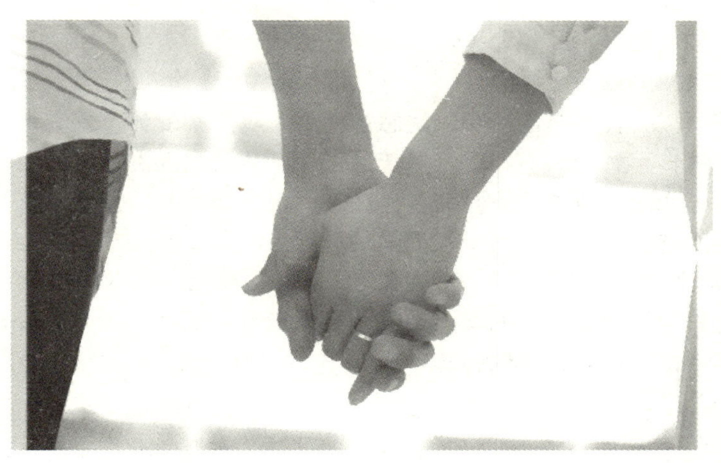

图 8.4 执子之手

（引自 http://xian.qq.com/a/20090313/000239_3.htm）

8.9.2 如何面对单相思与失恋

爱情并非一帆风顺，遭受挫折是常见的事。在恋爱挫折心理中，尤以单相思、失恋为甚。

单相思即单恋，是以一方对另一方的一厢情愿和热爱为特点的畸形恋爱，甚至知道对方不爱自己还要一味追求。失恋是指恋爱对象否认或中断恋爱关系的行为给当事人造成的巨大挫折。失恋是一种独特的挫折，它失去了对方的爱，而这种爱是其他感情不能代替的。单相思、失恋的痛苦是深沉而剧烈的，它给工作、生活、学习带来许多不良影响。

正确对待单相思与失恋，彻底摆脱由此带来的痛苦，应当做到以下几个方面。

1）端正认识　爱情是很重要的，但它毕竟不是生活的一切，人生更重要的是对理想、事业的追求。失恋并不意味人生的失败或幸福的毁灭，何况还有以后的感情生活及其他的追求，有恋爱必有失恋，也有单相思，随着时间的推移，你还会找到称心的恋人，应趁此反省一番遭挫折的缘由，并从中获得启迪。

2）适当宣泄　若把单相思、失恋的痛苦和忧伤闷在心中，势必引起不良后果。找朋友、家人宣泄心中的怨恨、不满、苦恼，朋友、家人的安慰会淡化对方在你心中的地位。

3）自我安慰　一种是“酸葡萄”型。即“吃不到葡萄，就说它是酸的”，否定对方的好处，尽力寻找对方的缺点，以冷却心中的热情，如“他长得并不好看”等方式来获得心里的平衡。另一是“甜柠檬”型。把境况的好处扩大化，以求得安慰。如“还好没和他恋爱，否则现在会……”

4）积极转移　一是环境转移，尽可能离你所爱的人远一点，眼不见为好，空间距离的变大会使感情淡忘。二是感情转移，对方不爱你，就别再为对方而痛苦了，把感情转移到别的事物上，如转到工作、帮助别人上。但失恋者切忌马上恋爱，因为失恋时，很急于摆脱痛苦，此时渴求感情寄托，往往感情用事，很可能导致不当的选择，而造成另一次爱情的失败。

5）力求升华　把时间、精力放到事业、学业上，力求用事业、学业的成功实现自身价值，获得心理的快慰，促使感情升华。其实，升华也是一种转移，是一种更高层次，更有价值的转移。

8.9.3　爱与性

谈到爱情，就不能不谈到性。青春期后的性心理有哪些基本特征呢？

1）渴望了解性知识，性意识进一步加强　更加积极主动地关注自我发展，包括自身的生理和心理，对性知识的了解较少，希望通过科学的途径了解自身。

2）性冲动及其释放　性冲动是一个健康、正常人自然和本能的行为表现。性冲动不一定产生性行为，人是可以通过意识调控的。

3）性冲突和性压抑　由于发育年龄的提前，而学习和事业及社会环境使结婚的年龄不断推后，因此出现漫长的“性等待期”。在繁重的学业与就业压力下，年轻人的性不可以也不可能自由的发挥。适度性压抑是社会文明与进步的体现，可以通过适当的释放、转移及升华得到合理的疏导。

4）渴望性体验　由于性激素的作用，年轻人更加渴望得到恰当的性体验，如与异性交往，感情的闸门在巨大的性压力下显得极其脆弱。有的通过自慰性行为如性梦、性幻想、性自慰加以调节，而有的则通过性行为得以实现。

从性禁锢到性解放，再到今天重新高度重视并探究健康文明的性心理，人们更加深刻、彻底地认识到人绝不仅是生物学意义上的人，而更是一个社会意义上的人。同时，人应该作为一个完整的、身心统一的整体存在并作用于自然界。人类健康的性心理过程，总是表现为一方面在个体两性活动中与生物的特征和文化的价值观念保持一致，并用自己内在的人格特征去体验两性活动的快乐和幸福；另一方面，这种一致性与愉快及幸福感又能使个体的潜能得到发掘，情操得以提高，人格变得完善。

应当认识到，人类性行为中人格完善的核心是性道德的高尚，性道德是指规定每个人性行为的道德规范。作为高度理性的现代人，其性行为应具有高度的思想性、负责的社会性和完全的人类性，体现在性道德中就是性行为的社会义务、责任和权利的意识。

总之，健康的爱情观是日后幸福生活的基点，要学会爱自己，学会爱他人，学会爱情。爱情是给予不是得到，爱是责任，爱是尊重，爱是能力，爱是创造。朋友，为了你的爱情之花盛开不败，请努力地去开掘人生，建立正确的恋爱观，选择合适的恋爱对象，培养理智的行为方式，塑造自身良好的人格，你定能酿就芳香的爱情美酒，找到属于自己真正的停泊地。让生命的温度永远保持在春天。

☆思考题☆

1. 心理健康的一般标准是什么?
2. 如何维护自身的心理健康?
3. 用20个形容词描述自己，再想想如何提高自我意识?
4. 在社会生活中，如何提高自身的学习能力，实现从“学会”到“会学”的转变?
5. 如何处理人与人的关系?
6. 请结合你的理解谈谈什么是爱情?

参考文献

黄希庭. 2005. 心理学与人生. 广州：暨南大学出版社

赵国祥. 2000. 成年人心理健康手册. 郑州：河南科学技术出版社

李强. 2004. 当代中国人的心理困扰：一个社会心理学者的观察和思考. 北京：科学出版社

段鑫星，赵玲. 2003. 大学生心理健康教育. 北京：科学出版社

项新求，高桥. 2000. 大学生心理与心理健康. 北京：中国建材工业出版社

唐华山，闫蕾蕾. 2010. 心理健康枕边书. 北京：人民邮电出版社

附：

一、抑郁指标测试题

填表方法：这份问卷由20道题构成，每题均有0～4的数码，分别代表：0=没有，1=偶尔有，2=有时有，3=经常有，4=总是有。

1. 我真希望自己哪天突然死去。　0　1　2　3　4
2. 小事我也感到非常着急。　0　1　2　3　4

3. 遇到一点小事我就感到烦恼。	0	1	2	3	4
4. 我感到人活着没有什么意思。	0	1	2	3	4
5. 我感到在生活中自己是个弱者。	0	1	2	3	4
6. 我感到心慌。	0	1	2	3	4
7. 我对异性毫无兴趣。	0	1	2	3	4
8. 我觉得太笨，样样不如别人。	0	1	2	3	4
9. 我变得做什么事情都拿不定主意。	0	1	2	3	4
10. 我想自己死去。	0	1	2	3	4
11. 我全身没有一点力气。	0	1	2	3	4
12. 我讲话的声音变得有气无力，闲话少多了。	0	1	2	3	4
13. 我晚上睡眠时间总的说比往常少多了。	0	1	2	3	4
14. 我什么事情都不想干。	0	1	2	3	4
15. 我感到不高兴、不痛快。	0	1	2	3	4
16. 我感到心里难受或心里不舒服。	0	1	2	3	4
17. 我对周围的一切都感到没意思。	0	1	2	3	4
18. 我感到紧张不安。	0	1	2	3	4
19. 我觉得比平时瘦多了。	0	1	2	3	4
20. 我不想吃东西。	0	1	2	3	4

这张表满分是 80 分。请你根据最近一周，包括今天的感觉，在每道题后圈上最合适的数码，然后把 20 道题的得分相加，就是测试所得的抑郁症程度。

一般来说，如得分小于 16 分，可能有抑郁倾向，可能需要就医或心理门诊。轻度 16～35 分；中度 36～45 分；重度>45 分。

二、简易人际关系测验量表

人缘是人际关系的具体表现，而人际关系与自我意识有密切关系，通过人缘的自我测量，对于了解自己的自我意识是有益的。

你的人缘怎么样？请试着回答下面 15 个由心理学家提供的问题，具体做法：请在每个问题 A、B、C 三种情况中选择一个你认为最适合自己的情况打“√”。

1. 你最近一次交朋友，是因为:

A. 你发现这些朋友令人高兴、愉快

B. 他们喜欢你

C. 你认为不得不结交

2. 当你度假时，你是否:

A. 通常很容易就交到了朋友

B. 喜欢独自一个人消磨时间

C. 希望交到朋友，可是发现难以做到

3. 你已经定下要去见个朋友，可是你却疲惫时，你:

A. 不赴约了，希望他（她）能谅解你

B. 去赴约，并且尽量玩得开心

C. 去赴约，但问他（她）如果你要失陪可以吗?

4. 你和你的朋友能友好多久?

A. 大多数都能多年

B. 长短不等，志趣相投可以好多年

C. 一般都不久，你不断地弃旧交新

5. 一个朋友向你吐露一件极有趣的个人问题，你常常:

A. 努力使自己不把这件事再告诉别人

B. 连考虑都没考虑，就要把这件事情告诉第三者

C. 在这个朋友离开之后，便立即找了第三者来加以讨论

6. 当你有了困难的时候，你:

A. 通常总是感到能够自己解决

B. 向你能信赖的朋友求助

C. 只是当困难确实难以克服时才向朋友求助

7. 当你的朋友们有了困难时，你发现:

A. 他们来找你请求帮助

B. 只有与你关系密切的才向你求助

C. 他们不愿意麻烦你

8. 你通常都是这样来结交朋友:

A. 通过你已经认识的人

B. 从各种各样的接触中

C. 只有经过长时间和有困难的情况下

9. 作为一个你的朋友，下面三种品质中，哪一种最为重要?

A. 具有能够使人感到幸福快乐的能力

B. 看来诚实可靠

C. 对你感兴趣

10. 哪种情况对你最合适?

A. 我总是使人们呵呵大笑

B. 我总是使人们有所思索

C. 人们和我在一起感到舒适自在

11. 如果有人请你一起去玩或在聚会上唱歌，你往往:

A. 找个借口推辞

B. 饶有趣味地欣然应邀

C. 断然回绝

12. 你属于哪一种情况？

A. 我喜欢赞扬朋友的优点

B. 我相信诚实，所以，有时候我不得不指责他

C. 我既不吹捧奉承朋友，也不批评苛责朋友

13. 你发现：

A. 你只能同与你趣味相投的人们友好相处

B. 一般说来你几乎能同任何人都合得来

C. 有时候你宁肯同对你不负责的人接近

14. 如果你朋友搞恶作剧，你：

A. 和他们一起大笑

B. 感到生气并发怒

C. 看你的心情和环境如何，也许和他们一起大笑；也许生气并发怒

15. 对于他人的依赖于你，你感觉如何？

A. 笼统地说，我并不介意，可是我希望我的朋友们能有一定的独立性

B. 很好，我喜欢被人依赖

C. 避而远之，对于一些责任我宁肯置身事外

好了，既然答完了，就请按下表把你的分数加起来：

1. A3，B2，C1；	2. A3，B2，C1；	3. A1，B2，C3；
4. A3，B2，C1；	5. A2，B3，C1；	6. A1，B2，C3；
7. A3，B2，C1；	8. A2，B3，C1；	9. A3，B2，C1；
10. A2，B1，C3；	11. A2，B3，C1；	12. A3，B1，C2；
13. A1，B3，C2；	14. A3，B1，C2；	15. A3，B2，C1；

例如，在第一题中，你划 A，根据上表你得 3 分；在第二个问题中，你划 B，那么你得了 2 分，以此类推。把你上面 15 题得分数加起来，看看一共是多少分。

如果你的分数是为 36～45 分，则说明你的人缘很好。如果你的分数为 26～35，则说明你的人缘中等。如果你的分数是为 15～25 分，你可能是一个相当孤僻的人。当然，这并不一定就是坏事，或许你对广泛交友本来就不感兴趣。但是如果你确实想把自己的人缘搞得好一点，那么你就需要改善一下你同周围人的关系了。

第9章

拥有就会放肆，失去才会克制

——环境与健康

当人类不断地向自然环境索取资源时，投向环境的废物也与日俱增，致使环境系统无法承载，环境平衡遭到破坏，造成环境污染；尤其在经济发展和城市化进程不断加快的当代社会，各种环境问题凸现：人口剧增、资源耗竭、生态破坏、臭氧空洞、耕地退化、淡水短缺、物种消失、温室气体剧增、气候变暖等。

9.1 环境与污染

9.1.1 环境的概念与分类

环境的范围很广，内容纷繁复杂，涵盖生物界与非生物界。环境的概念是相对于某一事物而言的，是指围绕着某一事物（通常称其为主体）并对该事物会产生某些影响的所有外界事物。环境因主体的不同而不同，随中心事物的变化而变化。以人类这一主体为例，环境即指人类生存的地方及与其有关事物的总和。环境有自然环境与社会环境之分。自然环境是社会环境的基础，而社会环境是自然环境的发展。自然环境是环绕人类周围的各种自然因素的总和，包括各种物理、化学和生物因素，如大气、水、植物、动物、土壤、岩石、矿物、太阳辐射等。自然环境是人类赖以生存和发展的物质基础，通常又按其环境要素，分为大气环境、水环境、土壤环境、地质环境和生态环境等，即地球的五大自然圈：大气圈、水圈、土壤圈、岩石圈和生物圈。在本章中所提到的环境即指自然环境。社会环境包括人为形成的物质、能量、精神产品和人类活动，以及人类活动中形成的人与人之间的关系。广义上包括整个社会经济文化体系，狭义仅指人类生活的直接环境。自然环境和社会环境不仅是人类生存的必要条件，而且其组成和质量的优劣与人类的健康紧密相关。

9.1.2 环境因素

在人类的生存环境中，不同的环境体系由不同的环境因素构成。按照对人体健康影响的环境因素性质，将自然环境分为物理性因素、化学性因素和生物性因素；而社会环境还包括教育、社会、政治、经济、文化、医疗等诸多人文因素，良好的人类环境是自然环境与社会环境相互交织与关联构成的有机统一体，各种环境要素共同作用于人类的生产与生活。

1. 物理性环境因素

环境中的物理性因素繁杂，主要有温度、湿度、气流、热辐射、噪声、粉尘、电离辐射、非电离辐射和塑料等（图 9.1）。温度、湿度、气流、热辐射、噪声、振动是表征人类生活环境小气候的主要因子；电离辐射指包括电磁辐射（X 射线和 γ 射线）和粒子辐射（β 粒子、α 粒子和质子）等具有较高能量的辐射；非电离辐射指波长大于 100 纳米的可见光、紫外线、红外线及长波、中波、短波和微波等电磁波；环境噪声包括生产、建筑、交通和生活噪声等。在自然状态下，许多物理因素是人体生命活动所必需的外界条件，家庭生活的各种电器（如电视、冰箱、空调等），工作学习使用的电脑、手机等，工厂、工地施工的各种机械声等。物理因素一般不会对人体造成损伤，只有在接触一定强度或过长时间时才会对人体产生危害。如电脑、手机辐射，美国科学家经过实验得出：长时间使用手机能破坏 DNA，导致血液细胞的基因改变；手机可能会释出有毒的水银气体，对脑部造成损害，诱发阿尔茨海默病、帕金森病、多重硬化症、危害生育能力、未老先衰并失忆等。英国科学家的实验报告也指出，老鼠被手机微波辐射 5 分钟，就会产生 DNA 病变；人类的精子、卵子如长时间受到手机微波辐射，也不

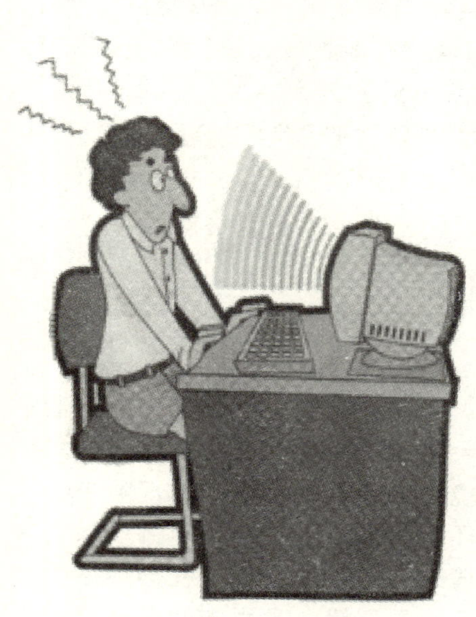

图 9.1 电脑辐射

（引自 http://f.lefeng. com/u/10846946/detail?r=t&tid=113906277162721）

 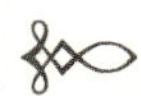

排除会产生DNA病变的可能，并因此影响生育机能。

2. 化学性环境因素

化学性环境因素既包括人类生存和健康必需的各种有机物、无机物，又包括人类生产和生活中所排放的各种化学性污染物，如铅、铬、铜、锌、汞、砷、镉等重金属，多氯化物、甲醛、苯等有机物。天然的有机物和无机物都是组成生物有机体的主要成分，但在现代化城市环境中，充斥着无数的有害化学物质，人类可通过呼吸、饮水、进食、吸烟、饮酒和药物滥用等摄入，或通过使用化妆品、洗涤用品和服饰等与皮肤直接接触而进入机体，给人体带来许多不良的病理反应。如从事5年以上接触萘胺（一种强致癌物质，在英、美等国被列为受法律控制的致癌物质）的工人可能患膀胱癌，对病例的研究证明，若连续接触含4%～10%的2-萘胺也会患膀胱癌；受汽车尾气污染的空气中含有氮氧化物（NO_x）和碳氧化物（CO_x），易诱发人体肺癌。

3. 生物性环境因素

环境中微生物种类繁多，分布广泛，主要包括细菌、真菌、病毒和寄生虫等。绝大多数的环境微生物对人类和动植物是有益的，而生活污水、工业废水、医院污水、生活垃圾、人畜粪便等含大量致病微生物，不清洁室内外空气也存在众多致病生物体。此外环境体系中还生存着大量威胁人类健康的各种传染病传播媒介的生物体，如携带疟原虫的按蚊。

4. 人文性环境因素

人文性环境因素主要涉及政治、经济、文化、风俗习惯、宗教、职业、婚姻等方面，许多因素构成了人类生产和生活的社会环境。人类生存的环境就是由自然环境和社会环境相互作用形成的。在人类的生存繁衍中，生活环境的各要素是紧密联系的一个整体，若它们中的一个或几个发生变化时，人类的生活环境就会发生相应的改变，但这种变化是具有一定的范围的，如果超出环境的最大承载力，那么变化就不再具有制约能力。同样，当人类自身不能适应环境时，人的身体与精神就会产生不良反应而患各种疾病。

9.1.3　环境污染

人类生活环境的优劣将直接影响机体机能的正常运转，而现今地球的环境问题着重突显在污染方面。环境污染是指由于人类的生产和生活活动，将大量的有害物质排入自然环境中，破坏生态系统的平衡和环境的机能，而造成不利于人类和生物生存、发展的现象。自然环境污染又主要由物理性、化学性和生物性污染物所导致。

环境污染物是指进入环境后使环境的组成和性质发生变化，并直接或间接有害于人类或其他生物的物质。根据介质的不同，环境污染物主要分为大气污染物、水体污染物和土壤污染物等；按污染物性质分为物理污染物、化学污染物和生物污染物，其中以化学污染物对人体的危害最大。

1. 物理污染物

物理污染物主要有环境噪声、电离辐射、非电离辐射等。环境噪声主要来源于生产、建筑、交通和生活等各个方面的噪声；电离辐射主要来源于天然放射性物质和人为放辐射性物质；非电离辐射包括紫外线、可见光、红外线、激光、微波、电磁辐射等，主要来源于生产和生活中所使用的各种设备，如天然放射性元素发出的放射性，战争、发电等发生的核爆炸、核泄漏、放射性废物等。

2. 化学污染物

化学污染物主要有铅、镉、汞、砷等重金属，一氧化碳、二氧化硫、氮氧化物（NO_x）、氰化物、亚硝酸盐、石棉等无机物，甲醛、二噁英、有机酸碱、有机氯农药、有机磷农药、苯等有机物，以及三丁基锡、甲基汞、二甲基砷等有机金属化合物。环境中的化学污染物可以通过水、空气、食物进入人体而对机体产生影响，环境中大多数的化学污染物主要来源于工业生产、生活垃圾中的有毒物质。

3. 生物污染物

生物污染物包括细菌、真菌、病毒和寄生虫等，主要来源于自然环境和各种人为因素，如生活污水、医院污水、土壤、动物携带者等中孳生的大肠杆菌、蠕虫、真菌孢子等。

自然环境中充斥着各类环境污染物，通常一种介质中具有多种性质的污染物。大气污染物主要有一氧化碳、二氧化碳、二氧化硫、氮氧化物（NO_x）、烃类、烟尘、金属氧化物等，主要来源于化石燃烧、生产废气、交通运输、地面烟尘等。水体污染物包括各种重金属、多种无机物、各类有机物、放射性物质及致病菌等，主要来源于工业废水、生活污水、医院污水、农田排水、固体废物、船舶废水、核污染等。土壤污染物包括各类重金属、有机氯农药、有机磷农药、放射性物质、致病菌等，其主要来源于工业废物、生活污水、农药施用、交通运输、大气沉降等。本章将分小节讲解各种介质中的三种性质污染物的具体危害与防治。

9.2 环境污染与健康

9.2.1 环境与健康的关系

人与环境是紧密相关的，人从出生到死亡的整个过程必须要在一定的环境中完成，人类从事的一切生产、改造、消费、学习、工作等活动都必须在一定的环境中进行。在人与环境的相互关联中，人对环境具有高度的依赖性，人体所需的一切物质与能量都来源于环境，并且所产生的废物都需要环境来净化，人的一切活动都离不开环境，因此良好的生活环境是健康必不可少的条件。

在优良的生活环境中，生命有机体的机能能保持其正常的水平并维持稳定的状态，从而促进人体的健康和长寿，如中国的六大长寿之乡——广西巴马县、湖北钟祥市、四川乐山市、新疆克拉玛依地区、江苏如皋市和辽宁辽阳市都拥有适宜人居住的优美和谐的环境。当人生活在不良的环境中且机体不能承载时，机体就会出现许多不良反应。例如，近年来在中国多个地方出现的“癌症村”、日本广岛和长崎出现多数畸形胎儿、越南出现“橙剂婴儿”等。

纵观整个世界文明史，人类都是从环境中获取资源以发展自己，却忽视了节约资源、保护环境的重要性。直至近年，人类才积极地开始呼吁保护环境、合理利用资源。环境的破坏和污染给人类的生存、健康造成了巨大的威胁和危害。人类生产和生活所排放的废水、废气、废渣，污染着江河、大气和土壤，危害着自身的健康，许多的事实都证明人类是自食其果，例如，在人类工业生产中，随着大量氯化物的排放使臭氧层中臭氧逐渐减少，产生臭氧空洞，进而促使到达地面的紫外辐射大量增加，诱发皮肤癌和白内障的概率增加。人类只有与环境既相互联系、相互依存、相互渗透、相互服从，又相互作用、相互影响、相互制约、相互转化，人类与环境共生共荣才能够协调发展；所以维持和提高人体健康所依赖的各种条件都存在环境中，我们应该且必须保护好环境。

9.2.2　恶劣环境对健康的危害

通过本章前面对环境与污染方面内容的介绍，可以肯定环境对人体健康的重要性。现已发现环境中的常见污染物有很多，且随着工业的发展，环境污染仍不断加剧，各种外源性污染物的种类和数量也都在急剧增加。环境中的各种外源性因子可通过直接或间接的方式进入机体，不仅能引起机体的急性、亚急性和慢性毒性作用，而且还能引起突变、癌变等特殊毒性作用。

1. 致突变作用

外源性污染物引起生物体细胞的遗传物质发生遗传改变的作用称为致突变作用。电离辐射、亚硝胺类、三卤甲烷、苯并芘、氯乙烯、甲醛、苯、镍、砷、铅、烷基汞化合物、DDT、敌敌畏、甲基对硫磷、对硫磷、百草枯等经测试均具有致突变作用。通常体细胞发生突变时，只影响接触致突变物的个体，引起各种病变，如肿瘤、畸胎、高血压，还可能与动脉硬化、细胞老化有关，这些病变不会遗传给下一代。但当生殖细胞发生突变时，将会影响后代，引起胚胎细胞发育和分化障碍（畸胎）、显性致死（流产死胎）、生育能力障碍或遗传性疾病（包括先天性疾病），还可影响人类基因库，增加遗传负荷。

2. 致畸作用

环境致畸因子主要影响出生时胚胎的结构和功能，即人类出生缺陷或先天畸形。已知的致畸物种类和数量众多，如异维生素 A 酸、四环素、雄激素、己烯雌酚、锂、青霉胺、反应停、白硝胺、丙戊酸、汞及有机汞、苯妥英、氯联苯基、乙醇、甲巯基咪唑、环磷酰胺、巨细胞病毒、细小病毒 B19、弓形虫、风疹病毒、委内瑞拉马脑炎病毒等。人类出生缺陷的病症主要有：无脑畸形、脑积液、开放性脊柱裂、唇裂和唇裂合并腭裂、先天性心脏病等。大多数具有先天缺陷的胚胎在发育中，由于严重丧失某方面的功能而不能达到正常分娩就自然流产。

依据相关的人类致畸研究资料，将人类致畸物按论据水平的评价分为四类：①论据充分，酒精、甲基汞、多氯联苯；②论据有限，麻醉气体、一氧化碳；③论据不充分，咖啡、六氯酚、麦角酰二乙酸、氧化亚氨、烟；④论据不适当，汽油、氟烷、铅、枯萎病土豆、软冰、喷雾黏合剂、大麻、2, 3, 7, 8-四氯二苯-对-二噁英氯乙烯。

3. 致癌作用

癌症的发生是一种机体与环境之间复杂、动态的相互作用过程。患癌的重要因素包括饮食、环境污染物、职业和生活方式等。一般统计，80%～90%的人类癌症与环境因素有关。至 2012 年，国际癌症研究所（IARC）公布的对人类致癌的物质将近千种，如地下赤铁矿开采、镍冶炼、砷、铬及铬合物、苯、石棉、煤焦油、矿物油、家具和橱柜制造、鞋靴制造和修理、无烟的烟草制造、烟草烟雾、黄曲霉毒素类、联合口服避孕药等。

4. 致系统损害

在日常生活与劳动的环境中，人类接触的许多有害物质，可能会导致机体的各大系统（神经系统、消化系统、呼吸系统、血液系统、循环系统、泌尿系统）的损伤。例如，常见的有机磷农药、二硫化碳急性中毒，易引发类狂躁、忧郁症等精神障碍；如果长期接触有机溶剂（苯、氯仿、乙醚等），引发支气管炎症、中毒性肺炎、肺水肿、哮喘等呼吸系统的病变。工作超负荷，过度饮用咖啡和刺激性饮料，戒酒和终止服用巴比妥酸类药物等因素会引起焦虑症。

5. 传染病

通常情况下，环境的污染程度越高，环境中的致病生物体就越多。在受污染的环境中滋生着大量的细菌、真菌、病毒和寄生虫等，且多数致病微生物一旦感染人体，极易导致疫情的扩散（传染病的具体内容见第5章）。

小知识

常见家用塑料化学制品可能增加患乳腺癌的风险？

很多家用塑料制品中都含有的一种化学物质——邻苯二甲酸苄丁酯（BBP），BBP通常用来软化聚合物和塑料，包括塑料管道、乙烯地砖及地毯和唇膏，它几乎存在于所有的工业制品中。BBP还是一种内分泌干扰因子，可以模拟激素的效应。内分泌干扰因子会对动物造成伤害，而且造成人类的精子数量下降和某些神经源性疾病。

美国研究者近日进行了一项研究，研究BBP对乳腺的终身效应（乳腺在青春期激素的作用下才发育，这项研究的时间限定远在乳腺发育之前）和它对人类的潜在损伤。研究组通过给泌乳期的大鼠喂食BBP，并检测乳汁中BBP的含量确定后代是否会吸收该物质。研究得出，暴露在BBP下会引起乳腺持续的基因变异，从而可以增加成年以后罹患乳腺癌的危险。BBP会引起实验室新生雌性小鼠的乳房发育和基因改变，而基因改变可能导致小鼠成年后乳腺癌的易感性增加。

因此，研究者建议母亲和新生儿都不要与这种化学物质接触，以防止儿童成年之后患乳腺癌。在研究中，研究者还发现BBP影响了大鼠的雌性后代，使它们乳房发育更快，乳腺的基因序列出现变异。BBP暴露停止后这些效应会逐渐减弱，但BBP对机体的影响更体现在远期效应上。研究者也发现邻苯二甲酸盐可能导致腹型肥胖和胰岛素抵抗，从而造成肥胖。2009年10月，加利福尼亚州通过了一条新的法律，禁止在玩具和诸如牙套环的婴儿产品中添加BBP。

［来源：Health Day News 和《环境卫生展望》、在线刊物《英国医学研究理事会基因组学》（BMC Genomics）］

9.3　物理污染与健康

9.3.1　生活中的常见物理污染物

在日常生活中，我们总是离不开声、光、热、电等各类物理因素。在自然状态下，这些因素与人们的生活相辅相成、相安无事。但是随着现代工业、科技的推进，手机通信、无纸化办公、新型媒介的信息传播等的发展，使原本的自然平衡被打破，导致噪声、电磁辐射、反射性辐射、光污染等的增加。噪声主要来源于生产、建筑、交通和生活等各个方面，我国目前对城市居民影响最大的噪声是道路交通噪声，约占各类城市噪声的 40 %，据全国 120 个城市对道路交通噪声调查，平均 65%的交通干线白天的等效噪声超过 70 分贝。工业噪声范围约占城市面积的 20%。电离辐射主要来源于天然放射性物质和人为放辐射性物质，包括紫外线、可见光、红外线、激光、微波、电磁辐射，天然放射性元素发出的放射性，战争、发电等发生的核爆炸、核泄漏、放射性废物等。

9.3.2 物理污染对健康的危害

1. 噪声污染

噪声污染（图 9.2）是指所产生的环境噪声超过国家规定的环境噪声排放标准，并干扰他人正常工作、学习、生活的现象。长期接触噪声，不管是在社区还是在工作岗位，都能引起生理、心理、精神等方面的危害。

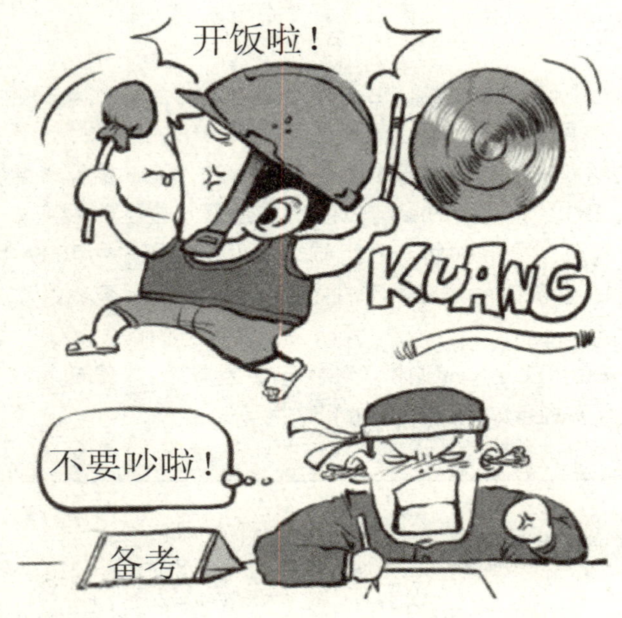

图 9.2 噪声污染

（引自 http://www.weixinla.com/document/154115/）

噪声给人带来生理上的危害主要有：损害听力、诱发心血管系统的疾病。有检测表明，当人连续听摩托车声8小时以后听力就会受损；若是在摇滚音乐厅半小时后人的听力就会受损。如果人长期在95分贝的噪声环境里工作和生活，大约有29%的人会丧失听力。中国对城市噪声与居民健康的调查表明，地区的噪声每上升一分贝，高血压发病率就增加3%。

在内分泌系统方面，强噪声会使人出现甲状腺功能亢进，肾上腺皮质功能增强，基础代谢率升高，性机能紊乱，月经失调等；在消化系统方面，强噪声会使人出现消化机能减退，胃功能紊乱，胃酸减少，食欲不振等；另外，噪声还会影响人们的阅读能力、注意力、解决问题的能力及记忆力；在神经系统方面，强噪声会使人出现头痛、头晕、倦怠、失眠、情绪不安、记忆力减退等症候群，脑电图慢波增加，植物性神经系统功能紊乱，使人急躁、易怒，影响睡眠，造成疲倦等；在心血管系统方面，强噪声会使人出现脉搏和心率改变，血压升高、心律不齐、传导阻滞、外周血流变化等。对在噪声达95分贝的环境中工作的202人进行调查，得出头晕的占39%，失眠的占32%，头痛的占27%，胃痛的占27%，心慌的占27%，记忆力衰退的占27%，心烦的占22%，食欲不佳的占18%，高血压的占12%。

2. 电磁辐射

电磁辐射是一种复合的电磁波，以相互垂直的电场和磁场随时间的变化而传递能量，其对人体的危害是由电磁波的能量造成的。人体生命活动包含一系列的生物电活动，这些生物电对环境的电磁波非常敏感，因此，电磁辐射可以对人体造成影响和损害。电磁波污染与人类如影随形，只不过其影响程度与所受到的辐射强度和积累时间的长短有关，目前尚未较大范围地反映出来，所以还没有引起人们的普遍重视。有关研究表明，电磁波的致病效应随着磁场振动频率的增大而增大，超过10万赫兹可对人体造成潜在威胁。如果在这种环境下过久工作或生活，机体组织内的分子原有电场会发生变化，导致机体生态平衡紊乱（图9.3）。

电磁辐射污染会影响人类的循环系统、生殖和代谢的功能，严重的还会诱发癌症，并会加速人体的癌细胞增殖。医学研究证明，长期处于高电磁辐射的环境中，会使血液、淋巴液和细胞原生质发生改变。意大利专家研究后认为，该国每年有400多儿童患白血病，其主要原因是距离高压线太近，因而受到了严重的电磁污染。瑞士的研究资料指出，周围有高压线经过的住户居民，患乳腺癌的概率比常人高7.4倍。美国得克萨斯州癌症医学基金会针对一些遭受电磁辐射损伤的患者所做的抽样化验结果表明，在高压线附近工作的工人，其癌细胞生长

图9.3 远离电磁辐射

速度比一般人要快24倍。电磁辐射影响人们的心血管系统，表现为心悸、失眠、部分女性经期紊乱、心动过缓、心搏血量减少、窦性心律不齐、白细胞减少、免疫功能下降等。如果装有心脏起搏器的患者处于高压电磁辐射的环境中，会影响心脏起搏器的正常使用。

电磁辐射对人体生殖、神经、视觉和免疫系统造成直接伤害。对人类生殖系统的损伤，主要表现为男性精子质量降低，女性内分泌紊乱，月经失调，孕妇发生自然流产和胎儿畸形等。据最新调查显示，我国每年出生的2000万儿童中，有35万为缺陷儿，其中有25万为智力残缺，有专家认为电磁辐射也是影响因素之一。高剂量的电磁辐射还会影响及破坏人体原有的生物电流和生物磁场，使人体内原有的电磁场发生异常而产生病变。世界卫生组织认为，计算机、电视机、移动电话的电磁辐射对胎儿有不良影响，过量的电磁辐射能直接影响儿童组织、骨骼发育并导致视力下降，肝脏造血功能下降，严重者可导致视网膜脱落。

3. 放射性污染

放射性污染是指由于人类活动造成物料、人体、场所、环境介质表面或者内部出现超过国家标准的放射性物质或者射线。主要来源核武器试验，核工业的放射性“三废”排放，各种核事故泄漏，以及医院等各种带辐射源的装置等。人体接受放射性物质的辐射伤害通常有三种方式：体表接触、呼吸吸收、食物摄入。

核试验的沉降物会造成全球地表水的放射性物质含量提高。核企业排放的放射性废水，能直接或间接地造成地表水和地下水的污染。影响饮水水质，并且污染水生生物和土壤，又通过食物链对人产生内照射。饮水或食物中的放射性物质能使诱发人群恶性肿瘤的发生率增加，还可影响后代的健康。例如，放射性物质放出的γ射线的外照射或通过食物链而转移到人体内产生的内照射，^{235}U可损害人体肝脏、骨髓和造血机能，^{90}Sr可引起骨肿瘤和白血病等。此外，电热厂等排出的废水常常温度很高，会使水体温度升高，影响水生生物的生存和繁殖。例如，鳟鱼的繁殖温度在 14℃以下，一般水生生物生存的上限温度为33～35℃。

4. 光污染

广义的光污染泛指影响自然环境，对人类正常生活、工作、休息和娱乐带来不利影响，损害人们观察物体的能力，引起人体不舒适感和损害人体健康的各种光。国际上一般将光污染分成三类，即白亮污染、人工白昼和彩光污染。

在现代城市，各种眩光、彩光和人工白昼对人体健康危害极大，经专家研究发现，长时间在白色光亮污染环境下工作和生活的人，视网膜和虹膜都会受到不同程度的损害，视力急剧下降，白内障的发病率高达45%。舞厅、夜总会等娱乐场所安装的黑光灯、旋转灯、荧光灯及闪烁的彩色光源构成彩光污染。据测定，黑光灯所产生的紫外线强度远远高于太阳光中的紫外线，且对人体有害影响持续时间长。如果人长期接受这种照射，可诱发流鼻血、脱牙、白内障，甚至导致白血病和其他癌变。彩色不仅对眼睛不利，而且干扰大脑中枢神经，使人头昏心烦，甚至发生失眠、食欲下降、情绪低落、身体乏力等类似神经衰弱的症状。科学家最新研究表明，彩光污染不仅有损人的生理功能，还会影响心理健康。

强光可破坏植物体内的生物钟节律，导致植物茎或叶变色，甚至枯死，对花芽的形成造成影响，并会影响植物休眠和冬芽的形成。同时，光污染还可伤害昆虫和鸟类，因为强光可破坏夜间活动昆虫的正常繁殖过程。昆虫和鸟类也可被强光周围的高温烧死。除此之外，光污染还会对社会治安、仪器设备、建筑物等产生不同程度的影响，已经严重威胁到人类的健康生活和工作效率，每年给人们造成大量损失。无数悲剧的发生，让人们越来越懂得环境对人类生存健康的重要性。人们关注水污染、大气污染、噪声污染等，并采取措施大力整治，但对光、辐射等污染却重视不够。所以，我们不能对各种物理污染等闲视之，应采取措施加以防治。

9.3.3 防治措施

1. 噪声污染防护

现在世界上许多国家都通过立法颁布了噪声控制标准，对飞机和机场的噪声、城市交通噪声、建筑施工噪声、工厂机器噪声和社会生活噪声都制定了严格的噪声控制标准。例如，工厂、工地的噪声应不超过85～90分贝；居民居住区，白天不能超过50分贝，夜间不能超过40分贝。噪声控制包括降低噪声源的噪声，控制噪声的传播途径和个人防护几个方面。

1）*声源控制*　运转的机器设备和各种交通运输工具是主要的噪声源，控制它们的噪声有两条途径：一是改进结构，提高各个部件的加工精度和装配质量，采用合理的操作方法等，降低声源的噪声发射功率；二是利用声波的吸收、反射、干涉等特性，采用吸声、隔声、减振、隔振等技术，以及安装消声器等，控制噪声的辐射。因此大力发展科学技术，开发新材料、新技术、新工艺，推广使用低噪声设备，是控制噪声污染的长远战略。

2）*控制噪声的传播途径*　主要措施有：在城市建设中合理布局，按照不同的功能区规划，使居住区与噪声源尽量远离。在车流量大且人口密集的交通干道两侧，建立隔声屏障，或利用天然屏障（土坡、山丘），以及其他隔声材料与结构来阻挡噪声的传播。应用吸声材料和结构，将传播中的噪声声能转变为物体的内能等。

3）个人防护　减少在噪声环境中的暴露时间，在工厂或工地工作的人可以佩带护耳器（耳塞、耳罩等），以减小噪声的影响。

2. 放射性污染防护

放射性污染的防治，主要是控制放射性物质的来源。放射性物质的来源主要是核试验与核工业（如核电站及放射性矿物的开采、提炼、储存、运输）。防止放射性污染的主要措施有以下几方面。

①核电站（包括其他核企业）一般应选址在人口密度较低，气象和水文条件有利于废水和废气扩散稀释，以及地震强度较低的地区，以保证在正常运行和出现事故时，居民所受的辐射剂量最低。②工艺流程的选择和设备选型要考虑废物产生量和运行安全。③废气和废水需做净化处理，并严格控制放射性元素的排放浓度和排放量。含有 α 射线的废物和放射强度大的废物要进行最终处置和永久储存。④在核企业周围和可能遭受放射性污染的地区建立监测机构。

3. 光污染防护

①加强城市规划和管理，加强对玻璃幕墙和其他反光系数大的装饰材料的管理，减少其对城市环境的负面影响。改善工厂的照明条件，减少光污染来源。例如，北京市 2003 年否决的玻璃幕墙设计方案就有 30 余起，上海和南京等城市也对高层建筑的设计施工提出限制，防止产生新的光污染。②对有红外线和紫外线污染的场所采取必要的安全防护措施。③个人防护。主要是戴防护眼镜和防护面罩。

4. 电磁波污染防护

虽然关于电磁污染标准的学界争论仍在继续，但我们还需在各种电磁辐射环境中工作与生活，人们又该如何预防并减轻电磁辐射对自身的伤害呢？

1）保持距离　对各种电器的使用，应保持一定的安全距离。如眼睛离电视荧光屏的距离，一般为荧光屏宽度的 5 倍左右；微波炉在开启之后要离开至少 1 米远，孕妇和小孩应尽量远离微波炉；手机在使用时，应尽量使头部与手机天线的距离远一些，最好使用分离耳机和话筒接听电话；离高压输电线 0.5 万伏/米以外一般视为安全区。男性生殖细胞和精子对电磁辐射更为敏感。因此，男性应尽量减少与电磁波太频繁密集的接触，而且接触时也要保持安全距离，一般是半米以上。

2）减少接触　各种家用电器、办公设备、移动电话等都应尽量避免长时间操作。例如，电视、电脑等电器需要较长时间使用时，应注意至少每 1 小时离开一刻钟，采用眺望远方或闭上眼睛的方式，以减少眼睛的疲劳程度和所受辐射影响，而且每周工作最多不超过 32 小时。当电器暂停使用时，最好不要让它们处于待机状态，因为此时可产生较微弱的电磁场，长时间也会产生辐射积累。电热毯的电磁波污染较严重，长时间通电使用对人体有害，天气寒冷必须使用时，建议通电烘暖被窝后立即切断电源，以减少电磁波污染。

3）改善环境　注意空气流通，温度、湿度应适中，并且不要把家用电器摆放得过于集中，或经常一起使用，以免使自己暴露在超剂量辐射的危害之中。特别是电视、电脑、冰箱等电器更不宜集中摆放在卧室里。

4）采用屏蔽物减少电磁波污染　对产生电磁污染的设施，可采用屏蔽、反射或吸收电磁波的屏蔽物，如铜、铝、钢板、高分子膜等。使用电脑辐射消除器消除电脑辐射，HERA防辐射毯具有良好的防辐射效果。居住、工作在高压线、变电站、电台、电视台、雷达站、电磁波发射塔附近的人员，佩带心脏起搏器的患者，经常使用电子仪器、医疗设备、办公自动化设备的人员，以及生活在现代电气自动化环境中的人群，特别是抵抗力较弱的孕妇、儿童、老人及病患者，有条件的应配备针对电磁辐射的屏蔽服，将电磁辐射最大限度地阻挡在身体之外。

5）其他　电视、电脑等电器的屏幕产生的辐射会导致人体皮肤干燥缺水，加速皮肤老化，严重的会导致皮肤癌，所以，在使用完上述电器后及时洗脸。多食用一些胡萝卜、豆芽、番茄、油菜、海带、卷心菜、瘦肉、动物肝脏等富含维生素A、维生素C和蛋白质的食物，以利于调节人体电磁场紊乱状态，加强肌体抵抗电磁辐射的能力。

9.4 化学污染与健康

9.4.1 生活中的常见化学污染物

在日常生活中，我们总是会接触到各种化学物质与化学用品，其中也包括化学污染物。常见的化学性污染物主要有：酚类化合物、氰类化合物、多环芳烃、有机氯农药、石油类有机污染物；食品中添加防腐剂、甜味剂、着色剂等；甲醛、“三苯”（苯、甲苯、二甲苯）、氨气、二氧化硫、二氧化氮、一氧化碳、二氧化碳、总挥发性有机物（TVOC）和可吸入颗粒物；还有工厂排放的废气、废水、废渣、医用废物等。

9.4.2 化学污染物对健康的危害

1. 甲醛

甲醛是一种有毒气体，无色、具有刺激性、易溶于水。室内甲醛主要来源于建筑材料、家具、人造板材、各种黏合剂涂料和合成纺织品等。工业废气、汽车尾气、光化学烟雾等甲醛含量很多，这部分气体在某些时候进入室内，也是构成室内甲醛污染的一个来源。矿物燃料燃烧排放的甲醛量很小，但吸烟是甲醛的一个重要排放源。据测定每支烟可排放约 2.4 毫克甲醛，而从香烟直接吸入体内的烟气中甲醛的浓度可能超过警戒浓度的 400 多倍。甲醛具有较强的黏合性，同时可加强板材的硬度和防虫、防腐能力，因此目前市场上的各种刨花板、胶合板、大芯板、中密度纤维板、胶合板中均以甲醛作为黏合剂，在遇热、潮解时释放。我国《室内空气质量标准》规定室内空气中甲醛的限值为 0.10 毫克每立方米，一般新装修的房子其甲醛的含量可超标 6 倍以上，个别则有可能超标达 40 倍以上（图 9.4）。

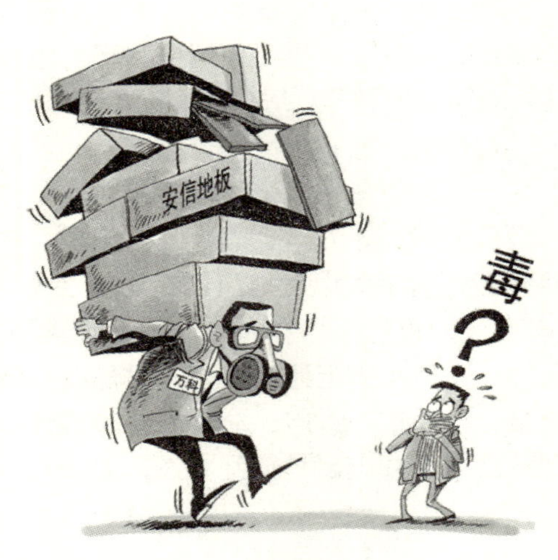

图 9.4　家装建材安全吗

（引 http://bbs.xmhouse.com/viewthreadold.php?tid=685949）

甲醛对眼、鼻、喉的黏膜有强烈的刺激作用，由于甲醛可使细胞中的蛋白质凝固变性，从而抑制细胞机能。甲醛中毒症状主要表现在眼睛受刺激和头痛，严重时可引起过敏性皮炎、哮喘，肺、肝功能异常和免疫功能异常等。此外，甲醛还能和空气中的离子性氯化物反应生成二氯甲基醚，而后者是一种致癌物质。在我国有毒化学品优先控制名单上甲醛高居第二位，且释放期一般为 3～15 年，已被世界卫生组织确定为致癌和致畸物质，是公认的变态反应源，也是潜在的强致突变物之一。

2. 苯、甲苯、二甲苯

室内环境中苯化合物的来源主要有吸烟、溶剂、香水、油漆、染色剂、图文传真机、电脑终端机、打印机、黏合剂、墙纸、地毯、合成纤维和清洁剂等。苯化合物已经被世界卫生组织确定为强致癌物质。苯进入人体后，在肝脏和骨髓（红细胞、白细胞和血小板的形成部位）中进行代谢，使造血组织本身形成具有血液毒性的代谢产物。

苯可以引起白血病和再生障碍性贫血。长期吸入苯，可引起骨髓与遗传损害：白细胞、血小板减少，全血细胞减少，若造血功能完全破坏，可发生致命的颗粒性白细胞消失症，并引起白血病。育龄妇女长期吸入苯会导致月经失调，孕期的妇女接触苯会导致胎儿先天缺陷。甲苯进入人体后约有 48%会被代谢，经肝脏、脑、肺和肾脏最后排出体外，当血液中甲苯浓度达到1250毫克每立方米时，会对神经系统产生危害，能显著降低接触者的短期记忆能力、注意力持久性及感觉运动的速度。另外，若人体长期接触二甲苯（一种麻醉剂）也会导致神经系统功能紊乱，轻者表现出头晕、恶心、胸闷、乏力，重者昏迷甚至因呼吸循环衰竭而死亡。

3. 农药

农药主要通过喷洒，造成空气、土壤和水体污染，人体通过直接或间接地摄入食物而受伤害。DDT、硫丹等有机氯农药的作用，与人体内存在的典型雌激素，如17-雌二醇等内源雌激素作用类似，这些物质可直接与激素受体结合，并对生殖系统产生影响。二噁英常以微小的颗粒存在于大气、土壤和水中，主要的污染源是化工冶金工业、垃圾焚烧、造纸及生产杀虫剂等产业。日常生活所用的胶带、PVC（聚氯乙烯）软胶等都含有氯，燃烧这些物品时便会释放出二噁英，悬浮于空气中。二噁英能引起雌性动物卵巢功能障碍，抑制雌激素的作用，低剂量能使胎鼠产生腭裂和肾盂积水，给予二噁英的雄性动物会出现精细胞减少、成熟精子退化、雄性动物雌性化，使雌性动物不孕、胎仔减少、流产等。

相关的癌症研究已证实有18种常用的农药具有明显的致癌性，16种具潜在的致癌危险性。例如，内吸磷、二嗪农、西维因有致畸作用；杀虫脒、杀草强、羧乙基肼与灭草隆有致癌作用；DDT、敌百虫、敌敌畏有致突变作用；农用生长素类似物2，4-D中常夹杂着极少的强致癌物二噁英；亚硝胺是消化系统癌症的重要致癌物质。

大量含氮、磷物质涌入水体将导致水体富营养化，使藻类疯长，如太湖蓝藻水华频发造成巨大的损失，1990年太湖蓝藻水华暴发，无锡46家企业停产，直接经济损失高达1.3亿元；2007年5月29日太湖蓝藻水华大规模暴发，又引起无锡市200多万居民饮水危机，给工业和生活带来了巨大影响。石油污染主要发生在海洋，其危害是多方面的。例如，覆盖在海面阻碍水体与大气之间的气体交换，黏附在海洋生物上，使其死亡；破坏海鸟生活环境，导致其种类和数量急剧减少；使水产品品质下降，造成严重的经济损失等。

4. 重金属

大气的颗粒物中含有多种有毒物质如铅、镍、铬、砷、镉、氟、汞等。美国28个大城市的空气调查发现，铅、铬、锌、镉浓度的分布与这些地区居民的心脏病、动脉硬化、高血压、中枢神经系统疾病、慢性肾炎等疾病的分布趋势一致。含铅汽油的使用可污染公路两旁大气及土壤，对公路周边学校的学生的健康产生影响，血铅含量增高，血铅含量与学生的智力发育和神经行为功能有明显的负相关关系。

5. 其他

煤、石油、天然气等燃料的燃烧向大气排放大量的烟尘、一氧化碳、二氧化碳、二氧化硫、氮氧化碳（NO*x*）、有机化合物等有害物质。工农业生产排放的污染物种类多、数量大，如二氧化硫、氮氧化物（NO*x*）、氟化物、氰化物、苯、酚类及含重金属元素的烟尘等。对人体视觉器官、呼吸系统、免疫系统、神经系统和心血管系统产生影响。例如，二氧化硫刺激呼吸道，增加黏膜的分泌而抑制呼吸道纤毛的运动；当吸入浓度超过 10 毫克每立方米时，不仅有强烈刺激感，而且还会发生鼻腔出血呼吸受阻现象。我国北京、上海、天津等 26 个城市大气污染与居民死亡情况调查结果显示，大气中苯并芘日均浓度超标率 86%，二氧化硫日均浓度超标率 29%，市区居民肺癌死亡率高于对照区，大气污染严重程度与居民肺癌死亡率高低分布一致。

氮氧化物（NO_x）难溶于水，其危害部位在深部呼吸道和肺泡，由氮氧化物（NO*x*）转变形成的亚硝酸和硝酸具有更强的刺激作用和腐蚀作用，严重时可以引起肺水肿。动物实验证实，低浓度一氧化碳可以引起心动过速、血压下降、心肌病变等；而高浓度一氧化碳可以引起心血管病和心瓣膜病。一氧化碳能促进血管壁的脂质沉积，加快动脉硬化的进程，而且患有冠心病的人接触一氧化碳后可以加重心肌缺血，使心绞痛的发作次数增加。

9.4.3 防治措施

（1）甲醛、苯等污染的预防措施：①选择符合国家标准的家装建材，并改善室内通风设备，安装室内新风换气系统；②选择一些水溶性的木器漆，是防止和减少家庭室内装修苯污染的根本途径，由于在正常情况下，苯挥发比较快，装修后的居室不要立刻入住；③种植盆栽，如吊兰、芦荟、虎尾兰能够吸收甲醛等有害物质，净化室内空气；④使用净化剂，如艺馨室内甲醛净化剂、玛雅蓝。

（2）农药污染的预防措施：①发展高效、低残留农药；②合理使用农药；③限制农药在食品中的残留量，例如，使用盐水浸泡果蔬，可有效降低农药的残留量。

（3）有毒金属污染的预防措施：①消除污染源；②制订各类食品中有毒金属元素的最高限量标准，加强食品卫生质量检测和监督工作。

（4）食品污染的预防措施：①限制食品中添加剂的使用量；②食品卫生监督机构要加强食品卫生监督，把住食品生产、出厂、出售、出口、进口等卫生质量关；③尽量选购新鲜的当季食材，少吃快餐、加工类食品。

（5）杂环胺类化合物的预防措施：①改变不良烹调方式和饮食习惯；②增加蔬菜水果的摄入量。

（6）食品包装袋的卫生：①聚乙烯和聚丙烯，可制成薄膜、编织袋和食品周转箱；②禁用聚苯乙烯用作快餐饭盒，避免造成白色污染；③用聚碳酸酯塑料制作食品包装、模具、奶瓶。

小知识

流行病学研究发现，在生产中接触2, 3, 7, 8-TCDD的男性工人血清睾酮水平降低、促卵泡激素和黄体激素增加，提示它可能有抗雄激素和使男性雌性化的作用。二噁英有明显的免疫毒性，可引起动物胸腺萎缩、细胞免疫与体液免疫功能降低等。二噁英还能引起皮肤损害，在暴露的实验动物和人群中可观察到皮肤过度角化、色素沉着及氯痤疮等的发生。二噁英染毒动物可出现肝脏肿大、实质细胞增生与肥大、严重时发生变性和坏死。2, 3, 7, 8-TCDD对动物有极强的致癌性。用2, 3, 7, 8-TCDD染毒，能在实验动物诱发出多个部位的肿瘤。根据动物实验与流行病学研究的结果，1997年国际癌症研究机构（IARC）将2, 3, 7, 8-TCDD确定为Ⅰ类人类致癌物。

近年来我国固体废物和医疗废物的产生量和处理量都在不断增加。各地纷纷建立或筹建集中焚烧设施。2001年国家环保总局组织开展了全国47个重点城市的生活垃圾处理处置设施污染物排放状况的抽样调查，接受调查的329个垃圾处理设施处理规模为179 348吨/日，大约占全国1.18亿吨城市生活垃圾清运量的55%，仅有3.3%的垃圾在20座焚烧炉中得到焚烧处理。所抽取的垃圾焚烧厂烟气二噁英超标率为57.1%，有的落后垃圾焚烧设施二噁英超标99倍以上。

9.5 生物污染与健康

9.5.1 生活中的常见生物污染物

生物污染（biological pollution）是由生物有机体对人类或环境造成的不良影响，主要包括寄生虫、细菌和病毒等引起的环境和食品的污染。例如，分布在空气中的其他生物种类，常见的有杆菌（如无色杆菌、芽孢杆菌）、球菌（如细球菌、八叠球菌）、霉菌、酵母菌和放线菌等腐生性微生物。这些生物因素可对生物、人体健康及人类活动造成影响和危害。致病微生物、寄生虫和某些昆虫等生物进入水体，或某些藻类大量繁殖，使水质恶化，直接或间接危害人类健康、影响渔业生产。污染水体的生物种类繁多，主要有细菌、钩端螺旋体、病毒、寄生虫和昆虫等。常见的有伤寒杆菌、痢疾杆菌、结核杆菌、大肠杆菌、螺旋体和病毒，还有血吸虫（卵和毛蚴）、痢疾变形虫、线虫、贾第虫及一些有害昆虫如蚊、蚋、舌蝇等的幼虫。水生生物中也常带有致病菌，鱼的受污染部位主要是口腔、鳃、胃、肠及排泄腔等。贝类中与病原菌关系密切的是牡蛎，它可传播伤寒。而土壤中分布最广的是肠道致病性原虫和蠕虫类，有的寄生在动植物体内，有的通过土壤穿透皮肤进入人体，有的病毒也可通过土壤使人感染。有些微生物如结核杆菌，可在干燥细小的土壤颗粒中生存很长时间，以后随风进入空气，再被人畜吸入而引起感染。

有害微生物和寄生虫或虫卵污染食品，可使食品腐败或产生毒素，使人食后中毒，或患寄生虫病。饲料受霉菌如黄曲霉菌的毒素污染，可使鱼和哺乳动物诱发原发性肝癌，玉米、花生、稻米、小麦、高粱、小米等都会受到黄曲霉毒素的污染。在食品中繁殖产生毒素的有肉毒杆菌和葡萄球菌，还有使胃肠道发生急性炎症的肠炎沙门氏菌、鼠伤寒沙门氏菌和猪霍乱沙门氏菌等。

9.5.2 生物污染对健康的危害

1. 引起传染病

生活污水、医院污水、生活垃圾等导致土壤和水中带有许多致病生物体。这些细菌、病毒、寄生虫很多都能在水体和土壤中存活。例如，痢疾杆菌能在土壤中存活 100～170 天，寄生虫卵在土壤中能存活更长时间，如蛔虫卵可存活 7 年。流感、肝炎、霍乱和英国的疯牛病等在许多地方扩散和流行，极大的威胁人类健康。例如，1991 年美洲暴发的霍乱，很可能是外来船只将受污染的压舱水排放到秘鲁海港引起的。这次霍乱使 100 多万人受到感染，造成了 1 万人死亡。

2. 导致人体中毒

破伤风杆菌和肉毒杆菌在土壤中能长期存活，人食入或吸收肉毒杆菌产生的肉毒素后，神经系统将遭到破坏，出现头晕、呼吸困难和肌肉乏力等症状。破伤风杆菌能产生一种破伤风杆菌外毒素，该毒素能导致神经系统中毒性疾病，以进行性发展的肌肉强直为特征，伴有发作性加重，如不及时治疗，死亡率为 10%～40%。人们常因误食有毒蕈菌而引起中毒，如红色捕蝇蕈、白帽蕈，误食者死亡率甚高。

3. 致癌作用

黄曲霉菌广泛存在于自然环境中，其中 30%～60%的菌株能产生黄曲霉毒素（以黄曲霉毒素 B1 为代表）。黄曲霉毒素 B1 是最危险的致癌物，受污染的食物主要有粮食、花生、豆类、食用油、发酵食品等，其中玉米、花生和花生油最易霉变并产生黄曲霉毒素。黄曲霉毒素被世界卫生组织划定为 I 类致癌物，其毒性远远高于氰化物、砷化物和有机农药的毒性，比砒霜强 68 倍，仅次于肉毒素，是目前已知霉菌中毒性最强的。黄曲霉毒素耐高温，一般加热烹调不能破坏它的毒性。当人摄入量大时，可导致急性中毒，出现急性肝炎、出血性坏死、肝细胞脂肪变性和胆管增生。

4. 其他

常见的构树、蓖麻、地肤、法国梧桐等的花粉易引起人体过敏性疾病。生物攻击，如 1956 年巴西圣保罗大学的研究人员为了改造、驯养适应巴西生存环境的多产蜜蜂，引进一些非洲蜂种，这些非洲蜂凶猛狂暴，一遇挑战就群起而攻之，且毒性很大。在实验中，部分非洲蜂逃走，并与当地的巴西蜂交配后，产生了一种繁殖力很强、毒性更大的杂种蜂，并迅速繁衍。50 年来，杀人蜂制造的灾难肆虐频发。蜂群常常自天而降深入到城市街道袭击行人，至今已有上千人死于蜂蜇，牛、马等牲畜的损失更是难以计数。

9.5.3 防治措施

1. 远离污染源

加强粮油食品的安全检查；搞好食品储存中的防霉工作，经常检查储存的粮油，保持干燥、防止霉变；发现霉变食品，要及时进行除霉去毒处理。例如，对花生油的去毒可采用白陶土吸附法、日光照射法等，或在烹调时待锅内的油加热冒烟后，加入少量食盐，亦可除去部分毒素。

2. 养成良好的生活习惯

注意饮食卫生，饭前便后要洗手，不吃过期变质有异味的食品，不买“三无”产品，即无生产厂家、无商标、无出厂日期的食品，不随便乱吃不认识的野菇、野果、野菜等，不喝生水。

9.6 食品安全与健康

俗话说“民以食为天”，食物是人类赖以生存和发展的基本物质。现代食品的种类繁多，加工、制作工序繁杂，概括起来可分为：粮食及制品、食用油、肉及其制品、消毒鲜乳、乳制品、水产类、罐头、食糖、冷食、饮料、蒸馏酒和配制酒、发酵酒、调味品、豆制品、糕点、糖果蜜饯、酱腌菜、保健食品、新资源食品、其他食品 20 大类。人一日三餐都离不开食物，食物的安全与营养尤为重要，近年频频发生的食品安全事件，使人们如履薄冰，也引起了国家、政府的高度重视；但是这些案例并没有唤起全民的共识，尤其是部分商家的警惕与良知，食品污染、食品中毒、生产不合格等事件仍屡禁不止。

9.6.1 食品安全危害与因素

食品安全危害是指损坏或影响食品的安全和质量，以及食用食品后可能对人体健康和生命安全造成危害的因子或因素。具体而言，食品安全危害的因素主要包括生物性、化学性、转基因食品和营养失调等方面，这些因素引起的危害主要包括有害物质引起的干扰代谢、影响生理功能（含免疫功能）、致突变、致畸、致癌等潜在性损害等。

（1）生物性危害是影响食品安全中非常重要的一个因素。生物性危害包括微生物、寄生虫、媒介昆虫和生物试剂等污染对食品造成的危害，其中以微生物危害范围最广，程度最强。生物因素可导致食品腐败变质并积累生物毒素，导致疾病的发生。例如，2001 年在江苏、安徽等地发生的 O157：H7 大肠杆菌食物中毒，中毒人数超过 2 万，177 人死亡。据美国疾病控制和预防中心估计，O157：H7 在美国每年可造成 2 万人生病，250～500 人死亡。生物毒素主要包括作为食物的生物体本身具有的有毒成分和生活的生物体释放到外界环境中的有毒成分。例如，蒙牛问题牛奶中黄曲霉毒素超标，是由于喂养奶牛的饲料发霉，含大量的黄曲霉毒素，奶牛摄食含黄曲霉毒素的饲料后，通过食物链和生物富集作用致使牛奶中黄曲霉毒素含量超过正常值，黄曲霉毒素主要损害人体肝脏及肾脏，有较强的致癌性。

（2）化学性危害主要是因各种化学物污染食品所致。例如，残留在蔬菜、水果中的农药，肉类中的兽药、饲料添加剂，以及食品加工过程中的食品添加剂；食品包装材料中的有害重金属或塑料单体；随着人类生活和生产排放的废水、废渣、废气中的有机和无机类有害物质。在食品加工中的许多添加剂都对人体有毒害作用。例如，2006 年 11 月，由工业染色剂——苏丹红引发的“红心鸭蛋”事件，食用苏丹红易导致机体产生癌变，至今人们仍心有余悸。在同年上海暴发的散发性瘦肉精中毒事故，有 300 余人因食物中毒入院，瘦肉精中毒的表现有肌肉震颤、心悸、战栗、头痛、恶心、呕吐等症状，特别对有高血压、心脏病、甲状腺功能亢进（甲亢）、青光眼、前列腺肥大等的患者或老人、儿童的危害性更大，甚至会导致死亡。

9.6.2 食品污染对健康的危害

当环境发生变化时，人体的生理功能也会发生变化以适应其改变，维持机体的正常稳定状态；如果环境的变化超出了人体的正常生理调节能力，那么处于超负荷的机体就会发生不同程度的病变。环境污染常使环境中的某些污染物的含量剧增，甚至出现新的物质，破坏人与环境的统一和谐关系，因而引起机体疾病，还可能导致死亡，有时还会通过遗传殃及子孙后代。

 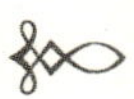

环境中的有毒有害物质种类繁多，当有毒有害物质长期低浓度或短期高浓度分布在生活环境中时，人体通过消化道、呼吸道、皮肤等途径接触污染物，而对机体造成复杂、多样的机能损害。根据经历时间的长短和症状发作的缓急可将污染物的毒性分为急性中毒、亚急性中毒、慢性中毒和远期性中毒（致癌、致畸、致突变作用）。

1. 急性中毒和亚急性中毒

在短期内大量的有毒物质通过空气、水、食物等途径进入人体，而导致机体突发病变危害。急性中毒主要见于意外事故，具有发病率高、影响范围广、污染源严重、易受气象因素和地理条件影响等特点。例如，2003 年 12 月重庆市开县天然气井喷事故造成 243 人死亡和 2142 人住院治疗的严重灾难。

2. 慢性中毒

低浓度有害有毒物质长时间反复作用于机体，使机体内毒性物质大量蓄积或机体损害逐渐积累而产生危害。慢性中毒具有毒物作用剂量小、机体作用时间长、机体疾患呈慢性等特点。一般情况下，人暴露在低浓度污染环境中可能数月、数年、数十年，有的甚至传到下一代才会引发慢性疾病。例如，日本发生的水俣病是由于氮肥厂排放的含大量汞的废水，水俣湾的鱼和贝类摄入过量的汞，汞在水生生物体内转变为甲基汞。当人们长期食用受污染的鱼和贝类，以导致体内富集过量的甲基汞，而导致慢性汞中毒，从 1956 年此病的正式发现和确认到 1997 年 4 月，日本确认的水俣病患者已经达到 2262 人，其中 1246 人死亡。

3. 远期性中毒

主要是由排放到环境中的“三致性”污染物（即能导致人体致癌、致畸、致突变的有害物）引起中毒危害。“三致性”毒物在环境中普遍存在，其种类不可胜数，这些物质的致病、致残、致死效应是远期的。

据估计，人类的癌症有 80%～90%与环境因素有关，其中 5%是由病毒引起的，5%是由放射性导致，而 90%由化学污染物引起。实验研究表明，大约有 1000 种环境化学品能够引发实验动物产生肿瘤，而环境中的可疑致癌化学物质远远超过千种。砷、铬、苯、萘胺、联苯胺、苯并芘、芥子气、氯乙烯、煤烟、煤焦油、石棉、黄曲霉毒素等都可以对机体产生致癌作用，而亚硝酸胺、芳香胺、氯仿、DDT、HCH 等对人类具有潜在的致癌作用。例如，河南沙颍河河畔的黄孟营村由于饮用水污染，其中锰和硝态氮含量竟分别超出国家标准的 6 倍和 3 倍，1990～2004 年死亡的 204 名村民中竟然有 105 人死于各种癌症，使该村被称为“癌症村”。

许多环境物质还具有致畸、致突变的作用。例如，日本广岛市和长崎市由于核弹爆炸污染，导致 10%的胎儿先天畸形；因甲基汞进入母体，并通过胎盘进入胎儿体内，导致无症状的水俣病母亲生产出的婴儿患有先天性麻痹痴呆或其他畸形。越南战争结束后，越南出现了大约50万肢体畸形和智力低下的“橙剂婴儿”，其原因是战争中美军喷洒了4500万升含二噁英的被称为“橙剂”的落叶剂而造成的。

食品安全事故

在现代技术水平越来越发达的今天，部分不法商家为了降低成本、牟取利益，从食品造假到滥用添加剂、非法添加化学物、指标超标等食品安全事件屡见不鲜。2011年以来，食品安全事件频发引起了人们对食品的广泛关注。就全国范围而言，2011年发生的重大食品安全事故就有10余起，双汇“瘦肉精”、“砷超标”、台湾“塑化剂”、地沟油、染色馒头、味千“猪骨汤精”、“血燕”、沃尔玛“假绿色猪肉”、蒸功夫“香精包子”、俏江南“回锅油”、小肥羊“卫生黑幕”、速冻水饺“细菌超标”等；2012年出现的“致癌金针菇”、“致癌毒豇椒”、“盐水制酱油”、“甜品细菌超标”等。

9.6.3 转基因食品——到底是祸还是福？

转基因食品又称基因改良性食品，是指采用现代生物技术，将植物、动物或微生物细胞中的目的基因取出，插入到其他的农作物、动物或微生物的细胞中，使其获得该物种不能够自然拥有的某些良好特性，由这些转基因生物制成的食品就称为转基因食品。转基因食品可按其来源大体分为三类：植物性转基因食物如转基因大豆、玉米、油菜、马铃薯、番茄、南瓜、西葫芦和木瓜等；动物性转基因食物如转基因鱼、猪、鸡、羊、牛、虾等；转基因微生物食物如转基因微生物发酵制得的葡萄酒、啤酒、酱油等。

从1983年，首例转基因植物在美国研究成功至今，已经有几千种转基因食品被成功研制并投入生产。据统计，英国有7000多种婴儿食品、巧克力、冷冻甜品、面包、人造奶油、香肠、肉类等产品中可能含有经过基因改造的大豆副产品。转基因作物的大面积种植可增加作物单位面积产量，解决粮食短缺问题；并减少农药的喷施，避免环境污染；另外可节省生产成本，降低粮食价格。借助转基因技术可改良食物的营养成分及含量，增强作物抗虫害、抗病毒等的能力；提高农产品的耐储性，延长保鲜期，满足人民生活水平日益提高的要求。例如，利用转基因技术在番茄基因组中的聚半乳糖醛酸酶基因上游导入一个控制活性的DNA序列，以抑制聚半乳糖醛酸酶的表达，延长番茄的成熟期；转入维生素A前体胡萝卜素基因的大米可以改善维生素A缺乏的状态；通过转基因技术，提高豆类植物中蛋白质的表达量、改变组成蛋白质的氨基酸种类与数量，进而改进蛋白质的品质，还可以生产出更多、更可口、更有营养价值及其他优良特性的食品。

利用转基因技术改良曲霉、酵母等微生物菌种，通过发酵可生产食品添加剂和加工助剂，或者直接用于酱油和奶制品等的生产，达到提高产量或改善风味等目的。现已获准商业化使用转基因面包酵母和啤酒酵母。利用转基因微生物发酵培养或转基因动植物作为生物反应器，以生产胰岛素、干扰素等珍稀药物，或合成生物酶类。此外，在鱼类育种中可生产医药生物制品，修饰含有人胰岛素基因的罗非鱼卵子，受精后卵孵化的鱼苗体内可呈现人胰岛素基因及其表达产物。

然而，由于转基因食品引入了外源基因或修饰内源基因，打破了物种之间的界限，可能对上万年才形成的生态平衡造成意想不到的影响，因此，消费者对转基因食品的安全性心存疑虑。转基因食品在过敏性、毒性、致癌性、食品营养等方面都存在潜在的风险性。尽管迄今尚未发现转基因食品对人体造成危害的实例，但也不能证明转基因食品完全无害。目前认为，转基因食品可能的潜在危害主要有以下几个方面。

1. 致敏性

食品过敏是一个普遍存在的问题，无论孩子、成人、老人都有发生食品过敏的现象。能引起过敏反应的食物主要有大豆、花生、坚果、小麦、牛奶、鸡蛋、鱼和贝类等。在转基因的生物中，可能会加入一些无食用历史的过敏原，如果将编码这些蛋白质的基因导入作物中，人可能对转基因食物产生过敏反应。例如，为增加大豆中蛋氨酸的含量，研究人员曾将巴西坚果中的 2S 清蛋白基因转入大豆中，而 2S 清蛋白具有致敏性，导致原本没有致敏性的大豆，对某些人群产生过敏反应，最终该转基因大豆被禁止商品化生产。

2. 耐药性

转基因食品对人类健康的另一个安全问题是抗生素标记基因的引入，在转基因操作过程中，常常利用抗生素抗性标记基因进行标记、筛选转基因产物。虽然抗生素基因本身是安全的，但是被摄入人体后抗生素标记基因可能传给人肠道中的微生物，并在微生物中表达而获得抗药性，这就可能影响口服抗生素的药效，对人体健康造成危害。

3. 致毒致害作用

许多生物体本身就能产生大量的毒性物质和营养因子，如蛋白质抑制剂、溶血栓、神经毒素等以抵抗病原菌和害虫的入侵。一般生物体中的毒素表达基因是处于基因沉默（即不表达出毒素物质）状态，只有当生物体受到某种侵害时，该类基因才表达。但是，引入的外源基因可能改变毒素基因原来的沉默状态，使其编码表达毒素蛋白，生物体体内毒素含量增加并导致中毒。1998 年，苏格兰 Rowett 研究所 Arpad Pusztai 博士报道，用转雪花莲凝集素（GNA）基因的抗虫马铃薯饲喂大鼠，引起大鼠体重严重减轻，免疫系统遭破坏。1999 年，Arpad Pusztai 博士等又进一步研究出转 GNA 基因抗虫马铃薯对大鼠的胃黏膜、腔肠绒毛及肠道的小囊长度均有不同程度的影响，GNA 基因的表达可致胃黏膜加厚。

有许多食源性生物本身能产生大量的毒性物质和抗营养因子，以抵抗病原菌和害虫的入侵。例如，豆类中含有蛋白酶抑制因子、凝集素和生氰糖苷等。传统食品中这类毒性物质和抗营养因子的含量较低，或在加工过程中破坏，并不影响人体健康。但在转基因食品中，特别是抗虫转基因作物的产品，则有可能增加这类物质的含量或改变了这类物质的结构，使其在加工过程中难以破坏，而使人体中毒。

4. 降低食物的营养价值

部分导入的外源基因会使生物体内的代谢途径发生变化，可能会导致转基因生物营养成分改变，使其营养结构失衡。美国的研究资料表明，在具有抗除草剂基因的大豆中，异黄酮类激素等抗癌成分含量减少；番茄不耐存放，当导入耐储存的基因后，转基因番茄的营养成分却相应减少了。

扩展阅读

截取部分“对转基因作物和食品的采访”内容

……

记者：你们的好处有哪些，与传统食品相比你们优势何在？

转基因食品：自我们家族问世以来，其最突出的贡献是帮助人类战胜了饥饿，解决了威胁世界的粮食问题。我们家族具有生长发育快、产量高、营养价值高、抗虫抗病、便于管理生产、价格便宜等优点，是农民、厂家、消费者的优先选择。

记者：人们对你们的安全性有许多的疑虑，下面列出两条，希望你们能答疑。

（1）虫都不能吃，人还能吃吗？

转基因食品：其实，要导致人体中毒，首先人体的细胞要有毒蛋白的受体。例如，抗虫棉产生的毒蛋白能与昆虫机体内细胞上相应的毒蛋白受体结合，并发生作用而使昆虫中毒死亡。然而，人体的细胞表面并没有该种毒蛋白的受体，所以人不会中毒。

（2）吃了猪肉，就能长出猪耳朵？

转基因食品：人们可能很担心“从我们身体中摄入的外界基因会不会在自己体内起作用”，其实这是不可能发生的，其一，人类摄入的食物大多都是通过高温蒸煮后再食用的，高温会使基因的组成物质失活；即使人类摄入的是生的食品，

 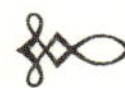

但人体的胃里的胃酸是强酸性的，基因也不可能保持它的结构和活性。其二，在实验研究中，生物体的转基因的成功率较低，并且实验要求的条件相当苛刻。因此，这种想法完全是杞人忧天，自取烦劳，就和我们吃了那么多的猪肉，并没长出一个猪耳朵是一个道理。

……

9.7 环境与心理健康

环境是人类生存的基础，越来越多的事实证明环境的恶化给人类生活带来严重的灾难。人类健康和疾病是一种社会现象，健康水平的提高和疾病的发生、发展及转归也必然会受到心理因素的制约。心理因素是指在特定的社会环境条件下，导致人们在社会行为乃至身体、器官功能状态产生变化的因素。心理因素着重于个体和内在情绪（兴奋、抑制、焦虑、忧郁、恐惧、愤怒、悲伤等心理紧张）及对周围环境和事物的态度及观念。由于生活环境的变动常会影响个体的心理和躯体的健康，心理因素又常与生活环境密切相关。基于此而产生了一门新学科——环境心理学。

环境心理学是研究环境与人的心理和行为之间关系的一个应用社会心理学领域，又称人类生态学或生态心理学。这里所说的环境虽然也包括社会环境，但主要是指物理环境，包括噪声、拥挤、空气质量、温度、建筑设计、个人空间等。

从心理学观点看，噪声是使人感到不愉快的声音。研究表明，与强噪声有关的生理唤起会干扰工作，但是人们也能很快适应不致引起身体损害的噪声，但并不意味着噪声对他们不起作用。适应噪声的儿童可能会丧失某些辨别声音的能力，从而导致阅读能力受损，也可能使人的注意力不集中，对他人需要不敏感；噪声被消除后的较长时间内仍对认识功能发生不良影响，尤其是不可控制的噪声，影响更明显。

从心理学角度看，拥挤与密度既有联系，又有区别。拥挤是主观体验，密度则是指一定空间内的客观人数。密度大并非总是不愉快的，而拥挤却总是令人不愉快的。失控理论认为，高密度使人感到对其行为失去控制，从而引起拥挤感。社会心理学家研究得出城市人口密度及家庭、学校、监狱等种种拥挤会影响人的心理健康，导致部分社会问题。

空气污染对身体健康的影响早已引起人们的注意，但其心理后果却刚刚引起重视。1979年罗顿等人的研究表明，在某些条件下，空气污染可引起消极心情和侵犯行为。一氧化碳是汽车排放的主要成分，它与注意力及学习能力的降低有关，还会损害人的判断时间、反应时间、手的灵巧度和警觉性等能力。另外，一些研究表明温度与暴力行为有关，夏日的高温可引起暴力行为增加，但是当温度达到一定点时再升高则不导致暴力行为而致嗜睡。温度也与人际关系息息相关，在高温室内的被试者比在常温室内的被试者易于对他人作出不友好的评价。

环境心理学研究的主要目的是为了使劳动者以积极的情绪、熟练的技术掌握和改进操作方法，防止生产事故的发生，提高工作效率。在人—机信息传递中，遵循人的心理活动规律，充分发挥人的主观能动性和创造性，避免单调、紧张、焦虑等环境不适反应。开展环境心理学研究的现实意义十分明显，社会的需要正是它在近年内蓬勃发展的主要动力。

环境污染和地球资源枯竭是未来 10 年中最迫切的问题。环境心理家正在研究可以改变破坏环境行为的方法。到目前为止，发现似乎只靠教育是没有用的，提示只在有限的情况下能够发挥效果，以加强基础行为塑造比较成功，但在实施时可能很昂贵又难以执行。

行为技术指影响人类社会行为重要的科学、艺术、技能或工艺等。行为技术之目的与环境的关联在于增加环境保护的行为，如回收、清理垃圾和节约能源，并且减少环境破坏的行为。依据学者研究指出这种技术又可分为三类：环境教育、提醒和强化技术。环境教育和提醒的使用通常是所谓的事前预防策略，因为它们用于相关行为发生之前，其目的是促进或防止行为的发生。视目标行为导致愉快或不愉快事件而言，事后策略为强化技术。一般而言，研究结果显示，事后策略更有效，而环境教育是效果最差的，这是值得我们去进一步研究与探讨的问题。

☆思考题☆

1. 结合实例说明环境污染物的定义和类别。
2. 举例说明化学污染物的种类及对人体产生的危害。
3. 食品安全问题愈演愈烈，企业、个人应如何防治食品污染的产生？
4. 查阅有关文献和资料，了解防治环境污染的最新技术。
5. 试以今年发生的环境污染事件为例，论述环境污染与人体健康的关系。

参 考 文 献

北京师范大学环境学院. 2009. 环境与健康. 北京：北京师范大学出版社

杜巍. 2007. 食品安全与疾病. 北京：人民军医出版社

刘聚涛，杨永生，高俊峰，等. 2011. 太湖蓝藻水华灾害灾情评估方法初探. 湖泊科学，23（3）： 334-338

孟紫强. 2003. 环境毒理学基础. 北京：高等教育出版社

邱朝成. 2002. 健康百分百现代生活与健康. 北京：人民军医出版社

石碧清，赵育，闾振华. 2006. 环境污染与人体健康. 北京：中国环境科学出版社

王琪. 2005. 我国城市生活垃圾处理现状及存在的问题. 环境经济，10：23-29

王竹天，杨大进. 2005. 食品安全与健康. 北京：化学工业出版社
吴建平，訾非，李明. 2011. 环境与人类心理. 北京：中央编译出版社
詹平，陈华. 2008. 环境卫生学. 北京：科学出版社
张宝旭. 2000. 环境与健康. 北京：科学出版社
张乃明. 2007. 环境污染与食品安全. 北京：化学工业出版社

第10章

幸福地离开

——死亡与安乐死

俗话说得好，“一个人的出生是偶然的，但是其死亡却是必然的”，死亡无疑是每个人的最终归宿，虽然不断发展的医学拯救了无数人的生命并减轻了疾病的痛苦，但是无论医学如何发达也不能改变死亡是生命终点的自然规律。优生的观念已深入人心，优死问题也被人们逐渐提上日程，这就不得不说引起全球各界关注的安乐死，那安乐死是什么？它合理吗？如果在我国实施安乐死，我们该做些什么呢？

10.1 直面死亡

死亡，是人生永恒的主题，尽管世上的大多数人都避讳说及死，但是死亡几乎每日都在发生，其阴影时常徘徊在人的心头。对于 21 世纪的人类来说，我们应该有勇气面对现实，思索死亡，接受人生的这一最终结局。

10.1.1 死亡的概念

什么是死亡？从人体生物学角度来说，死亡是指人体的器官、组织、细胞等整体衰亡，是人生命的终结。生物学的死亡观是“纯科学”的，完全忽视了人的社会属性及人丰富的精神世界。

传统意义上人的死亡是指心肺死亡。医学上采用的死亡标准是脉搏、呼吸、血压的停止或消失。因为心脏是人体最为辛苦的器官，一个正常人每日心跳要达到 10 万次。如果心跳停止几分钟，就预示着一个生命即将结束。所以古人常将心跳停止作为一个人死亡的重要指标。只要能觉察到心脏的跳动，即使是借助于机械或者电疗的支撑，也不能被确认为死亡。

经历了数千年的沿袭，传统的死亡标准在不断地受到挑战，现代医学的发展打破了这个死亡规律。例如，现代的心脏移植技术，可将一个健康的心脏移植给另一个心脏功能衰竭或丧失的患者从而使其生命延长几年甚至数十年。同时，进行心脏手术时，可使用体外循环装置有意使患者的心肺暂时可逆性的停止工作，或借助先进仪器维持心跳。这些做法打破了以前心肺功能丧失意味着死亡的陈规。

众多情况使人们对死亡标准陷入迷茫，由于死亡标准的判定不准确，医务人员对何时停止抢救患者陷入困境，过早停止抢救意味着使患者失去生存机会，而对失去抢救价值的人一味抢救又是对医疗卫生资源的浪费并给患者家属带来经济、心理负担。这就迫切要求我们重新探索新的死亡定义及标准。

1966年，美国提出脑死亡是临床死亡的标志。1968年第22届世界医学大会上，美国哈佛大学医学院提出了人的脑死亡标准：①不可逆的深度昏迷；②自发呼吸停止；③脑干反射消失；④脑电波消失（平坦）。只要符合标准，并在24小时或72小时内反复测试，多次检查结果无变化，可宣告死亡。但要排除体温过低或刚服过巴比妥类及其他中枢神经系统抑制剂两种情况。

把脑死亡作为死亡标准的提出，具有极强的合理性，英国对1036名临床确诊为脑死亡患者的研究发现，虽经全力抢救，这些患者无一生还。而且作为意识载体的人脑一旦死亡，意识状态会紧接着消失，这意味着他失去了作为人的本质特征，从生命质量上来说，他们已经没有存在的价值应该放弃对他的抢救及维持。死亡标准的变革，将会改变人们对死亡的习惯认识，引导人们更重视生命的质量和价值。

目前，联合国成员国中有80多个国家承认脑死亡标准，全球发达国家无一例外地通过了脑死亡法。

器官移植给许多人带来了生的希望，而器官移植的器官主要来源于尸体。在传统的死亡标准下，死亡就意味着器官的死亡，此时以尸体器官作为供者，则成活率太低。而对于因脑组织缺氧而导致脑死亡的患者，其他组织和器官仍保持生命力，及时为移植提供高质量的“活”器官，为现代人类的健康提供方便。

10.1.2　死亡的文化

死亡作为人类生存和生活的一部分，就像人们希望婴儿能聪明、健康的来到这个世界上一样，人们对死亡也有自己的态度。不同时期，不同的文化背景使人对死亡的观点不尽相同，归纳一下对死亡观点我们得到三种文化，分别为拒绝死亡的巫术文化、美化死亡的宗教文化和接受死亡的理性文化。

死亡对每个人来说都是人生的一个不解谜团，谁都不知道自己什么时候死亡，也不知道何地及怎样死亡，它是自然加偶然等多种复杂的因素综合在一起的结果。古代人因为认知能力有限，便将其归结于神鬼，认为有神专门负责人的死亡，同时认为地狱非常可怕。由于死亡是任何活着的人都没有经历过的事，死亡就意味着永远离别亲人，从此失去人生所有的美好追求和个人拥有的名利、权势、金钱、财富，这种经验和保全性命的本能相交织会产生心理上的种种感觉和意识上的恐怖画面。对死亡的恐惧使许多人试图逃避死亡，秦朝时期的秦始皇花费大量人力物力去寻找长生不老药就是一个很好的例子。对人生的不舍也让许多人不惜花费大量财力去建造陵墓，厚葬亲人。拒绝死亡的巫术文化不仅流行于中国，世界同样普遍，比如埃及的金字塔。人们接受这种死亡文化之后会在死亡之前寻求巫术，试图生存下来，这种死亡方式是痛苦的。

当发现传统巫术无法摆脱死亡与困难的时候，人们将希望寄托于宗教。宗教在人的死亡问题上更为关注突出人的精神领域。佛教认为，痛苦是与生俱来的，生死会无尽的轮回，只要按照符合教义的死亡方式多做善事，生命就能到达西方极乐世界的“净土”。西方的基督教把人的生存过程视为原罪赎罪的过程，认为死亡才是真正的升华，人的灵魂只有经过死亡才得以摆脱痛苦与煎熬，获得超脱。对于基督教徒来说，死亡完全不是一切的终结，而是包含更多的希望。印度教认为，未觉悟的生命处于离散、禁闭和迷妄状态，只有死亡才能使生命元素重新聚合在一起，死亡是一种机遇，使个体有机会斩断尘世的羁绊，真正体验到自我的神圣本性，让精神得到解放，无形中美化了死亡，使人们对死亡不再是无比惧怕。它在很大程度上反映了人的生命中与死亡密切相关的精神因素，并注意到了人临终前的普遍心理感受。但是接受这种死亡文化的人是消极的，在死亡面前他们所做的只能是祈祷及渴求来生。

随着科学技术的发展，人类社会的进步。人们慢慢发现，人的死亡乃至所有生物的死亡均是自然界的客观规律，有生必有死，有死必有生，生生死死，死死生生，不断循环，维持人类种族及生物种群的发展与延续。当人们认识到死亡是生命的组成部分，是一个过程，就能够直面死亡。因疾病或其他原因受到极大的痛苦的时候可选择实施安乐死，这种现代对死亡的本质的认识使人们能直面死神，对人生的价值及意义有深刻体验，理解到人生短暂，从而珍惜每一天，使生活变得充实。

10.1.3 死亡的方式

死亡作为一种不可更改的事实，其方式却可以多样化，有人曾把“健康”定义为是人的身体和精神心理状态与其生存环境的和谐适应。根据这个概念我们可以把死亡大致分为健康的死亡与非健康的死亡两大类。

健康的死亡也许会让许多人觉得奇怪，都死了怎么还有健康这么一说呢？这里所说的健康的死亡是指正常死亡，即人的一生始终处于健康状态，而死亡就像机器磨损到极限自然坏掉一样，人自然而然的离去。

非健康的死亡是人与生存环境并非和谐适应而导致的死亡，包括病死、灾害事故致死、他杀及自杀等。

病死是人类常见的死亡类型。各种疾病均会导致死亡，可能是直接引起，也可能只是诱因。在现代的社会中，导致死亡率高发的三大疾病分别为心血管疾病、脑血管疾病和恶性肿瘤，而这三大疾病均与生活方式、物质生活条件等各种社会因素有关。

灾害意外事故死亡乃是死亡中最大的不幸，从本质上来看其死亡并非是受害者本人或其亲属所能控制的，死亡种类也很多，如地震、海啸、雪崩、泥石流等自然灾害；交通事故、电线漏电、电梯滑落等社会原因均可导致人的死亡。

自杀是指人在清醒的意识下支配自我选择死亡，其途径也是多种多样，大致可分为利他性自杀、自我性自杀、失调性自杀和宿命性自杀。利他性自杀常是为了负责任，牺牲小我而成全大我，如屈原投身汨罗江以死唤起民众的觉醒；自我性自杀多指个人失去社会约束与联系，对身处的社会及群体毫不关心，因孤独而自杀，如离婚者、感情受挫者；失调性自杀指个人与社会固有的关系被破坏，如失去工作、亲人死亡、失恋等；宿命性自杀指个人因种种原因，受外界过分控制及指挥，感到命运完全非自己可以控制时而自杀，比如宗教徒为主而献身。对于反对自杀和坚持自杀问题一直在哲学家、人道主义者或者宗教神学家之间存在鲜明的对垒。多数人道主义认为，为了自由、平等、博爱人们不应当自杀，但也有人认为当生命成为一种负担的时候，勇气和深谋远虑会使我们立即剥夺自己的生命。

10.1.4　死亡的尊严

傅伟勋在其《死亡的尊严与生命的尊严》一书中指出有必要从立项条件和起码条件两方面去了解“死亡的尊严”的本质。他说，“就理想条件而言，我们都希望面临死亡时不但能感受到此生值得，问心无愧，且有安身立命之感（不论是儒教意味的还是其他宗教或哲学意味的）；同时也都希望能够避免恐惧、悲叹、绝望等负面精神状态，能够死得自然，没有痛苦”。就起码条件而论，“就算没有宗教信仰或没有找到高度精神性的生存意义，至少能依照本人（或本人所信任的家属朋友）的意愿，死得‘像个样子’，无论苦乐，心平气和”。

到底什么是死亡的尊严呢？我们认为，尊严的死乃是这样一种死亡：对于没有恢复希望，处于生命末期的患者，撤除其维持生命的医疗措施，使其自然的、有尊严的死亡。这种对死亡的尊严的理解蕴涵着以下意义：死者曾经有足够的时间来思考与体认自身的生存与死亡。尊严的死亡意味着个体能从人生终极意义的角度反观自己的生存，前瞻即将到来的死亡。因此，尊严的死亡首先应该是深思熟虑的、有准备的死亡。死者对自己曾经的人生有清楚的体认，通常没有懊悔之心，并且对自己的人生意义作出积极的肯定性评价，并在这种评价中伴随着心理满足。他对自己面临的死亡有充分的思考和选择，并能够有条件按照自己选择的死亡方式死去，使个人的自主性得到最大程度的张扬。

获得尊严死亡是人的生命品质的完整体现，对个体生命而言意义重大。如何获得死亡的尊严呢？首先必须清楚的是，死亡的尊严是与个体对人生意义的思考和体认分不开的。对死亡的思考即是对人生的思考。从这个意义上讲，深思熟虑、有准备的死亡是获得死亡的尊严的前提条件。时时思考人生的意义，提醒自己人生的短暂，可以帮助我们更加理性地安排自己的生活。当死亡真的到来时，我们已经完成了我们的使命，做了我们该做的一切，同时也已经享受了人生的美好。那时，对死亡从容不迫的迎接必将彰显人性的尊严与人生的崇高。其次，有准备的死亡不仅意味着对自己人生意义的积极体认，还意味着对自己人生意义的肯定性评价，即充分肯定自己一生存在的价值，对已经活过的日子没有懊悔之心。这样，当死亡来临时，个体能保持心境的坦然。尽管死亡会使个体生命失去曾经拥有的一切，在死亡的必然性面前，当个体的人生价值已经实现，个体生命的存在意义已经彰显，无悔的人生必然能使个体获得极大的心理满足，而绝无遗憾。这种待死个体的正面积极心理体验高度彰显了个体的死亡尊严。再次，由于对自己的人生和死亡已经深思熟虑。对以什么样的方式度过死亡阶段也早就有所准备。诚然，并不是每个充分思考过人生和死亡的个体都能自主选择自己的死亡方式。例如，某些人会难以避免车祸、自然灾害及其他意外，但是对于多数人来说，正常的死亡方式通常为老死或者病死。如果我们在发觉死期将近甚至在我们还很健康时，就预先决定自己在处于某种状态（如不可逆转的昏迷）下医生或家人应该如何处置自己，那么这样的死亡岂不是很有尊严吗？

如果每个社会个体都能在健康时对将来的死亡有充分的思考，并对自己的人生价值与意义有充分的体认并做出肯定性评价，当死亡即将到来时有条件自己选择死亡方式，那么他必定能获得死亡的尊严。

10.1.5 死亡的意义

人生在世之所以会有意义，就是因为有死亡这件事，假如人生没有死亡，人生的意义就没有了。因此，我们还得明确，生命为什么会有生死？即死亡的意义何在？就目前的认识水平，哪怕我们希望科学在将来的某一天能消灭死亡，死亡对我们来说都是一个不可抗拒的规律，是人类自然和生命固有的必然。

死亡与生命进化不可分割。在生命的最初阶段，死亡可能是生物组织复杂性所付出的一种代价（生命系统的复杂性引起死亡），而单细胞生命，可以通过自我分裂的方式无穷无尽地再生。设想一下，一个全部由老残及保守分子组成的社会将会是一个令人不愉快的、没有新生力量的、因而是死路一条的社会。

死亡不仅仅对于个人，对整个人类都有着不可忽视的意义。对个体来说，死亡会促使人去思考生命的价值及生存的意义。死亡使人们看到生命的短暂，才会去珍惜生命，利用有限的时间做更多有意义的事情，提高生命质量。对于整个人类，死亡是人类种族前进和发展的特殊推进器。如果没有死亡，地球上的人类会越来越多，众所周知整个宇宙只有地球适合人类生存，它的承受能力也是有限的，如此多的人口总有一天会无立足之地。死亡能够自然调控人口增长的速度，同时让死亡的机体参与大自然的能量循环，为新的机体提供能量。因此死亡是人生不可缺少的环节，生生死死，无论是机体的细胞的更新还是大脑的新陈代谢都包含着死亡。

10.1.6 走出死亡的阴影

死亡的恐惧与生俱来，正如日本武者小路实笃所说的那样，给予人类死亡的恐惧不是人类，而是大自然。“让死的恐惧缠住心是一种奴役”，而“对尚未克服死亡恐惧的人是无自由可言的”。走出死亡恐惧的阴影，有以下途径可以采用。

1）宗教的途径　对世俗人来说，死是生命的终点，意味着人的一切财富、地位、人际关系的丧失，是极为可悲的事。但佛家认为可“涅槃”，死后也可“涅槃”的说法，则使世人把悲切之死的观念转化为可接受，甚至能以欣喜的心情迎接归宿。宗教是麻醉人精神的鸦片，如果我们从其正面来理解的话，恰恰就在于它对人类死亡恐惧的消解和缓和，这正是人类所需的。

2）理性的途径　我们所谓的怕死，其实就是怕自己，而所谓怕自己，寻根究底不外是怕自己将要失去世上所喜爱过的事物，包括爱人、家属、好友及自己所偏好的世上的东西。怕死的问题，关键是一个“我”字。因此，克服死亡恐惧首先是“无私无我”，这是必要的条件。孔子的“绝四”，老子的“无身”，佛之“无我”等无不暗示我们超越死亡的智慧。其次就是以无私无我超越死亡挑战的人必须有爱心，爱亲戚、爱邻居、爱朋友、爱人类；再次就是希望的存在。没有希望，就没有信心，没有信心就等于精神死亡，不必等到肉体的死亡。

3）实践的途径　罗素指出：“应当把我们的心思转移到其他事情上去。”摆脱死亡的纠缠，让生命投身事务，执着于自己所从事的事业，舍生忘死。同时死亡游戏也是一种克服死亡恐惧的实践途径。蒙田在《随笔录》中曾举例说，埃及人在宴会中，当气氛达到最高潮的时刻，会突然抬进一具被解剖的尸体，让宾客悚然之际领略生命的短暂。

4）民俗的途径　从人类学的角度看，各项资料表明，民间有关死亡的节日有着极大的克服死亡恐惧、对死亡作预防性适应的功能。

10.2　安乐死

当今世界大多数国家都采取了发展经济、医疗卫生、教育、文化、体育等各种措施使本国人民能够安康、快乐地生活，这些措施为人类更好地生存提供了必要条件，也使人类的寿命越来越长。许多国家相继进入了老龄化国度，我国也不例外，但也有一些人生活并不幸福，如老年人、被重病折磨的人、伤残严重的人。他们因肉体病残疼痛而苦挨时光，或因精神孤独难耐寂寞，总之这是一群（相当大的一群）欲幸福生活而不能，欲安享死去也不能的可怜人。这些人的存在，使人们越来越重视如何帮助临终者舒适、有尊严地离开人世。说到这里我们就要说说大家经常听说的安乐死。

10.2.1　安乐死概念

安乐死来源于希腊文 euthanasia 一词，原意为无痛苦死亡。所谓安乐死，又称安死术，是指患者患有痛苦不堪的疾病无法治疗，且濒临死亡，为了减轻其死亡前的痛苦，基于患者本人的请求或同意，采用适当的方法，促其提早死亡的行为。在中国，安乐死则是指患不治之症的患者在垂危状态下，由于精神和躯体的极端痛苦，在患者和其亲友的要求下，经医生认可，用人道方法使患者在无痛苦状态中结束生命的过程。

10.2.2　安乐死的分类

1. 据对患者采取的死亡方法分类

根据对患者采取的促进其死亡的方法不同，可将安乐死分为积极安乐死和消极安乐死。

积极安乐死是指医务人员或其他人员，通过给患者注射或服用剧毒药物或麻醉药剂的方法迅速致其死亡，积极安乐死又称为主动安乐死。积极的安乐死是对身患恶性疾病濒临死亡的患者身受痛苦无法忍受自愿要求的安乐死；消极安乐死是指以停止、放弃救治，包括停止使用生命辅助设施和药物，使患者提前自然地死于疾病。

2. 据患者本人意愿分类

根据患者本人有无真诚意愿表示分为自愿安乐死与非自愿安乐死。

自愿安乐死是指患者本人要求安乐死，或其曾有过这种愿望，或对安乐死表示过同意。非自愿安乐死是指患者病情危重又不能表达自己对任何治疗的意见时，由医生采取安乐死的方法，结束患者的生命。这种安乐死主要是对那些无行为能力的患者，如婴儿、脑死亡患者、昏迷不醒的患者、精神患者、智力严重低下者，因为这几种人过去、现在和将来均无法表达自己的要求和愿望。

3. 据缩短患者生命的速度分类

根据缩短患者生命的速度分为模仿自然安乐死和加速安乐死。

人的死亡是生命有机体不断衰老直至灭亡的过程。模仿自然安乐死和加速安乐死是指安乐死的两种不同速度。生命的速度是生命的质量与生命期的比例。生命期越长，生命质量与生命期的比例就越小，生命衰亡的速度也就越慢；反之亦然。模仿自然安乐死，是指按生命机体本来自行老化、不断衰弱的速度，进行安乐死。加速安乐死是指用外力超越生命机体自然衰弱的速度，使其早日终止生命的安乐死。

4. 据致死手段的方式分类

根据致死手段的方式分为自杀安乐死与助杀安乐死。

自杀安乐死与助杀安乐死同属于自愿安乐死的本质范畴，均系患者因病无法救治，无康复可能，并在有意绝世的主观愿望与要求之下，用自杀手段结束自己生命的行为。区别在于自杀安乐死未得到他人的帮助，而助杀安乐死则因为某种主客观条件的限制，无法实行自杀时，他人予以物质上的帮助，或提供药物、工具、移动患者接近自杀现场等，促使其实现自杀。

10.2.3 安乐死的方法

1. 注射氰化物

氰化物是指氰化钠、氰化钾等剧毒化学品，在我国严格管控，此物不能用于医用，只能用于工业，且人只要服用 0.1 克就足以致死。注射催眠剂使患者入眠后，注射氰化物而导致患者死亡。

2. 口服安眠药

口服安眠药品，使患者入眠，再注射有呼吸抑制作用的中枢麻醉剂，这里所说的麻醉剂通常指一些会导致人窒息的强力镇静药品。

催眠剂和安眠药的成分中通常含有一定量的麻醉剂，可以起到抑制神经中枢的作用，安眠药一般只起到辅助作用，通常使患者入眠。之后，注射强力麻醉剂使人体的呼吸系统受到抑制，最终因呼吸停止而死亡。

主要应用的麻醉药品类型有：巴比妥类麻醉品，此类麻醉品为安乐死中应用较多的麻醉剂，如硫喷妥钠、苯巴比妥钠、异戊巴比妥钠等，均为粉针剂。

3. 注射凝血剂

先让患者以麻醉剂沉睡，再注射凝血剂，堵塞静脉。凝血剂主要是作用于人体内血液中的凝血因子，造成血液凝结，形成血栓，最终引起血管的阻塞（正常的凝血因子只有在出血时才发挥作用，可以保证人的正常止血）。在接受凝血剂的作用后，它们在血管内自动凝结成血块，阻断血液流动，造成人的死亡。此类药品有：凝血酶注射液、酚磺乙胺注射液、氨甲苯酸注射液。也有口服药品，如氨甲环酸胶囊。

当前在安乐死合法化的国家使用较多的是第三种方法。法律规定安乐死有特别的准则，首先必须满足深度睡眠，无痛无知觉；其次，安乐死必须选择在最短的时间（几秒至 15 秒内）无知觉的方式，以避免因任何意外所造成的痛苦。此外，安乐死还必须考虑家属的情感，如第三种方式，死后表情和生前一样，非常安详，呈睡眠状。氰化物的方法虽然更快速，但会面色发青，如果亲属不能接受，就不会使用。

10.2.4 安乐死的操作程序

事关人的生命，且人死不能复生，在安乐死的操作过程中必须设定严格的程序与步骤，一般按如下操作步骤来执行。

1. 患者向法院提出申请（申请一律采用书面形式）

当患者表达了选择安乐死的意愿以后，病人的亲属（无亲属时可由患者的朋友）告知医院所在地市的法院（即中级人民法院）。法院及时派工作人员到病房或专门场所主持申请的书写活动。法院必须指定公证机关到场公证。

2. 医师对患者情况作出书面诊断结论

法院立即指定目前所在医院的权威医师（至少一名）及其他医院的权威医师（至少两名）对患者的病情分别独立地进行诊断，在 7 天之内作出书面结论。书面结论要有医师签字和其所在医院加盖公章。

书面结论的内容主要是明确判断：①患者是否确实患有当前医疗技术无法治愈的不治之症；②该不治之症是否确实给患者带来了极端痛苦；③患者是否已经处于临近死期的状态；④是否确实是除了安乐死以外别无其他办法可使患者在一个较长的连续的时间内摆脱病痛。

3. 达成安乐死实施协议

对于初步达成安乐死实施条件的情况，法院必须及时组织进行达成实施安乐死协议的活动。患者将要授权的医师、患者的亲属和朋友、法院工作人员、公证人员必须全部到场。实施安乐死协议为标准格式，患者在协议书中书面表达其授权意愿（关于授权的书面表达的问题，按申请的书面表达的规定办理）。公证机关制作公证书，以证明授权行为合法有效。然后，协议书交给患者授权的医师，医师必须在 7 天内决定是否接受授权，无论接受与否都得在协议书中表达自己的决定。若决定不接受授权，应当及时通知法院，法院应当及时通知患者，患者可以另外选择医师授权。决定接受授权的，应当及时通知法院，法院应当及时主持最后的达成协议的活动。患者、医师双方在协议书上作最后签字。

在这以前的“等待期”中，患者可随时撤回申请（授权即无效）；也可单独撤回授权而另行授权。医师非有正当理由不得随意撤回对授权的接受。撤回活动按前述程序进行。最后签字以后，由公证机关制作公证书，以证明协议的内容和达成协议的程序合法有效。法院监督人员在监督书上签字。协议书、公证书、监督书、撤回书装入案卷，由法院保管。

4. 进入“第二等待期”

在“第二等待期”，患者可随时撤回申请（授权即无效），也可单独撤回授权而另行授权。医师非有正当理由不得随意撤回对授权的接受，撤回活动按前述程序进行。

5. 最后实施

在正式实施之前，患者仍然可以随时撤回申请或授权（协议即无效），撤回活动按前述程序进行，但医师非有正当理由不得随意违反协议。

实施的全过程中，患者的亲属或朋友、法院工作人员、公证人员必须在场，任何一方中途不得随意离开。法院有义务确保整个实施过程的正常秩序。患者死亡后，医生当即在安乐死实施情况纪要（为标准格式）中填写有关内容。公证机关对此情况予以公证，并制作公证书。法院工作人员在监督书上签字。实施情况纪要、公证书、监督书装入案卷。最后，上述三方代表共同在安乐死案卷封面签字，至此，该安乐死案件进行完毕。法院将整个案卷密封、存档。若出现异常情况，医师必须作出紧急处理，公证机关、法院必须将此情况记录在安乐死实施情况纪要中。异常情况的出现若是由医师的故意造成的，必须依法追究医师的法律责任。

10.2.5 安乐死的优缺点

任何事物都具有两面性，安乐死也不例外，其在给时刻承受着痛苦的人以安然解脱的同时，也带来了不可避免的道德滑坡等缺陷。

安乐死使患者本人、家庭和社会都摆脱了痛苦与纠结，我们可从以下几方面来具体看一下。

（1）对于个人来说，安乐死能够使其在睡梦中安然死去，减免了自杀所带来的痛苦与恐惧，从根本上驱除了他们的痛苦，体现了人善始善终的原则，真正地维护了人权。有数以千万计的老年人、重症患者终日处在求生不得、求死不能，无法忍受的痛苦之中。面对此种情况很多人选择自杀，但自杀不管割腕、上吊、吃药还是绝食的过程中都要承受巨大的痛苦。

（2）极大地缓解了患者家属及亲人的感情压力。患者亲属日夜陪护着患者，目睹患者忍受着身体上和心灵上的痛苦，内心也极为痛苦。患者有时因痛苦难耐，性格脾气将会变得暴躁难免伤害到家人，而家人也因受到长时间的欺辱身心疲惫不堪。同时由患者带来的巨大经济压力，尤其是疑难杂症多数最终无法治愈导致人财两空，也使他们陷入极大的矛盾之中。还有些患者家人因不忍心看到自己的亲人忍受身体和精神的痛苦可能不惜触犯法律来终止亲人的痛苦。

陕西的这个事情就是个很好的例子，有一个少女从五楼摔下来造成粉碎性骨折，成为高位截瘫，一切生活不能自理，其父母均是下岗工人，看着母亲日夜陪护及巨额医药费，女孩多次想到自杀，但是其高位截瘫的身体根本无法实行，后来趁母亲外出，她要求自己的父亲将自己掐死来寻求解脱，其父也不忍心看其如此痛苦，就照她说的做了，母亲回来后不相信就报了案，最终她的父亲以故意杀人罪而被捕，本就贫困的家庭少了一个顶梁柱更是雪上加霜。像这样的例子还有很多，这些事情对患者及其家属来说都是不公平的，实施安乐死后，这些压力可能就不会那么沉重了。

（3）安乐死的实施不仅解决了患者个人、家庭、亲人痛苦和负担，而且减轻了社会的负担，使有限的卫生资源合理使用于急需之处，促进社会的稳定与发展。随着科学技术的发展，这类患者将越来越多，占用的资源也越来越多。安乐死的执行也提高了活着的人的生存质量，一定程度上缓解人口增长过快、看病难、交通拥挤、住房紧张等诸多问题。

（4）安乐死的实施还能促进科研及医疗事业。安乐死后其完好器官可用于器官移植及科学研究。

安乐死有如此多的好处但至今在许多国家仍未立法，就说明它仍有一定的弊端，那它都有哪些不足之处呢？

一旦施行安乐死立法，可能会出现道德滑坡现象。有些患者自身并不符合安乐死的条件，但只要自我感觉痛苦就会要求安乐死，降低人们积极抵抗疾病的主动性，造成人才资源的极大浪费。安乐死的施行也会给一些不法分子提供机会，器官移植挽救了许多人的生命，但是现在社会上对器官的需求量远大于供应量，有些不法分子为了金钱可能利用这个机会对一些不符合安乐死条件的患者施行安乐死来获取其器官。目前，国内一些不法分子非法购买活人肾脏假称是死刑犯肾脏用于器官移植来骗取钱财的事例屡见不鲜，可见他们利用安乐死这一理由是极有可能的。

安乐死虽然存在一定的不足，但是从根本上说是利大于弊，是有十利而仅有一弊，它关系到亿万人民快乐地生存和无痛苦死亡，关系到解决我们居住的这个星球不堪重负的现状。安乐死的实施好处如此之多，关系如此之大，虽然安乐死还存在一定的法律问题和社会问题，只要我们不懈努力，安乐死的前景还是很美好的。

10.2.6 积极推动安乐死的实施

与那些求生不得，求死不能的患者相比，安乐死的患者是幸运的。北京的某位患者在 1994 年因肝癌备受折磨，他拉来护士请求安乐死，但因没有人敢于做此事，3 个月后还是痛苦地离开人世；1986 年，王某看到母亲夏某病危不愿母亲

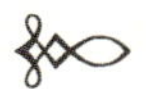

忍受临终前的病痛，要求大夫对母亲施行了安乐死。结果 1987 年，王某和大夫被以故意杀人罪刑事拘留，他的母亲安详地走了，却给后人带来了无法言语的痛苦；2003 年 6 月，王某被诊断为胃癌晚期，正式提出安乐死的请求，却被西安交大第二医院以我国尚未立法为由拒绝了。

一个个鲜活的例子告诉我们，人类宁可优雅的死也不愿痛苦的活。“好死不如赖活着”正在被人们所颠覆，很多人认为其实赖活着不如好死。

在我国，中国妇产科学的严仁英和儿科专业的胡亚美两位泰斗在 1988 年七届人大会议上最早提出安乐死议案，其后安乐死问题被多次提上日程，截至目前我国已经具备一定的立法有利条件，但是条件还不够充分，依然存在许多立法难题。针对这些问题，我们应多方面采取措施来推动安乐死立法的开展。

1. 加大宣传，进行死亡教育

开展安乐死的第一步是宣传、探讨安乐死，尽管我们对安乐死有较久的理解，但是许多人在一定程度上没有真正地了解安乐死，因此安乐死并未为人真正的理解与接受。对安乐死不了解甚至无端恐惧的社会心理下，是没有办法进行安乐死立法的，所以我们应普及死亡教育，为安乐死立法打下民众基础。我们应在高等学院尤其是医学院开设《死亡学》或《死亡哲学》等的课程或讲座，同时在社会群体特别是老年人中开展死亡科学知识的宣传教育，各种报道和电台、电视台等应组织配合刊登和播放关于安乐死的文章和声像资料。对医生，培养其建立现代的医学观念，使之认识到医生最重要的工作目的是让患者尽其所能的享受最美好的生活。总之，我们要利用一切必要或可能的宣传教育渠道，引导越来越多的人理智地、科学地、现实地认识死亡并面对死亡。

2. 研究科学、明确的安乐死实施条件和操作程序，严格限定安乐死的范围，防止滥用

对于安乐死迟迟未立法，其原因之一就是担心安乐死相关法律会被滥用，因此为防止安乐死被滥用，其关键在于：在法律允许的范围内，对安乐死规定严格的条件和程序，确保安乐死真正体现患者利益，对合法掩盖下的非法行为及时予以追究，使患者真正实现安乐死。安乐死的实施必须满足由医生按人道方式执行且是最后实施的客观条件及医生必须明确认识到实施安乐死的性质与后果的主观条件，并按特定的法律程序来执行。

3. 循序渐进，多方面多层次为安乐死立法

先为被动安乐死立法，然后再为主动安乐死立法。由于我国现在对安乐死探讨的理论深度不够，对安乐死的理解也不相同，因此人们对被动安乐死从心理上较易接受与认可，而主动安乐死接受起来则相对困难，所以我们可以先对人们较容易理解与接受的被动安乐死入手进行规范，随着我国对死亡及安乐死的宣传教育，人们对安乐死认识的深入，再为主动安乐死立法。

先实施判例法，然后再建立成文法。我国社会生活中出现的安乐死需要法律来进行布置，但是制定安乐死法的条件尚不成熟，因此安乐死法在短期内比较难以出台。而判例法则有着非常大的优势，如比较灵活、适时；司法实践中有先例，司法人员适用方便；先考虑在有些地区制定安乐死的单行条例，然后再逐步制定全国性的安乐死法规。在商品经济发达地区，人们接受着不同的文化，其思想也较为开放，先在这些地区制定安乐死条例既适应了当地人们的要求，又健全了我们的法制，其以后的经验也可用于全国统一安乐死立法。

4. 对非法安乐死行为予以规范

为了避免对不具备安乐死实施条件而实施安乐死的行为，在制定安乐死法律的最后部分应规定对非法安乐死行为的处罚，预防以安乐死名义实施非法杀人事件，保障安乐死行为能合法地展开，从而更好地保护人的生命及相应权益。针对实施安乐死所不具备的条件的不同性质，对行为人可以规定不同的法律责任，应当区别对待，具体问题具体分析。例如，对于身患绝症、濒临死亡且痛苦不堪的患者来说实施安乐死是其最本质条件，如果故意对不符合条件的人实施安乐死，行为人应给予故意杀人罪的处罚，如果上述错误是由于误诊所引起的，对行为人应该按医疗事故予以处罚。因此，对不符合安乐死条例的，行为人都应承担相应的责任。

☆思考题☆

1. 简述死亡的概念及方式。

2. 对于安乐死，你认为社会上人们对其的争议焦点有哪些？

3. 通过本章的学习，你对安乐死有什么看法？如果在我国对安乐死进行立法，除了采取上述措施之外，你认为我们还可采取哪些方法呢？

参考文献

陈蓍，李伟长. 2004. 临终关怀与安乐死曙光. 北京：中国工人出版社

董浩军. 2002. 中国传统死亡观与安乐死. 医学与社会，13（1）：44-45

冯秀云，公培华. 1998. 安乐死对象的界定. 医学与哲学，19（4）：176-178

傅伟勋. 2006. 死亡的尊严与生命的尊严. 北京：北京大学出版社

郭桂敏，张克菊. 2002. 安乐死的现状及发展趋势. 世界最新医学文摘，3（1）：196-197

胡宜安. 2009. 现代生死学导论. 广东：广东高等教育出版社

刘柱彬，黎桦. 2002. 安乐死的分类研究. 荆州师范学院学报，6：9-13

余净植. 2008. 安乐死的分类. 西安电子科技大学学报，18（3）：127-132

曾浩. 2006. 安乐死问题研究. 重庆：西南政法大学硕士学位论文